Making Sense of the

EEG

From Basic Principles to Clinical Applications

认识脑电图

从基本原理到临床应用

原著　[澳] Udaya Seneviratne

主审　胡崇宇　刘秋庭　　　主译　涂鄂文　田明琴　董轩萁

中国科学技术出版社
·北京·

图书在版编目（CIP）数据

认识脑电图：从基本原理到临床应用 / （澳）尤达亚·塞内维拉特纳原著；涂鄂文，田明琴，董轩其主译 . 北京：中国科学技术出版社，2025. 6. -- ISBN 978-7-5236-1385-6

Ⅰ. R741.044

中国国家版本馆 CIP 数据核字第 2025R6Q346 号

著作权合同登记号：01-2024-5363

策划编辑	延　锦　陈　雪	
责任编辑	延　锦	
装帧设计	佳木水轩	
责任印制	徐　飞	

出　　版	中国科学技术出版社	
发　　行	中国科学技术出版社有限公司	
地　　址	北京市海淀区中关村南大街 16 号	
邮　　编	100081	
发行电话	010-62173865	
传　　真	010-62179148	
网　　址	http://www.cspbooks.com.cn	

开　　本	710mm×1000mm　1/16	
字　　数	220 千字	
印　　张	14.5	
版　　次	2025 年 6 月第 1 版	
印　　次	2025 年 6 月第 1 次印刷	
印　　刷	北京博海升彩色印刷有限公司	
书　　号	ISBN 978-7-5236-1385-6/R·3479	
定　　价	148.00 元	

版权声明

译者名单

主　审　胡崇宇　刘秋庭
主　译　涂鄂文　田明琴　董轩其
副主译　黄　莎　袁春云　余孝君
译　者（以姓氏笔画为序）
　　　　王　照　湖南省第二人民医院（湖南省脑科医院）
　　　　方　芳　湖南省第二人民医院（湖南省脑科医院）
　　　　龙　琼　湖南省第二人民医院（湖南省脑科医院）
　　　　田明琴　湖南省第二人民医院（湖南省脑科医院）
　　　　宁　敏　湖南省第二人民医院（湖南省脑科医院）
　　　　刘玉明　湖南省第二人民医院（湖南省脑科医院）
　　　　李　燕　湖南省第二人民医院（湖南省脑科医院）
　　　　李军凤　湖南省宁乡市人民医院
　　　　李思灼　湖南省第二人民医院（湖南省脑科医院）
　　　　李晓辉　湖南省第二人民医院（湖南省脑科医院）
　　　　杨永康　湖南省第二人民医院（湖南省脑科医院）
　　　　杨镇宇　湖南省第二人民医院（湖南省脑科医院）
　　　　肖　燕　湖南省第二人民医院（湖南省脑科医院）
　　　　余孝君　湖南省长沙市第一医院
　　　　张　博　湖南省第二人民医院（湖南省脑科医院）
　　　　陈　琼　湖南省长沙市第四医院
　　　　陈　俊　湖南省第二人民医院（湖南省脑科医院）
　　　　赵　琼　湖南省邵东市人民医院
　　　　姚琛潇　郴州市第一人民医院
　　　　袁春云　湖南省中西医结合医院
　　　　唐　淼　湖南省第二人民医院（湖南省脑科医院）
　　　　涂鄂文　湖南省第二人民医院（湖南省脑科医院）
　　　　黄　莎　中南大学湘雅医院

黄　康　湖南省第二人民医院（湖南省脑科医院）

黄亚辉　湖南省第二人民医院（湖南省脑科医院）

董轩其　湖南省第二人民医院（湖南省脑科医院）

曾　宇　湖南省第二人民医院（湖南省脑科医院）

谢嘉惠　湖南省第二人民医院（湖南省脑科医院）

颜银花　湖南省宁乡市人民医院

内容提要

　　本书引进自 CRC 出版社，旨在为初学者提供脑电图及相关神经生理学原理的全面介绍。全书共四篇 18 章，涵盖了脑电图的基本原理、正常及异常脑电图的特征，以及脑电图在临床应用和重症监护中的重要作用。各章均设有核心要点，有助于读者系统掌握脑电图的基础理论及其在神经科学领域的应用。本书结构严谨，阐释全面，重点突出，有助于脑电图初学者理解并掌握脑电图临床应用的关键信息，对于已熟练使用脑电图的资深人士亦有启发作用。

第一主译简介

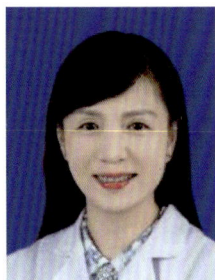

涂鄂文

主任医师，教授，硕士研究生导师，湖南省第二人民医院（湖南省脑科医院）神经内科一病区主任，湖南省卫生健康高层次人才学科带头人。中国研究型医院学会脑小血管病专业委员会常务委员，中国卒中学会脑小血管病分会委员，中国医药教育协会神经免疫专业委员会委员，湖南省抗癫痫协会常务理事，湖南省康复医学会神经康复专业委员会副主任委员，湖南康复医学会肌病与周围神经专业委员会副主任委员，湖南卒中学会常务理事，湖南卒中学会脑小血管病分会常务委员，湖南省免疫学会神经免疫专业委员会常务委员，湖南省医学会神经病学专业委员会委员，神经内科专委会癫痫学组委员，湖南省脑卒中医疗质量控制中心委员。擅长神经免疫疾病及脑血管疾病等神经系统疾病的规范诊治，精于分析诊断疑难、罕见病，积极开展蛋白 A 免疫吸附技术治疗神经系统免疫性疾病。曾获湖南省首届"三湘好医生""湖南好医生"，湖南省总工会"芙蓉百岗明星"，省卫生计生系统"三八红旗标兵"等荣誉。主持湖南省重点研发计划项目、自然科学基金、湖南省发改委、省财政厅、省卫生厅等科研课题多项，以第一作者身份在 SCI 收录期刊、国家级专业期刊发表学术论文 20 余篇。

原著者简介

　　Udaya Seneviratne，MBBS，MRCP（UK），FRACP，Ph.D.，墨尔本大学神经病学和癫痫学副教授，莫纳什大学莫纳什健康临床科学医学院兼职临床副教授。此外，Seneviratne博士还是莫纳什医疗中心（Monash Medical Centre）和澳大利亚墨尔本圣文森特医院神经科和癫痫科的顾问。

原书序

脑电图（electroencephalogram，EEG）的解释对神经病学初学者来说是一个相当大的挑战，实际上对一些神经病学家来说也是如此。对医学生来说，掌握心电图（electrocar-diogram，ECG）是一项基本的能力，与心电图不同，脑电图的收集、分析和解释对大多数医生来说都是陌生的领域。更复杂的是，正常变异的范围非常广，在正常和异常模式之间有很多"灰色地带"。正常模式的误读是脑电图报告中一个非常重要的问题，通常会对患者管理有重要影响。

目前澳大利亚还没有关于脑电图的概述性资料，那些可用资料通常是针对已对数据有一些基本了解的受众，而本书中数据对初学者来说是全面的，甚至是受益匪浅的。Seneviratne教授通过本书实现了从脑电图采集基础到其在ICU等特殊环境中应用的极好平衡。本书旨在为医学生提供基本知识、解释正常及各种病理状态的脑电图，并作为临床实践的实用指南。书中各章都提供了相关波形的精美插图。

与该领域的很多出版物一样，本书语言简洁精练，内容逻辑严谨，易于遵循，全面介绍了脑电图，可读性强，以引人入胜的方式解释了复杂问题。我愿向所有的医学生强烈推荐本书，它应该在每个有抱负的神经学家的书架上占有一席之地！

Professor Mark Cook

MBBS, FRACP, MD, FRCP, FAAHMS
The Sir John Eccles Chair of Medicine, The University of Melbourne
Consultant Neurologist/Epileptologist & Director of Neurology
St. Vincent's Hospital Melbourne
Melbourne, Australia

译者前言

作为一种重要的神经影像学技术，脑电图在医学界扮演着不可或缺的角色。它通过记录大脑的电活动来帮助医生诊断各种神经系统疾病，尤其对癫痫等疾病的诊断具有重要价值。本书为我们提供了全面且系统的脑电图知识体系，从基本原理到临床应用，让读者能够深入了解这项技术的精髓。

目前，脑电图在我国正处于蓬勃发展的阶段。越来越多的研究机构和医疗机构开始重视这门技术的应用和研究，探索其在神经系统疾病诊断、脑功能检测、认知研究等方面的潜在应用价值。特别是在临床领域，我国的神经科学医生和技术人员积极采用脑电图技术帮助诊断和治疗各种神经系统疾病，如癫痫、脑卒中、帕金森病等，提高了治疗效果和患者生存率。随着脑电图技术的快速发展，我们面临的主要问题是如何更好地利用这项技术，使其在临床应用中发挥更大的作用。解决该问题的关键在于提高从业人员的专业水平和推动相关研究的深入。

值得一提的是，本书以简明扼要的方式突出了脑电图的重点，旨在帮助读者快速把握脑电图的全貌，深化理解并拓宽视野。这种深入浅出的讲解方式，会引起更多医务人员和研究人员的兴趣，促进其在工作中更好地运用脑电图技术，从而推动神经科学研究的进一步发展。

在翻译这部关于脑电图技术的著作时，我深切感受到对知识的强烈渴望及对医学领域的深深敬畏。作为译者，我希望尽可能将原著的精髓传递给读者。我也深受原著者的影响，没有他们的专业知识和精湛技艺，就不会有这样一部内容丰富、意义深刻的作品。无论是正在医学院校学习的学生，还是已经在医疗岗位工作的专业人士，或是对这个领域有着浓厚兴趣的普通读者，我相信本书都能为大家带来知识的光芒和思想的火花。

阅读之旅是一次心灵的探索，愿您在这次旅行中有所收获，同时能够找到属于自己的启示和答案。期待倾听您的反馈和意见，让我们共同努力，为推动医学界的发展贡献力量。

　　　　　　湖南省第二人民医院（湖南省脑科医院）涂罚文

补 充 说 明

　　本书参考文献条目众多，为方便读者查阅，已将本书参考文献更新至网络，读者可扫描右侧二维码，关注出版社医学官方微信"焦点医学"，后台回复"9787523613856"，即可获取。

原书前言

脑电图已成为研究癫痫和其他神经系统疾病不可或缺的工具。因此，脑电图是世界范围内神经学训练的重要组成部分。对于初学者来说，阅读脑电图可能是一项艰巨的任务。编撰本书的灵感来自于我在澳大利亚监督脑电图阅读时与神经病学高级学员的互动。在教学过程中，我荣幸地了解了学员们关于脑电图的有效需求，同时也为我撰写本书奠定了基础，并提供了一个绝好机会。

撰写本书的本意并不是让其成为一部全面的脑电图教科书，而是一部易于理解脑电图的参考书，同时为处于职业生涯早期阶段的神经科实习医生、脑电图学家和脑电图技术专家等人员提供坚实的神经生理学基础。因此，为了便于初学者理解，一些神经生理学概念将会以一种极简的形式呈现。

本书从基本原则开始，对读者进行了细胞、神经生理及脑电图的技术和工程原理等的教育。随后是关于正常脑电图的内容，详细介绍了脑电图在癫痫和其他脑部疾病中的临床应用，最后是重症监护脑电图，以及脑电图在临床实践中最复杂形式的处理。从本质上讲，本书将带领读者踏上一段认识脑电图的旅程，从基本原则开始，再是常规临床应用，然后是最困难的脑电图。每一章都包含大量的脑电图范例图，以帮助读者更容易理解其内容。本书旨在为读者提供必要的知识，以及在临床实践中使用脑电图和基础神经生理学原理的良好背景知识。阅读本书后，初学者应有信心踏上他们解读脑电图的旅程。

我要感谢我的老师，无论是直接还是间接地以出版资源的形式为我提供知识。我要感谢脑电图技术专家，他们记录了书中用作示例的脑电图。最后，我要感谢我的妻子 Rukmi 及女儿 Sinali 和 Tarini，感谢她们对我的爱和对我学业的坚定支持。

Udaya Seneviratne
MBBS, MRCP (UK), FRACP, Ph.D.

目　录

第一篇　基本原理

第二篇　正常脑电图

第三篇　异常脑电图：脑电图在癫痫等其他 神经系统疾病中的临床应用

第1章 脑电图的细胞和神经生理学基础
The cellular and neurophysiological basis of EEG

大多数脑电图都是从头皮进行无创记录的，半侵入性脑电图记录涉及鼻咽电极和蝶骨电极。卵圆孔电极从靠近颞叶皮层内侧的硬膜外空间进行记录，颅内方法包括硬膜外、硬膜下、皮质和脑内深度电极。

皮质电图是术中直接从皮质表面记录脑电图。立体脑电图（stereoelectroencephalography，SEEG）作为一种深度记录方法，由于其并发症发生率较低，且与硬膜下脑电图相比产出更高，因此越来越受欢迎。本书集中阐述了头皮（表面）的脑电图。

简单来说，脑电图是对发生在大脑三维空间活动的二维显示。头皮上放置两个电极，测量两点的电压差。电压波动是一个动态过程。当电压差（y 轴）与时间（x 轴）相对应时，就产生了脑电图波形。因此，EEG 提供了空间分辨率（基于电极分布）及时间分辨率。脑电图学家面临的挑战是如何解决，即如何根据电极分布来确定脑内源特征。

一、脑电图的细胞源

目前认为，脑电图记录到的是突触活动。神经元通过突触相互交流。当动作电位通过轴突到达突触前膜时，神经递质从突触囊泡释放到突触间隙。突触后膜的反应取决于神经递质对离子通道的作用。当兴奋性神经递质（如谷氨酸）到达突触后膜时，带正电荷的离子（通常是 Na^+）流入突触后细胞，引发去极化，产生兴奋性突触后电位（excitatory postsynaptic potential，EPSP）。相反，抑制性神经递质（如 GABA）导致正离子（K^+）外流和（或）负离子（Cl^-）内流穿过突触后膜，诱导膜的超极化和抑制性突触后电位（inhibitory postsyn aptic potentials，IPSP）。同步 EPSP 和 IPSP 叠加生成皮层脑电图波形[1]。

二、脑电图的皮层发生器

大脑皮层由六层组成，分子层 I 是最表层。表面脑电图的主要发生器是径

第一篇

基本原理
Basic principles

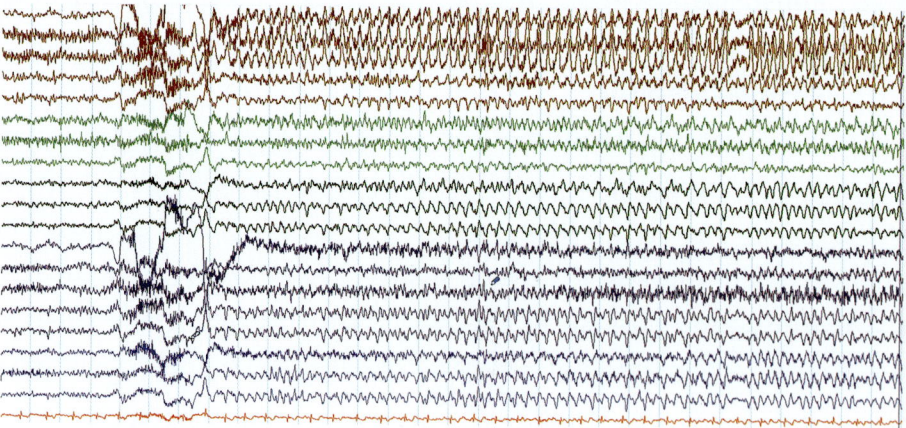

第四篇　重症监护脑电图

向排列的皮层锥体神经元，其胞体位于 V 层及其附近[2]。如图 1-1 所示，根据突触后电位（EPSP 和 IPSP）的类型和突触的位置，产生表面负和表面正的脑电图波形的方式可能有 4 种。当 EPSP 在锥体神经元的轴突末端和顶端树突之间产生时，由于膜去极化，该部分在细胞外呈电负性（电流汇）。与此同时，树突的基底部分和胞体变成正电（电流源），导致电流通过细胞外介质从源流向汇，结果是电流偶极子产生表面负的脑电图波形（图 1-1A）。相反，当突触和由此产生的 EPSP 位于更深位置，靠近神经体时，偶极子的极性翻转，正极朝向皮层，产生表面正的 EEG 波形（图 1-1B）。使用 IPSP，观察到的过程与此完全相反（图 1-1C 和 D）[3]。

三、容积传导与传播

　　头皮记录到的电活动是容积传导和传播两种机制共同作用的结果。容积传导属于非耗能性过程，而传播是依赖能量的主动机制[4, 5]。根据容积传导理论，头颅作为一个三维容积导体，可在此介质中发生源瞬时扩散。容积传导效应具有瞬时性，即便电极距离发生源较远，仍能同步记录到电活动。该过程在保持原始极性和形态的同时，波形幅衰减幅度与发生源距离的平方成反比[6]。通过神经传导的电活动虽存在时间延迟，但可能出现极性和波形畸变[5]。这类延迟

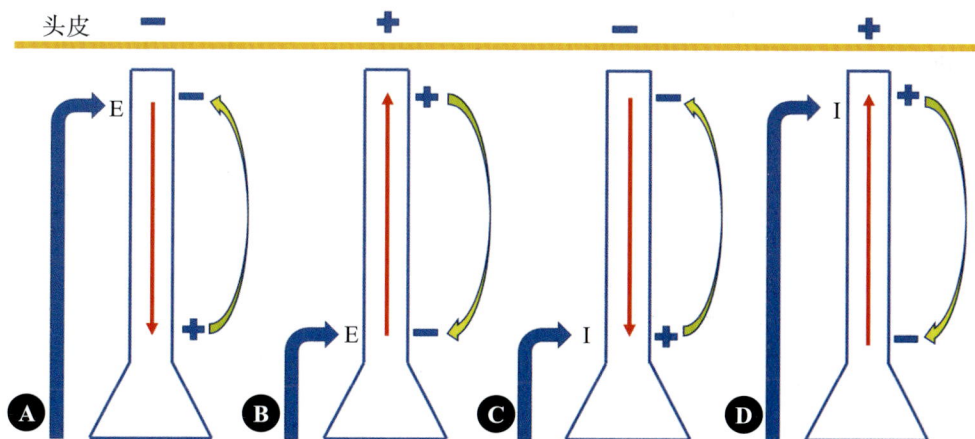

▲ 图 1-1　脑电信号由皮层锥体神经元产生

黄箭表示细胞外电流方向，红箭表示细胞内电流方向。A. 锥体细胞顶端树突的兴奋性突触（E）形成细胞外负性电汇，邻近胞体区域出现更深层的正性电源，该电活动在头皮表面形成负波。B. 皮层深层的兴奋性突触，在胞体附近形成电汇，产生表面正向的偶极子。C. 皮层深层的抑制性突触（I）在胞体附近形成电源，产生表面负的偶极子电位。D. 皮层浅层抑制性突触在近表面区域形成电源，产生表面正向的偶极子电位

在常规观察中往往不明显，需通过扩展时间分辨率，特殊导联（参考减法导联）或计算机辅助分析技术（图 1-2）仔细研判其时相特征[4]。神经传导主要通过皮层及皮层下神经通路实现。

四、容积传导原理

电流偶极子的概念是容积传导理论的基础。在前述"脑电皮层发生器"部

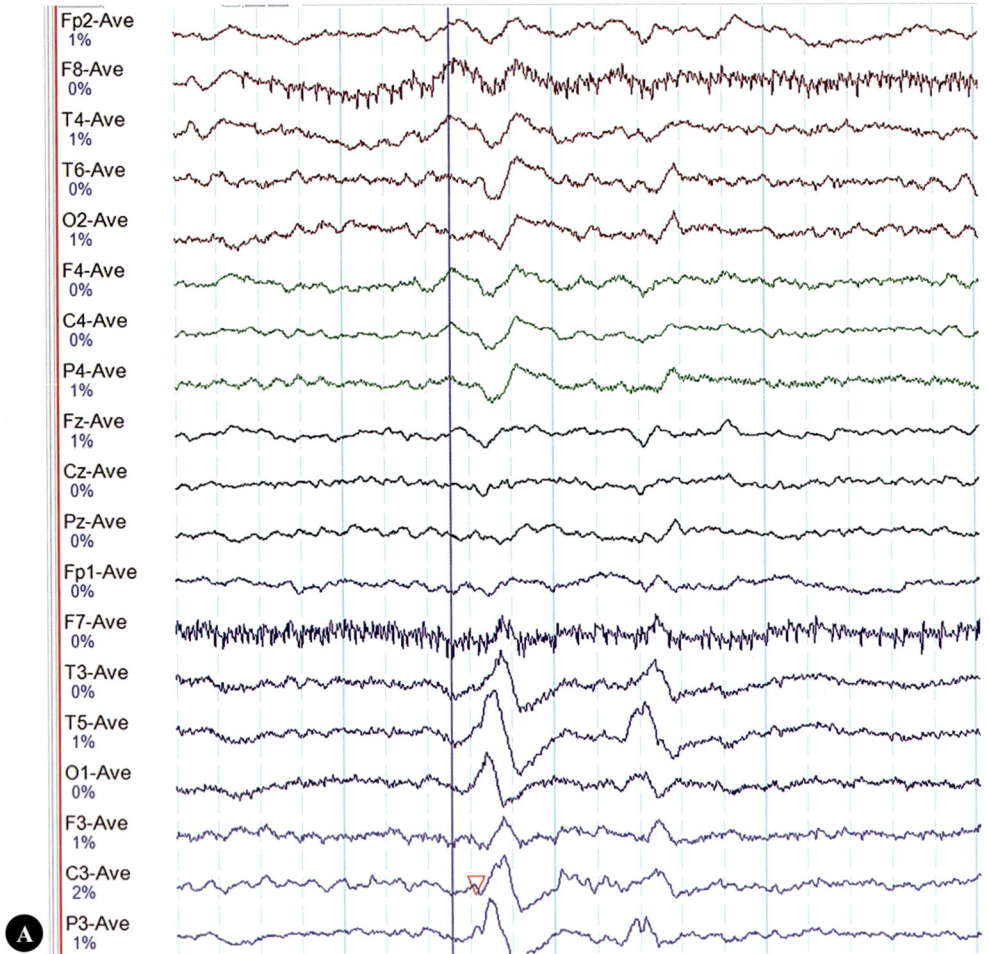

▲ 图 1-2　癫痫样放电的容积传导和传播

常见的平均参考导联（A）每页 10s 的时间基础和（B）每页 5s 的时间基础。注意由容积传导和传播产生的电压场。波幅最大的尖波首先出现在 T5 上，这表示电场的"震中"。然后，电场扩展到 T3 O1，接着是 P3 C3，最后是 F3 电极。对于每次放电，来自"震中"的时间延迟对应于传播，而波幅减小反映容积传导

分已经讨论了皮层锥体神经元以电流偶极子形式（正端为"源"，负端为"汇"）排列。在最简单的模型中，癫痫样发生器由数千个彼此平行的锥体神经元组成，形成复合偶极子。头皮电极测量和记录的电位可以用"立体角"理论来解释。立体角是从某观察点对物体可见表面积的几何表述。根据立体角理论，头皮电极记录的电位与电极所张立体角和偶极子层间的电位差成正比[7]。例如，当从

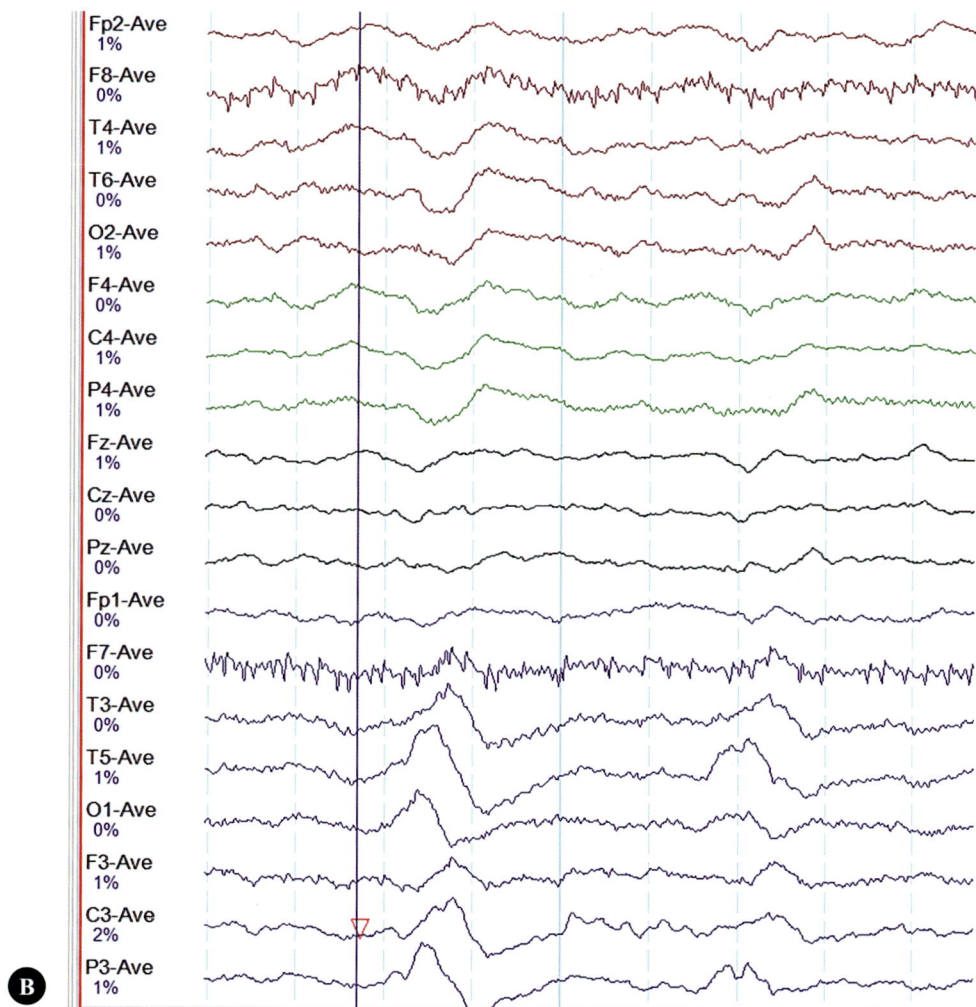

▲ 图 1-2（续） 癫痫样放电的容积传导和传播

常见的平均参考导联（A）每页 10s 的时间基础和（B）每页 5s 的时间基础。注意由容积传导和传播产生的电压场。波幅最大的尖波首先出现在 T5 上，这表示电场的"震中"。然后，电场扩展到 T3 O1，接着是 P3 C3，最后是 F3 电极。对于每次放电，来自"震中"的时间延迟对应于传播，而波幅减小反映容积传导

地球上看月球时，它看起来非常小，因其在人眼所张立体角很小。然而，当宇宙飞船接近月球时，随着立体角增大，月球呈现为庞然大物。根据立体角理论，可推断出若某电极"观测"区域越大（立体角越大），其记录的电位幅值越高。同理，若电极"注视"偶极子的负极端将记录负向电位，反之亦然。由此可得，电位分布（电位场）取决于偶极子取向 [5, 7]。

图 1-3 显示了脑回顶部的垂直（径向）偶极子。偶极子中点上方的头皮电极（e4）享有最佳"视野"，其立体角最宽，因此记录了最高电位。当电极逐渐远离中心点时（如 e3、e5），其张立体角和记录电位向两侧递减。在 e1 和 e7 以外的点，立体角和记录电位，由此形成如图 1-3 所示的电压曲线图。该图以冠状面视图呈现脑回与电压曲线的关系，但需注意偶极子实际位于三维脑空间。若从头部上方俯视（俯视角度），可将相同电位点连接形成等电位线，多条等电位线即构成图中所示的电压图（图 1-3）。电压场图可直观显示最大活动区（中心点）及其扩散方式。人脑放射状偶极子的电压图中仅能显示负极端场图，因正极端未放置电极。

水平偶极子可能产生不同的电位场分布。当信号源位于沟壁上时，即可形成此类趋势（图 1-4）。水平偶极子将在头皮不同区域分别产生负性与正性电场，具体取决于电极位置。覆盖信号源的电极（e4）"观测到"偶极子的正负两端的立体角相等，电位相互抵消，结果记录为 0。远离信号源的电极 e3 和 e5 对偶极子两极具有最好的"视野"，记录到最大的负电位和正电位。最远端电极 e1 和 e7 则记录到显著衰减的电位。水平偶极子的电压分布曲线呈对称 S 形。如放射状偶极子，通过俯视角度结合等电位线即可构建电压场图。水平偶极子可同时显示正、负电压场，如图 1-4 所示。

第三种可能的取向是斜偶极子（图 1-5）。这样的发生器在头皮表面主要记录到负电位，伴随微小正电场，在电压分布曲线中形成不对称 S 形曲线。电压场图将呈现显著负电场和微小正电场并存的特征。

然而，这些理论概念因存在诸多局限性，应谨慎解释。偶极子取向可能并非如此简单，特别是在发育异常组织中 [5]。信号源有时由多个偶极子组成 [8]。在大脑中，容积传导不是在均质导体中发生。从信号源到头皮，不同组织具有不同的电导率。因此头皮记录的电位会发生衰减，电场可能会扭曲 [5]。

重要实践原则是：信号源未必总位于显示最大活动的电极下方。垂直偶极子确实如此，但水平与倾斜偶极子的信号源则远离头皮最大活动记录点。

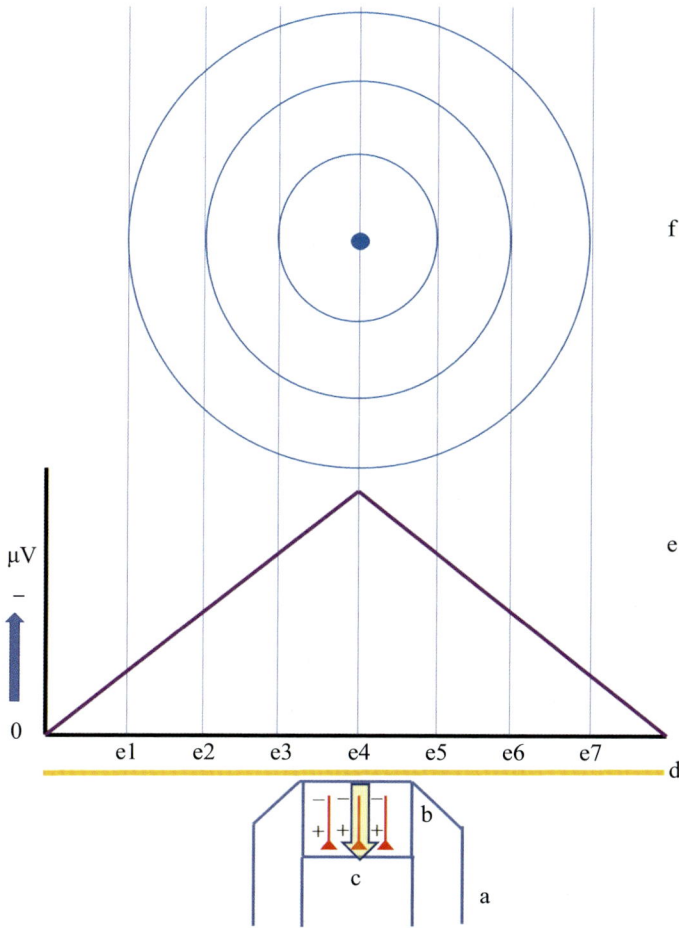

◀ **图 1-3 径向偶极子的原理模型及相应的电压图和场图**
（a）含有致痫组织的皮质脑回（b）具有大量径向定向锥体神经元通过活动叠加（c）形成放射状等效电流偶极子。当电极（e1~e7）放置在头皮上（d）时，正对偶极子源上方的电极 e4 因所张立体角最大，记录到最高电位。电压在两侧逐渐下降，如电压分布曲线图（e）所示。（f）通过连接等电位点（等电位线）形成的电压俯视图

五、决定头皮记录脑电图活动的因素

在发生源的物理性质方面，空间位置、分布面积、方向性和叠加效应是影响头皮记录的脑电图波形的关键因素。脑电活动需穿越多层异质性生物导体（非均匀容积导体）才能到达表面电极，其衰减幅度与距发生源距离的平方成反比。为在头皮记录到有效信号，皮层活动需在至少 $6cm^2$ 的区域内实现同步化[1]。然而，随后的研究表明要捕获发作间期棘波和发作期节律，所需激活的皮层面积远大于此[9]。如上文所讨论，偶极子方向决定头皮电位场的极性特征。当有多个相邻皮层发生源时，其电活动的矢量叠加形成头皮电压场。若多个发生源方向一致，电位场幅值因叠加效应增强；反之，当发生源方向各异时，将发生相位抵消现象，最终电压场表现为正负矢量的代数和。

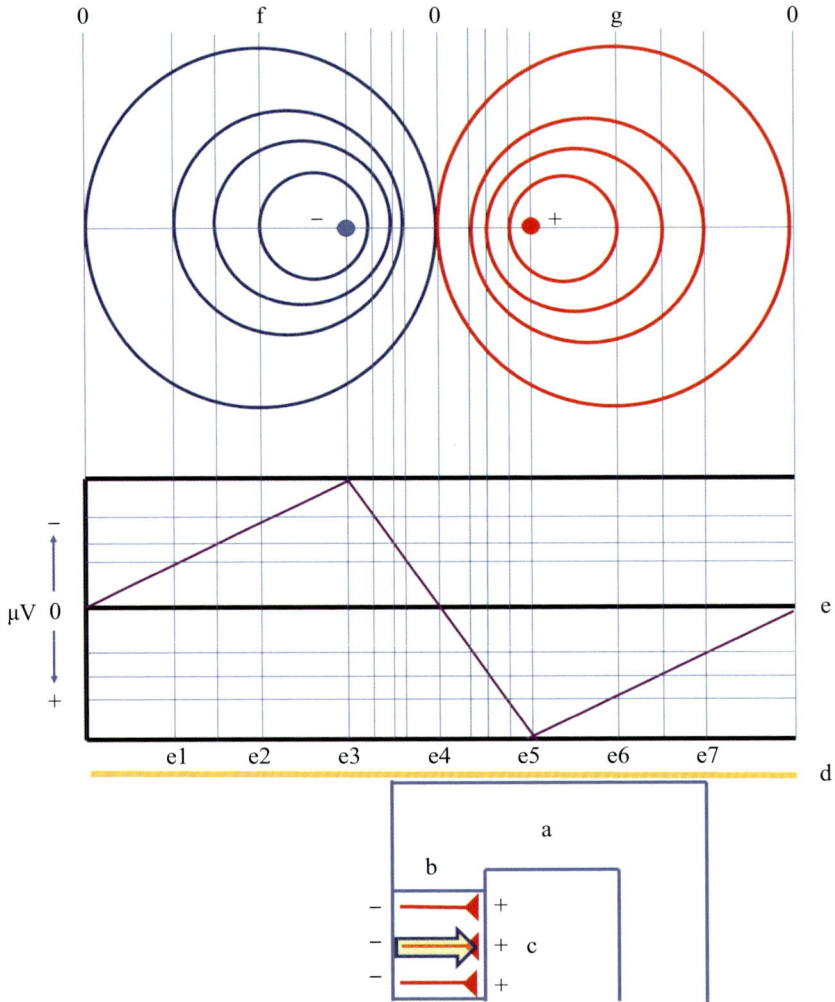

▲ 图 1-4　水平偶极子的示意图模型

皮层脑回（a），其内包含致痫组织区域（b），该区域由大量与表面水平排列的锥体神经元（d）构成，形成负性和正性偶极子层。所有偶极子的矢量叠加用（c）表示。（d）在头皮上放置 7 个电极（e1～e7）。（e）为各电极记录电位绘制的电压分布图。电极 e4 与水平偶极子成直角，记录到 0 电位。电极 e3 对偶极子负极端形成最大立体角覆盖，因此，记录到最大负向电活动。同样，e5 记录了最大正向电活动。等效电流偶极子的方向用黄箭（c）表示。（f 和 g）为头皮表面电位场俯视图，分别显示偶极子的正负端。该图通过连接等电位点（等电位线）生成。零等电位线分隔正负两极

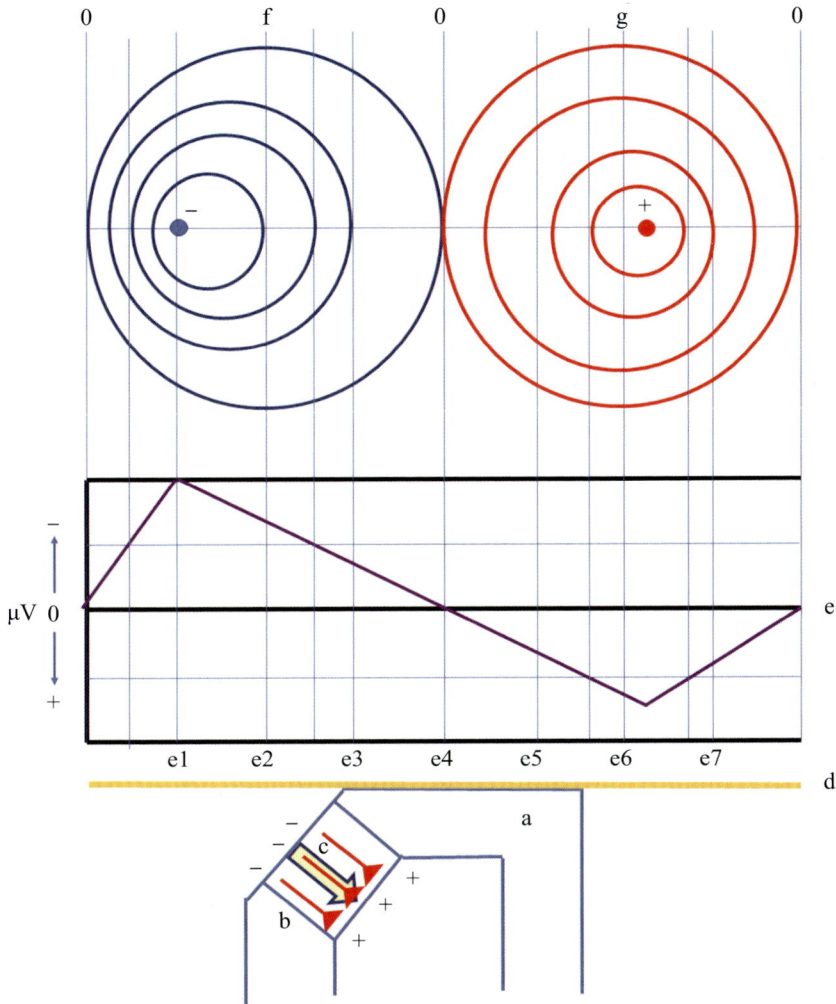

▲ 图 1-5　斜偶极子的模型

皮层脑沟侧壁（a）有致痫组织（b），有斜向排列的锥体神经元，产生斜向偶极子。在电压图（e）中，电极 e4 与水平偶极子成直角，记录到 0 电位。电极 e1 对偶极子负极端形成最大立体角覆盖，故记录到最大负向电活动。同样，e6 记录了最大正向电活动（f 和 g）。头皮表面电位场俯视图显示偶极子的正负极端分布

六、偶极源模拟

通过应用容积传导原理，利用偶极子源建模解决了逆问题，即根据表面电压场对发生源进行定位。要应用发生源建模原理，必须定义适当的发生源（点发生源或广泛性发生源），选择头部模型，并对颅骨和头皮的可变电导率进行校正。本章无意详细介绍发生源建模和分析。

数字脑电图（digital EEG）记录由多个步骤组成，涉及一系列硬件和软件。对这一过程有基本的了解，是所有 EEG 医师的必修课，以确保最佳的采集和准确的解释。本章讨论了数字脑电图的基本原理。

简而言之，两个电极的电压差被放大、滤波、数字化，并发送到计算机，在计算机中脑电图波形可通过软件进一步处理，最后显示出来。图 2-1 重点介绍了数字脑电图系统的步骤。

一、电极

如第 1 章所述，电极捕获表面上的电压，脑电图活动表示两个电极捕获的两点电压差。当两个电极结合在一起时，就会形成一个"通道"。第一个电极称为"输入 1"（或有源输入），第二个电极称为"输入 2"。通道显示的电压等于

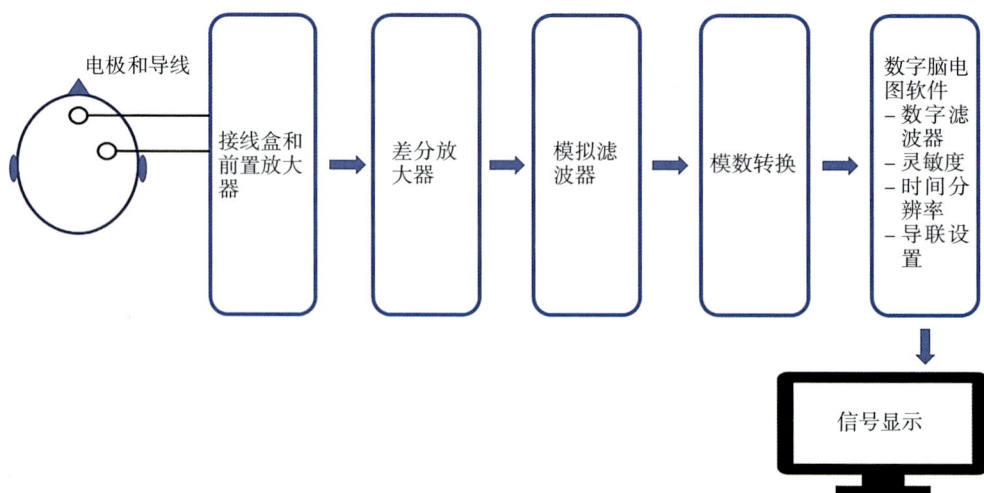

▲ 图 2-1　显示数字脑电图记录和显示关键步骤

输入 1 – 输入 2（图 2–2）。

为了更好地记录脑电活动，需确保电极和头皮良好接触。两个表面的"摩擦"或"阻力"表示为阻抗。建议每个头皮电极的阻抗应小于 5kΩ。较高阻抗将增加"噪声"并引入伪差。通过良好的皮肤准备和涂抹电极凝胶或膏体来改善接触，以降低阻抗。在两个输入端阻抗相近很重要。异常低的阻抗（<100Ω）应该提醒技术人员寻找桥接或短路的原因（如盐桥反应）。每个电极对还连接到一个公共接地电极，以尽量减少 60Hz 静电伪差（图 2–2A）。在常规脑电图记录中，接地电极通常放置在前额中部区域。接地电极不应与脑电图机"接地"相混淆，脑电图机的地线是电气安全的重要组成部分。传统的电极通常由铂、金或银 – 氯化银制成。当使用多个电极时，就像脑电图记录中经常发生的那样，

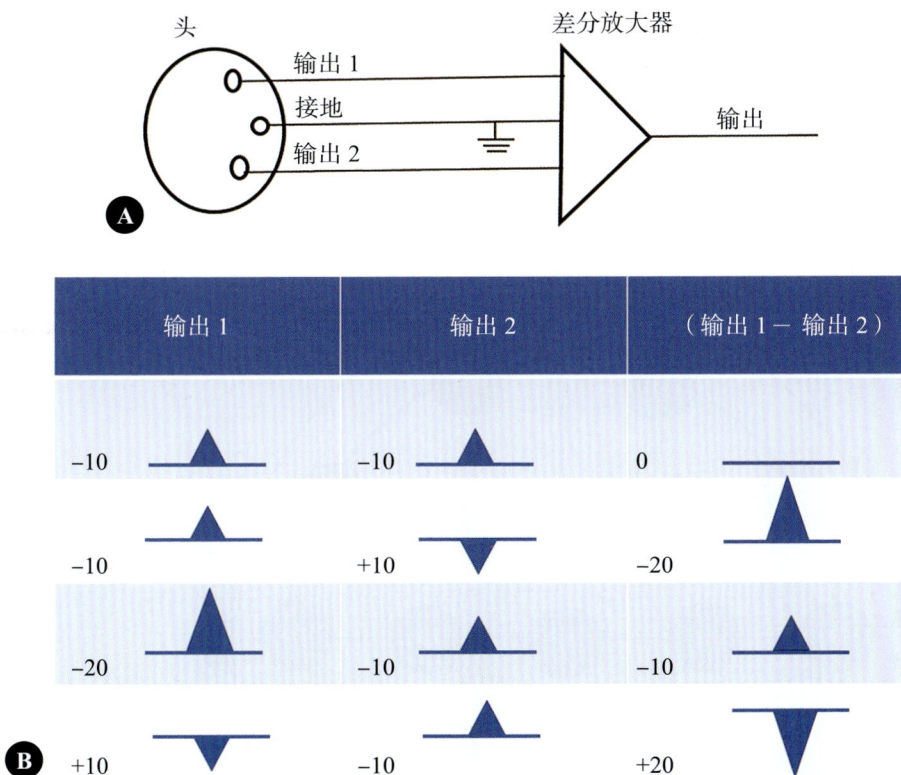

▲ 图 2–2　电极是如何结合起来进行脑电图记录

A. 通过放大器连接的两个电极输入产生一个输出通道。接地连接对所有通道都是通用的。B. 显示两个输入和输出关系。请注意，为了便于理解，输出显示时没有放大（输入 1 – 输入 2= 输出）。实际上，经过放大器后，输出电压等于（输入 1 – 输入 2）× 放大系数

需确保所有电极都由相同金属制成，因为不同金属的电极电位和时间常数等固有特性是不同的。

　　标准做法是按照"10-20 国际电极放置系统"放置电极，以确保不同中心和连续记录的一致性（图 2-3）[1]。按照惯例，标有偶数的电极放在右边，标有奇数的电极放在左边。字母代表解剖位置，F 为额叶、Fp 为额极、T 为颞叶、P 为顶叶、O 为枕叶、C 为中央。矢状中线由前到后 3 个电极（即 Fz、Cz、Pz）。图 2-4 显示了这些电极如何近似地对应不同的大脑区域。

　　如前所述，获取脑电信号需要两个输入。在数字脑电图中，所有信号采集都使用一个共同的"系统参考电极（记录基准）"作为输入 2。机器（记录）参考不应与上文所述的接地参考电极混淆。机器参考电极放置在最不容易受到伪差影响的区域，通常在中央中线上。在信号采集的导联中，每个通道由有源输入（输入 1）和公共输入（输入 2，系统参考电极）组成。在每个通道中，10～20 个电极的每个电极都成为输入 1。这种导联确保了所有电极的信号采集。数字化处理后，EEG 软件可以在读取 EEG 时轻松地将这些数据重新转换成多个不同的导联组合。

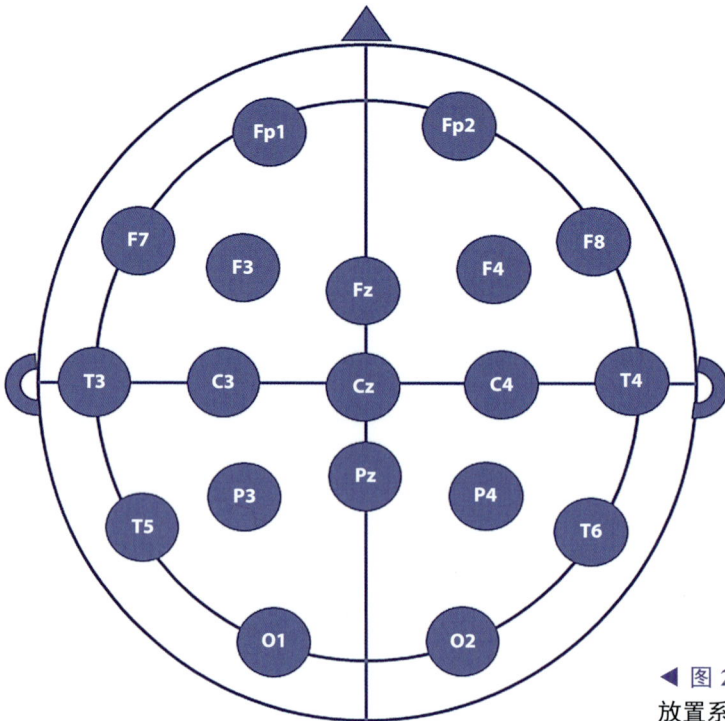

◀ 图 2-3　10-20 国际电极放置系统

二、接线盒

接线盒本质上是一块电路板，上面的插座为电极引脚插入提供了空间。通常按照国际 10-20 系统进行标注，电极延长线的末端可插入相应的槽内。标准脑电图机通常有 32 个电极输入，但现代脑电图机的接线盒可以容纳更多输入（如 256 个），以方便进行多通道和高密度的脑电图记录。此外，还可将肌电图、心电图和血氧饱和度等多个记录通道连接到接线盒上。通常，它们会连接到一个测量仪，以便在不拔下电极的情况下测量阻抗。

三、放大器

在记录脑电图信号时，需要克服两大挑战。第一个挑战是在头皮层面捕捉的电位非常小 [以微伏（μV）为单位]，为了使其"可见"，信号需"放大"。第二个挑战是背景噪声。脑电图记录发生在一个充满电"噪声"的环境中，因为电线和电源操作的设备产生静电和电磁场，会产生干扰。使用放大器可以克服这两个挑战。

放大器的主要功能是放大和共模抑制。差分放大器可以实现这些目标。如图 2-2 所示，放大器接收两个输入。两个输入（输入 1 − 输入 2）的电压差被放大。放大后的输出等于两个输入的电压差乘以一个称为增益的常数。增益通常以分贝表示，为输出电压除以输入电压的对数比 [增益 =20 × log（输出电压 / 输入电压）]。单个放大器实现的放大程度通常是不够的。因此，为了增加总增益，在脑电图机中使用了一系列连接在一起的放大器。

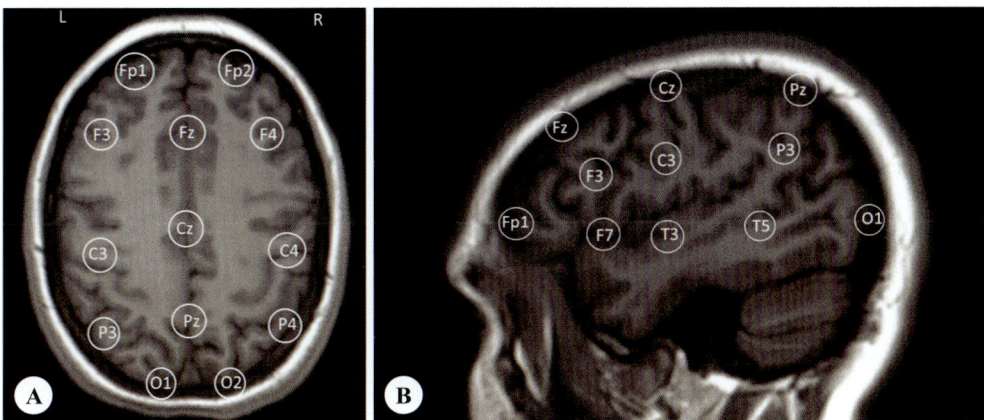

▲ 图 2-4　与大脑区域相关的电极大致位置
A. 轴向视图；B. 左侧视图

第二个重要功能是共模抑制。通过两个输入的相似电位称为共模信号，而不同的电位称为差模信号。共模信号通过减法从输出中去除，这种现象被称为"共模抑制"。因此，放大器可以消除不需要的噪声，如 50Hz 的伪差。共模抑制比（common-mode rejection ratio，CMMR）表示放大器在衰减共模信号的同时显示差模信号能力。CMMR 等于差模信号的增益除以共模信号的增益，通常用对数变换后的分贝表示，CMMR=20×lg（差模增益/共模增益）。美国临床神经生理学会（American Clinical Neurophysiology Society，ACNS）推荐 CMMR≥90dB[2]。应该注意的是，即使是同相生物信号也会因相位抵消而被共模抑制所消除（见第 3 章，图 3–1C）。

环境中的电磁场可以在涉及患者、电极、引线和放大器的回路中感应电流，从而在电极之间产生电压差。为了减少这种干扰，脑电图放大器被设计成具有高输入阻抗。放大器输入阻抗不应误认为是电极阻抗，应保持较低水平以降低噪声。保持电极间的阻抗相等，缩短电极引线并把线绑在一起，都是减少干扰的方法。系统中的第一放大器（前置放大器）通常位于接线盒中。每个电极输入都有自己的前置放大器。前置放大器在捕获源信号的同时显著减小干扰，因此后续差分放大器可充分有效地增强信号。

四、滤波器

电极捕捉到的信号既有我们感兴趣的脑电图频率，也有不需要的"噪声"。利用滤波器对噪声进行衰减，并根据 EEG 信号的频率对其进行分离，使我们能够专注于 EEG 的活动。在数字脑电图机中，滤波发生在数字化前和数字化后两个阶段。在数字化前过程中使用的模拟滤波器被硬连接到机器中，而数字化后滤波器是计算机软件的一部分，有助于在信号采集和数字化后对数据进行重建和再处理。

根据允许通过的频带，滤波器可分为 4 类。

① 低频滤波器（low-frequency filter，LFF）：其也被称为高通滤波器。该滤波器允许高于截止频率的频率通过，同时衰减低于截止频率的较慢频率。LFF 的主要功能是去除缓慢的直流电位和伪差。

② 高频滤波器（high-frequency filter，HFF）：其也被称为低通滤波器，具有与 LFF 相反的作用。HFF 允许低于截止限制的所有频率通过，而衰减高于截止限制的频率。

③ 带通滤波器：该滤波器允许在上下限值之间的频率通过，同时衰减所有

其他频率。

④ 带阻滤波器或陷波滤波器：这种滤波器可衰减狭窄范围的频率，同时允许高于或低于该范围的频率通过。陷波滤波器在脑电图机中的主要作用是去除电源 50Hz 或 60Hz 的干扰。然而，在 EEG 记录期间，50Hz 伪差的出现提醒技术人员注意故障。如果 50Hz 伪差在记录期间出现在某一通道中，则表明该电极阻抗过高，需要纠正。在记录过程中，如果在所有通道中都出现 50Hz 伪差表明接地或参考电极阻抗高或脑电图机接地故障，需要紧急处理。因此，陷波滤波器应该在数据采集期间打开（或关闭）[3]。良好的做法是在记录开始时查看脑电图，用系统参考导联来检测电极的阻抗，特别是系统参考电极，以便及早纠正。如果捕获到任何 50Hz 的活动，则可以使用软件的陷波滤波器在数字化后消除它。然而，由于电极故障导致的信号损失在数据采集后无法纠正。

当应用滤波器时，我们可能会在设定频率限制处看到一个突然的截止。相反，滤波器表现出一种渐进的过渡，输出幅度在截止频率两侧衰减。

传统的脑电图记录使用 0.1Hz 的 LFF 和 100Hz 的 HFF。通常，该带宽捕获在日常实践中分析的脑电图频率。然而，它排除了可能提供额外有价值信息的次低频活动和快速高频振荡，特别是关于癫痫样活动。研究人员讨论了"全频带"或"宽带"脑电图捕捉这些极慢和极快频率的价值[4]。重要的是，要记住在模数转换后，只有采集的信号才能用数字滤波器重新处理。如果脑电图学家想要研究高频振荡，这些信号应该在数据采集阶段通过应用适当的滤波器设置来捕获。

在数字化之前应用的一种特殊而重要的 HFF 是抗混叠滤波器。该滤波器衰减较高频率，以减少信号混叠的可能性。下文将详细讨论混叠的概念。

五、模拟数字转换

通过数字化电路进行信号的数模转换是一个关键步骤。模拟信号显示为连续的线，其值在时间尺度上不断变化。为了实现数字化，模拟信号需在两个独立的轴（时间轴和幅度轴）上进行多次采样并进行处理。

首先来看一下沿着时间轴的采样。图 2-5A 显示了一个以 4Hz 频率循环的正弦波模拟信号。每隔一段时间就测量一次，每次测量称为一个样本。采样间隔（也称为停留时间）是两个连续采样的时间间隔。每秒的采样数，以赫兹（Hz）为单位，称为采样率（采样率 = 1/ 采样间隔）。图 2-5B 显示了在当前 16Hz 采样率下产生的数字信号。该波形与相同频率原始模拟信号具有合理的相似性。当采样率增加时，数字信号与原始模拟波形更加相似。当采样率降低到 5.3Hz 时（图 2-5C）信号明细失真，与原始波形相似性差或没有相似性（图 2-5D）。

"混叠"现象，是数字化过程中采样不足导致的一个严重问题，会引起虚假的数字信号。显然，更高的采样率将产生更好的分辨率，但需要更多存储空间和更大的文件。因此，"最佳抽样率是多少"？ Nyquist 定理认为，采样率需至少是数字化频率的 2 倍。其最小采样率称为 Nyquist 采样率，而被数字化的信号的相应频率称为 Nyquist 频率[5]。例如，如果 EEG 记录系统的采样率为 200（Nyquist 频率），则系统可以数字化的最高频率为 100Hz（Nyquist 频率）。ACNS 建议将采样率设置为 HFF 设置的 3 倍以上，并建议采用更高采样率以获得更好的分辨率和自动尖峰检测[2]。大多数脑电图系统提供 256Hz 或更高采样率。当采样率小于 Nyquist 速率时，会出现混叠现象[5]。在采集 EEG 信号时，应选择合适的采样率和使用抗混叠滤波器来防止混叠。抗混叠滤波器的选择应与采样率保持一致，以衰减 Nyquist 频率以上的频率。混叠不能在后续的数据重处理中被纠正。

数字化的另一部分沿着波幅（垂直）轴进行。波幅被分成几个级别，并以比特表示。每个比特是 2 的幂，位数越高，波幅分辨率越好。例如，3 比特等于 8（2^3）个级别或分区。图 2-6 说明了这个概念。想象一个波幅为 800μV 的正弦波。具有 3 比特分辨率，其 800μV 分布在 8 个级别（分区）上，表明每个级别为 100μV。当信号数字化时，每个级别（0～99）内的值不会显示任何变化。但是，当它达到下一个级别时，就会发生阶跃变化。因此，一个级别内的大幅度变化可能无法检测到，而级别之间的小变化则被过度表达。这一问题通过提高比特分辨率来解决。当比特分辨率增加到 4 时，800μV 的波将分布在 16 个级别上，从而提供更好的分辨率。

ACNS 建议分辨率为 16 比特或更高[2]。如果分辨率为 16 比特，则信号垂直分布在 65536（2^{16}）个级别上。如果我们记录波幅为 800μV 的波，波幅分辨率将为 0.0122μV（800/65536）。

六、运用计算机软件重构脑电图信号

在采集后重构数据的选项是数字脑电图相对于模拟记录的主要优势。在模拟脑电图中，一旦技术人员完成记录，读者只能回看，另外，数字脑电图为脑电图医师提供了以多种重构数据的机会，以便更好地显示和解释结果。然而，

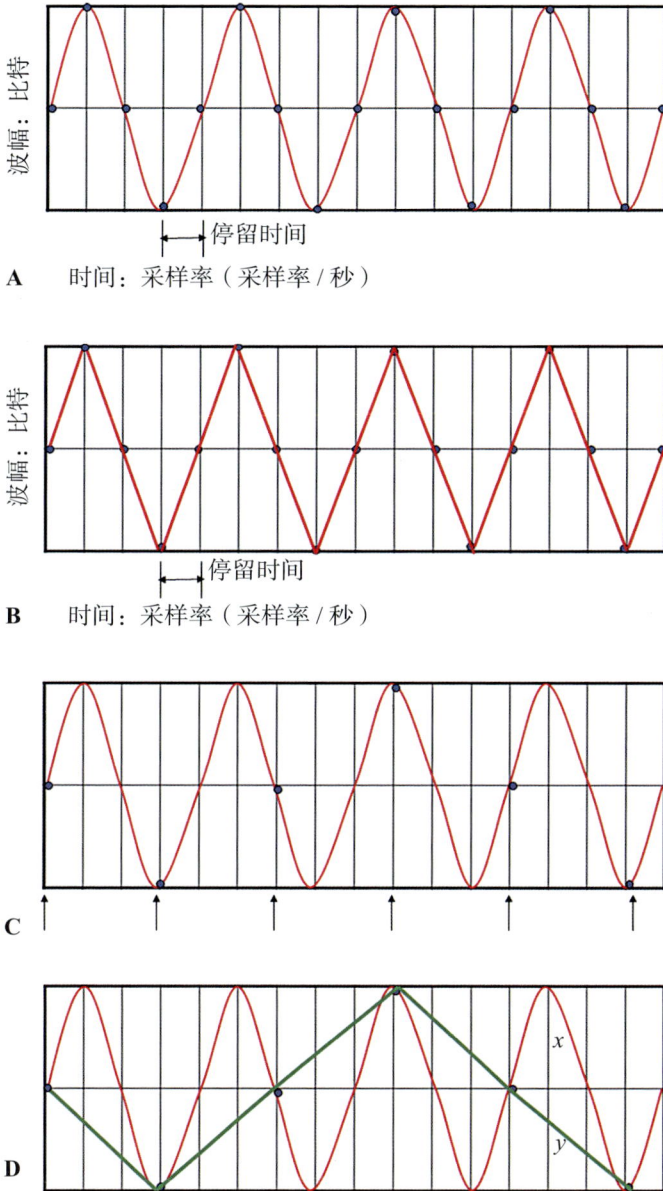

▲ 图 2-5　数字化的原理和采样率低的后果

A. 一种正弦波（4Hz）的模拟信号，传播 1s，可用于数字化。B. 采样率为 16Hz 的正弦波的数字化信号。注意，结果是具有相似形态和相同频率的 4Hz 的波。C. 相同的模拟正弦波准备以较低的采样率（5.3Hz）进行数字化。D. 结果（y）与频率低得多的原始模拟信号（x）几乎没有相似之处。这种现象被称为混叠

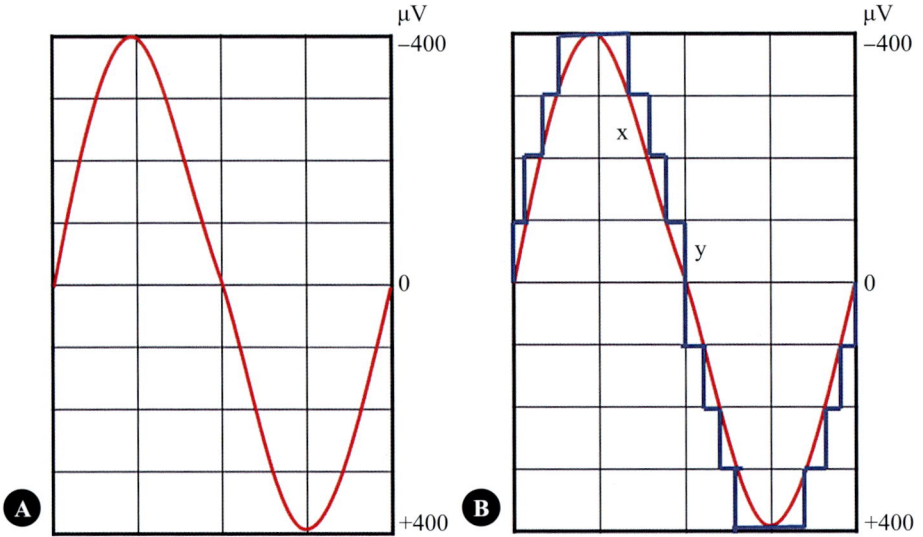

▲ 图 2-6　沿纵轴的数字化

A. 该波幅为 800μV 的正弦波的模拟信号可以沿着波幅轴跨八段进行数字化。B. 与模拟信号（x）相比，数字化（y）的结果。请注意幅度的逐步变化（见正文）

在该过程中，应该小心避免脑电图仪与数据重构相关的潜在陷阱。这种重构在滤波器、灵敏度、导联和时间尺度等领域都是可能的。数字脑电图还为自动分析（伪迹识别、棘波和癫痫发作检测）、脑地形图绘制、源建模和定量脑电图提供了基础。本章主要关注数据重构。

（一）滤波器

数字滤波器的设计是为了衰减无关的"噪声"，同时保留我们感兴趣的"信号"。该过程必然会导致信号失真和滤波器伪差。因此，在应用过滤器之前需仔细考虑，并且需谨慎地解释结果。尽管存在这些局限性，但数字滤波是脑电信号读取的重要步骤，合理应用滤波可以增强脑电信号的解读。建议对未滤波和滤波信号进行系统检查，以识别信号失真，并识别被滤波过程去除的信号元素[6]。

有限脉冲响应（finite impulse response，FIR）和无限脉冲响应（infinite impulse response，IIR）滤波器是数字脑电图系统中常用的滤波器[7]。IIR 滤波器速度快，需要较少的计算能力，但相对不稳定，更容易受到信号失真的影响。FIR 滤波器需要更多的计算能力，但更稳定，失真更少。

当读取脑电图时，脑电图仪可以选择改变 HFF 和 LFF 的设置。此外，如果 50Hz 伪差可见，则可以应用陷波滤波器。所有这些选项都被纳入脑电图读取软件。脑电图技师应合理改变滤波设置，以优化脑电图解释，同时避免潜在的陷阱。

当高频肌肉伪差产生太多噪声时，降低 HFF 可能有助于揭示潜在的脑电图节律。但是，读者需注意由于数据丢失而产生的隐患。大脑源的快速频率，包括癫痫样放电，可能被过滤掉并从屏幕上消失。此外，并不是所有肌肉活动都被过滤掉了，剩余的伪差可能类似于 β 节律，其可能被缺乏经验的脑电图医师误解（见第 7 章）。

当脑电图受到低频伪差（如运动伪差和汗液伪差）的干扰时，提高 LFF 可能会消除不需要的慢波（图 2-7）。然而，缺点是失去了大脑起源的慢波，如棘慢复合波的慢波成分。

（二）灵敏度

我们看到的波形幅度取决于灵敏度，它等于输入电压和输出偏转的比值。通常，在常规 EEG 读数中，灵敏度设置为 7～10μV/mm。灵敏度为 10μV/mm，表示输入为 10μV 时，屏幕上出现 1mm 偏转。灵敏度数值越高，波形放大越小。读者可以随意改变灵敏度，以便更好地研究脑电图波形。例如，7μV/mm 的高波幅波形可能会重叠，这使研究形态学变得更加困难。将灵敏度更改为更高数值（30μV/mm 或降低放大）将降低显示幅度（图 2-8）。相反，如果幅度过低，通过将灵敏度设置为较低的值来增加放大倍数可能会有所帮助。

（三）时间分辨率

在模拟脑电图中，时间分辨率由纸张速度决定，通常为 30mm/s。然而，使用数字脑电图，阅读者可以改变时间分辨率，并决定在计算机屏幕上显示多少秒的脑电图记录作为一个"页"（或一个纪元）。当你看脑电图时，两条竖线之间的距离代表 1s。大多数情况下，读者倾向于选择每页 10s（纪元）。

压缩时间分辨率（如每页 30s）有助于快速筛选 EEG。通过压缩时间分辨率可以更好地观察周期性活动。此外，还有一个用途是引出不断变化的节律（图 2-9）。然而，当时间分辨率被压缩时，波形形态变得不那么明显。

扩展时间分辨率可以帮助展示复杂的形态和时空关系（图 1-2）。它可以帮助读者确定在癫痫发作中可能的起始电极。通过将时间分辨率扩展到每页 1s，可以准确地计算快速脑电图频率。

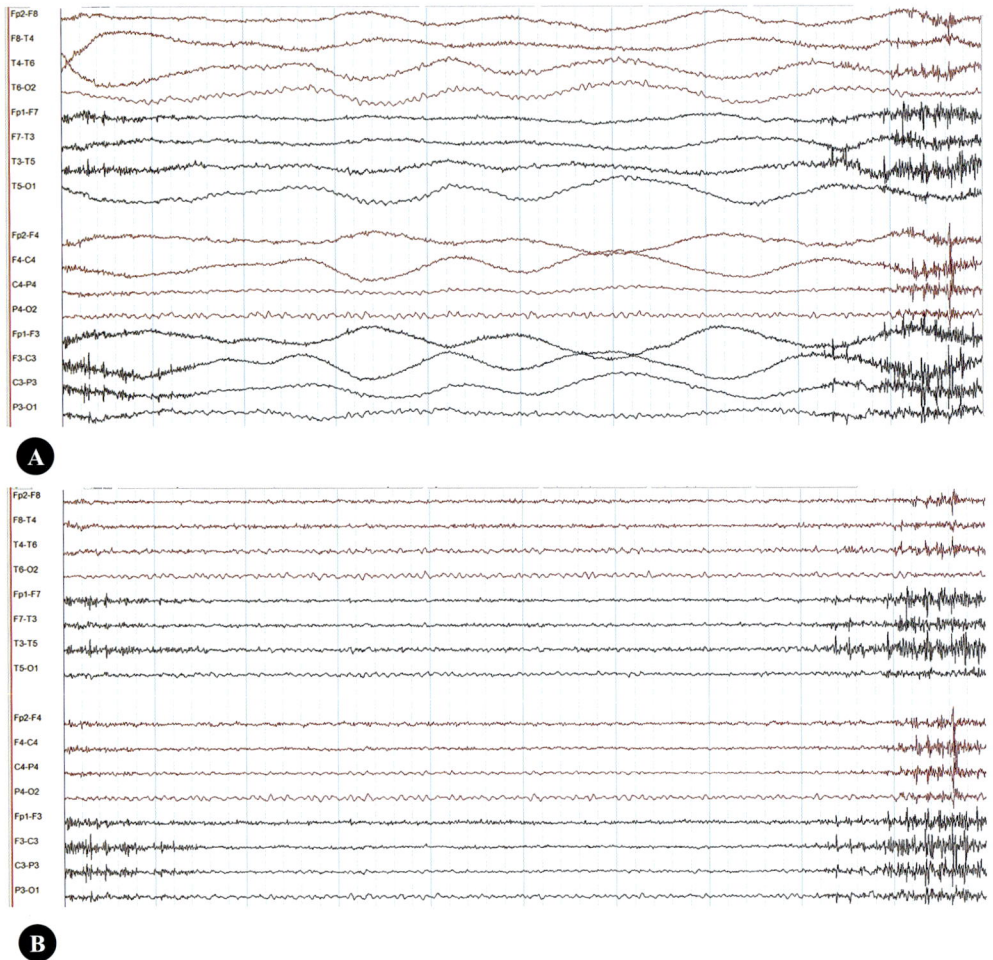

▲ 图 2-7 通过调整低频滤波去除低频伪差

A. 由于汗水导致的低频伪差，影响背景判读 (高频滤波器 = 70Hz，低频滤波器 = 0.5Hz)；B. 脑电图的同一段记录，低频滤波器设置为 3Hz 以去除伪差

（四）导联组合

正如我们所讨论的，两个电极连接起来形成一个通道，当多个通道以逻辑顺序连接时，一个导联就产生了。导联被用来使脑电图的读取更简单、更有效、更准确。与模拟脑电图相比，数字脑电图的主要优点是能够重建导联，这是通过脑电图信号采集方式实现的。在数字脑电图中，所有电极（输入 1）的信号采集都是相对于一个共同的参考电极（输入 2）来完成的。因此，在记录完成后，可以重新创建任何导联。

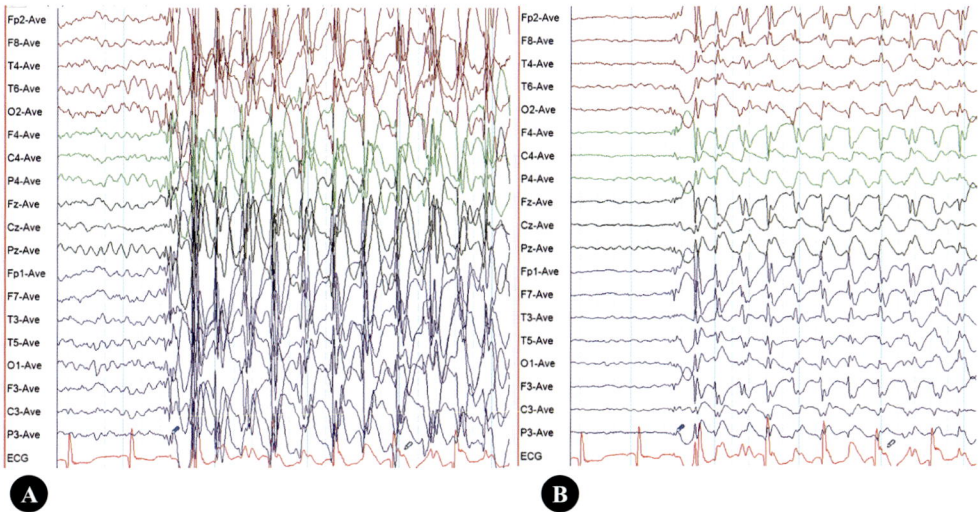

▲ 图 2-8 改变显示灵敏度来研究波形频率和形态

A. 在 10μV/mm 下显示失神发作。由于波幅高而波形重叠，很难观察放电波的频率和形态。B. 同一段记录，灵敏度设为 40μV/mm。降低波幅后，更容易对波形进行分析

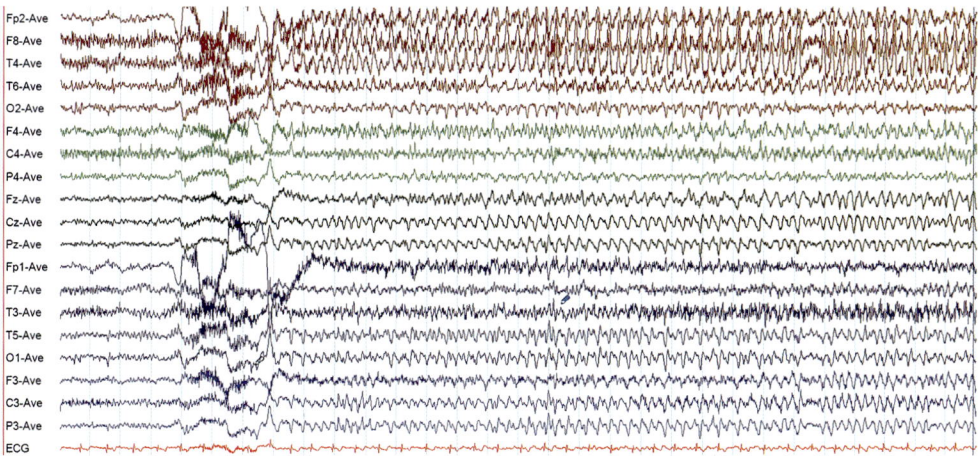

▲ 图 2-9 时间分辨率压缩为每页 30s 时，右侧海马硬化患者右侧颞叶癫痫发作的节律演变过程

　　根据电极的连接方式，导联主要有两类，即双极导联和参考导联。在双极导联中，电极对以链的形式连接，从而每个通道的输入 2 成为下一个通道的输入 1。相反，在参考导联中，所有通道都有一个公共（参考）输入 2。根据输入 2（或参考电极）的不同，参考导联有几种类型。定位规则将在第 3 章中讨论，但简而言之，在双极导联中，定位依赖于相位反转，而在参考导联中，波幅是

协助定位的关键特征。

1. 双极导联

在双极导联中，电极通过横向、纵向、环形相连（图 2-10）。纵向双极导联也被普遍称为"双香蕉导联"。每个电极链可以按半球排列，也可以左右交替排列（表 2-1）。

纵向双极导联是筛查脑电图的一个很好的选择，通过相位反转来背景研究和发现异常。相位反转发生在任何双极导联的最大电压点。由于其独特的电极连接，双极导联是"大海捞针"的理想选择。在参考导联上，很难识别埋在高波幅电位背景中的低波幅窄小电位。当使用双极导联时，广泛分布的高波幅波形被抵消（同相抵消，图 3-1C），窄场小电位突出，易于检测。横向双极导联对于观察睡眠电位和中线电位特别有用。

然而，双极导联并非没有局限性。广泛分布的背景电位由于同相抵消而衰减。出于同样的原因，等电位线（平坦线）并不意味着没有脑电图活动。它只是表明通道的输入 1 和输入 2 具有相同电位。记住，通道输出 = 输入 1 − 输入 2。在宽场中，相邻通道可能是等电位的。这种图可能会被没有经验的初学者误解。此外，还有一个限制是"链尾现象"，即当电压最大值在链的第一个或最后一个电极时，不会发生相位反转以帮助定位（图 3-7）。此外，双极导联不适合研究波形的幅度、不对称性、形态、同步性或电压场。不太常见的是，当两个极性

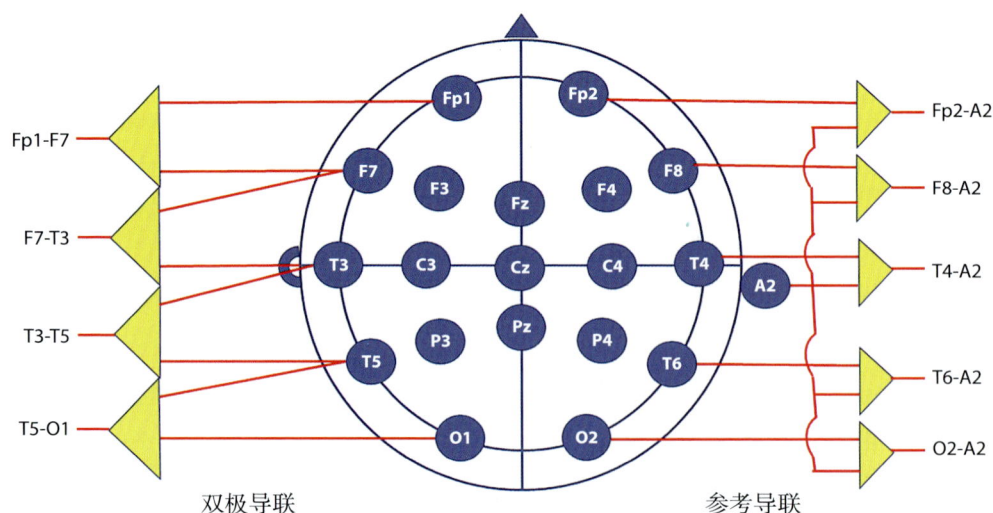

▲ 图 2-10　纵向双极导联和耳垂参考导联中电极连接方式，为了简单起见，这里只显示最外侧的电极连接

相反的电极组合形成通道时,"失相增强"可能会产生假高电压的波形(见第 3 章,图 3-1F)[8]。

2. 常用参考导联

在该导联中,每个单独的电极(输入 1)与一个共同的参考电极(输入 2)相结合。参考极的选择包括同侧耳(A1,A2)和 Cz(图 2-10 和表 2-2)[9]。对

通　道	纵向双导:左右交替	纵向双导:半球	横向双导
		表 2-1　一些双极导联的例子	
1	Fp2–F4	Fp2–F8	F8–Fp2
2	F4–C4	F8–T4	Fp2–Fp1
3	C4–P4	T4–T6	Fp1–F7
4	P4–O2	T6–O2	F8–F4
5	Fp1–F3	Fp2–F4	F4–Fz
6	F3–C3	F4–C4	Fz–F3
7	C3–P3	C4–P4	F3–F7
8	P3–O1	P4–O2	A2–T4
9	Fz–Cz	Fz–Cz	T4–C4
10	Cz–Pz	Cz–Pz	C4–Cz
11	Fp2–F8	Fp1–F3	Cz–C3
12	F8–T4	F3–C3	C3–T3
13	T4–T6	C3–P3	T3–A1
14	T6–O2	P3–O1	T6–P4
15	Fp1–F7	Fp1–F7	P4–Pz
16	F7–T3	F7–T3	Pz–P3
17	T3–T5	T3–T5	P3–T5
18	T5–O1	T5–O1	T6–O2
19			O2–O1
20			O1–T5

参考电极的主要要求是"中性"或"0 电位"。换句话说，参考电极应位于感兴趣的电压场之外，以避免"参考活化"。第二条规则是选择具有最小或没有伪差和突出的生理波（如睡眠活动）的电极。

表 2-2 一些参考导联的例子			
通 道	耳参考：半球的	Cz 参考：左右交替	Cz 参考：半球的
1	F8–A2	F8–Cz	F8–Cz
2	T4–A2	F7–Cz	T4–Cz
3	T6–A2	T4–Cz	T6–Cz
4	Fp2–A2	T3–Cz	Fp2–Cz
5	F4–A2	T6–Cz	F4–Cz
6	C4–A2	T5–Cz	C4–Cz
7	P4–A2	Fp2–Cz	P4–Cz
8	O2–A2	Fp1–Cz	O2–Cz
9	Fz–A2	F4–Cz	Fz–Cz
10	Cz–A2	F3–Pz	Pz–Cz
11	Pz–A2	C4–Cz	Fp1–Cz
12	Fp1–A1	C3–Cz	F3–Cz
13	F3–A1	P4–Cz	C3–Cz
14	C3–A1	P3–Cz	P3–Cz
15	P3–A1	O2–Cz	O1–Cz
16	O1–A1	O1–Cz	F7–Cz
17	F7–A1	Fz–Cz	T3–Cz
18	T3–A1	Pz–Cz	T5–Cz
19	T5–A1		

在普通参考导联中的定位是基于波幅的。与双极导联相反，参考导联对于研究波幅、不对称、形态和电压场非常有用。与双极导联相比，它是显示相关

性和广泛活动的更好选择。如果选择了远离磁场的合适"中性"参考电极，则最利于显示传播活动。

为了显示广泛的脑电图活动，如广泛的棘波放电、广泛的节律性 δ 波活动和全导的三相波，同侧耳参考是一个很好的选择。然而，耳电极却有一个不能避免的缺点，就是容易受到颞肌肌电和心电的干扰。因为耳参考电极在颞叶附近，同侧耳参考电极不应用于颞叶的研究。由于同相抵消，可能会产生虚假的相位反转和电场，这可能会误导。耳参考电极是适合研究前额焦点，因为该领域是远离参考电极。

Cz 参考是研究狭窄的颞叶合理选择，主要缺点是随着状态的变化而受到睡眠活动（如顶尖波）的活化。

3. 平均参考导联

通过设计一个参考电极，以可预测和易于解释的格式统一地显示 EEG 活动，从而创建了平均参考导联。这是通过将所有给定电极电压平均后，作为输入 2 来实现的。如果导联可靠，在任何给定的时间点，来自所有通道偏转（正负）之和应该为零。这种导联的一个主要缺点是局部高波幅活动，无论是大脑活动还是伪差，都会使参考电极活化，在其他通道中产生相反极性的伪波形。眨眼的影响就是一个很好的例子（图 2-11）。为了尽量减少眨眼和眼球运动的影响，在创建平均参考时可以排除额极电极和颞前部电极（Fp1、Fp2、F7、F8）[9]。

某一个或几个记录点的一过性高电压，在平均参考电极上，将会很好地得到显示。研究极性、不对称性、波幅、电压场和电极的相位关系是这种导联的

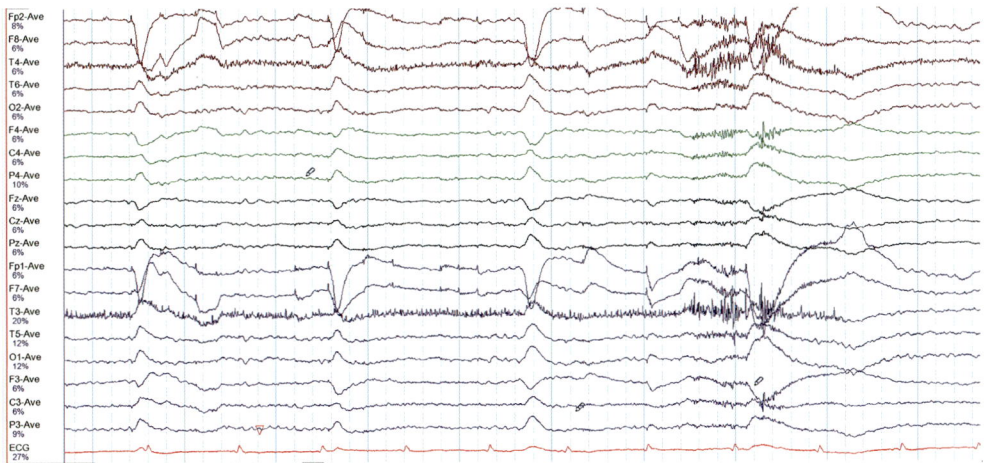

▲ 图 2-11　眨眼对平均参考导联的影响

其他应用。

4. 源推导（Laplacian）导联

它是一个独特的导联，通过使用周围电极的加权平均值作为每个电极（输入 1）的参考。与使用所有电极的平均值作为参考的普通平均参考相反，Laplacian 导联为每个输入 1 创建多个"局部（加权）平均值"以增强空间分辨率。在电极数多的高密度脑电图中效果最好。源定位是基于幅度标准，类似于参考导联。

Laplacian 导联是显示定位良好的棘波的最好选择。然而，当电场较大且分散时，外围活动减弱，同时显著显示电压最大值，从而产生尖波的假象（图 2-12A 和 B）。

表 2-3 总结了导联不同实际应用的比较。

七、信号显示

最通用的方法是在计算机屏幕上显示数字信号。重要的是，要确保监视器有足够的时间和空间分辨率，以获得准确的信号显示。分辨率以像素表示。如下所述，混叠可以发生在信号显示层面可能会出现泥叠现象，而软件中的数字抗混叠滤波器就是为了设计，以尽量减少影响。

（一）水平分辨率

时间分辨率在水平方向上表示。ACNS 建议 10s 页面的最低水平屏幕分辨率为 1280 像素（128pdi/s），而 1s 应对应于水平轴上的 25～35mm[2]。因此，屏幕上可以显示多少数据取决于屏幕的像素数。

与 Nyquist 定理类似，可以在屏幕上可靠显示的最大频率等于水平轴上每秒像素数的 50%，这意味着至少需要 2 像素来显示 1Hz 频率的波形。任何频率超过屏幕像素分辨率 50% 的波形在显示时都容易出现混叠[10]。假设计算机屏幕的水平轴上有 1280 像素，如果屏幕左侧的导联标签占用了 280 像素，则只有 1000 像素可用来显示 EEG 数据。如果在屏幕上显示 10s 的脑电图信号片段，分辨率为 100pdi/s，任何＞50Hz 的波形都可能无法清晰显示。较高频率可能会虚假地显示为较慢的频率，这个错误可以通过将显示窗口更改为更高的像素率（如屏幕上显示 5s 的脑电图信号片段 =200pdi/s）或切换到具有更高分辨率的屏幕来纠正[10]。

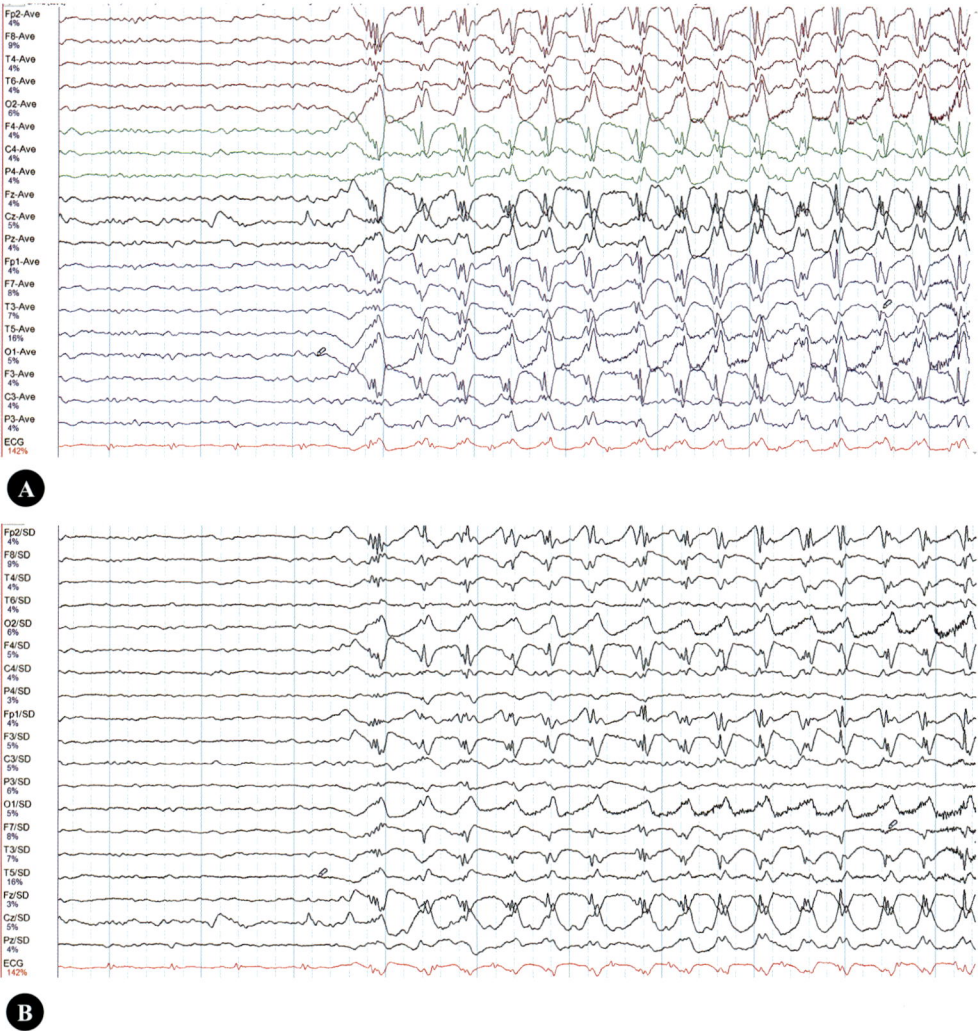

▲ 图 2–12　源推导导联中外围场的衰减

A. 在平均参考导联上显示的失神发作。可见额中央区电场最大，并向周围扩散，伴有波幅逐渐降低的特征。B. 在 SD 导联显示的同一段 EEG 记录。额中央的最大值仍然清晰可见。然而，与 A 相比，外围颞叶和顶叶区域的活动有相当大的衰减，给人的印象是一个小得多的场

（二）垂直分辨率

　　与水平分辨率类似，限制因素是屏幕的像素分辨率和高度。建议显示器垂直分辨率≥4pdi/mm，每通道分辨率≥10mm[2, 3]。让我们想象一下，在屏幕分辨率为 4pdi/mm 的显示器上显示 8μV/mm 灵敏度的脑电图。这个分辨率意味着一

表 2-3　常用导联的优缺点				
	双极导联	常用参考导联	平均参考导联	源推导
背景节律显示	好	好	中	中
局灶放电显示	好	好	好 差（如果背景是高波幅）	好
广泛性放电显示	差	好	中	差
焦点衰减显示	差	好	中	差
传播波显示	差	好	中	中
不对称显示	差	好	好（焦点不对称） 差（普遍不对称）	中
偶极子显示	差	好	中	中
波幅显示	差	好	好	好
形态显示	差（广泛活动） 中（焦点活动）	好	好（焦点） 中（广泛）	好（焦点） 中（广泛）
地形 / 电压场显示	差	好	好（焦点） 中（广泛）	好（焦点） 差（广泛）
电极及导线伪差定位	好	好	差（高波幅伪差） 中（其他）	中

注意：这里假设选择了一个合适的"中性"参考电极

个像素等于 0.25mm 的屏幕高度，代表 2μV 的活动。如果该 EEG 的波形幅度为 1μV，则它将显示为一条平行线而不是波形，因为它在垂直方向上占用的像素小于一个。如果将显示灵敏度更改为 2μV/mm，则公式会发生变化。现在，一个像素等于屏幕高度的 0.25mm，代表 0.5μV 的活动，这意味着有 2 像素垂直代表 1μV，波形在显示上变得"可见"。这就是为何需要选择具有足够高度和像素的显示器，以获得最佳信号显示的原因。

　　本书中有一些范例脑电图，以帮助读者理解内容和识别模式。这些脑电图通常以 LFF 0.5Hz，HFF 70Hz，灵敏度 10μV/mm 和屏显每页 10s 显示。当与通常设置有偏差时，将在图例中进行说明。

第3章 定位规则
Rules of localization

　　脑电图分析的主要目的之一是根据在头皮上捕获的脑电图活动定位来源定位。这与癫痫样放电特别相关，我们试图根据癫痫样放电定位癫痫病灶。本章讨论了与癫痫样波相关的定位规则，但同样原则广泛适用于其他来源和相应的脑电图表现（如肿瘤引起脑电图慢波）。

　　要理解定位规则，需熟悉三个原则：①极性规则；②电压场规则；③导联组合。在第 1 章的"容积传导理论"中已经讨论了其中的一些内容。此外，要注意的是，为了简化定位过程，使用了一些假设。首先，假设我们解决的是一个点源单发病灶，如等效电流偶极子。其次，假设头部是均匀体积导体。最后，关于癫痫样放电，通常认为偶极子是表面负极，即负极指向表面（头皮），尽管在水平和切向偶极子中，也会捕获头皮上的正极。

一、极性规则

　　在脑电图上观察到的波形相对于基线有向上或向下的偏转。极性是标记这些偏转的惯例。它总是与差分放大器的输入 1 和输入 2 有关。其只需要记住 4 条简单的规则。

　　① 输入 1－输入 2= 输出信号。

　　② 如果输入 1－输入 2= 负值，则输出信号显示向上偏转（负偏转）。如果输入 1 比输入 2 负得多或者输入 1 比输入 2 正得少，就会出现这种情况。

　　③ 如果输入 1－输入 2= 正值，则输出信号显示向下偏转（正偏转）。如果输入 1 的正数比输入 2 大，或者输入 1 的负数比输入 2 小，就会出现这种情况。

　　④ 如果输入 1－输入 2=0，结果是一条平线。

　　图 3-1A 至 F 说明了这些规则。图 3-1A 显示了产生向上偏转（或负波）的场景。输入 1 电极（A）处于偶极子的负电压场中，输入 2 电极处于中性（0）区。最终结果（A–B）是负的，因此偏转向上。在图 3-1B 中，两个输入都指向负极，

但输入 1 更接近于磁场最大值，捕获比输入 2 高得多的活动。输入 1－输入 2 的最终结果仍然是负的，记录一个负的尖峰，其幅度小于图 3–1A。在第三种情况下（图 3–1C），两个电极处于相同的电压场（等电位）。因此，最终结果等于 0，产生一条平线。在图 3–1D 中，输入 1 位于中性区，而输入 2 位于偶极子正端的电压场。当输入 1－输入 2 仍然为负值时，也会产生负尖峰。在下一个场景中（图 3–1E），输入 1 靠近正极，而输入 2 处于中性区。因此，最终结果是正的，产生了向下的偏转。在最后的场景中（图 3–1F），输入 1 和输入 2 位于偶极子的两端。最终结果（A–B）是产生向上偏转的负值。

此处需要强调的是，一条平坦的线并不一定意味着大脑没有活动。如图 3–1C 所示，如果两个输入捕获相等的电位，则结果为平坦线。这就是差分放大器的工作方式。我们从未见过单输入的脑电图信号输出，因为差分放大器总是需要两个输入。即使我们使用基准，也有两个输入，基准是输入 2。如何找出大脑中某一点的绝对电位？可以通过将输入 2 电极放置在 0 电位点上来实现（图 3–1A）。然而，这是不实际的，因为我们没有发现这种点。因此，唯一的选择是

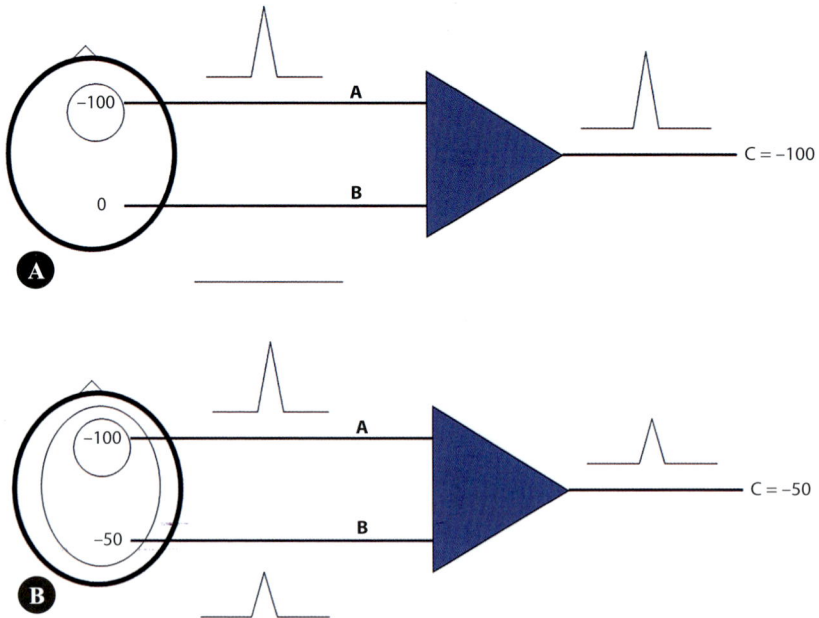

▲ 图 3–1　6 种不同情况说明极性的规则

A 是输入 1 电极，B 是输入 2 电极。C 是输出通道。A–B =C。为简单起见，这里显示的输出没有放大。注意，在 EEG 记录中，输出电位总是使用放大器进行放大。Ⓐ.C 为负值，因此偏转向上。Ⓑ.C 为负值，因此偏转向上

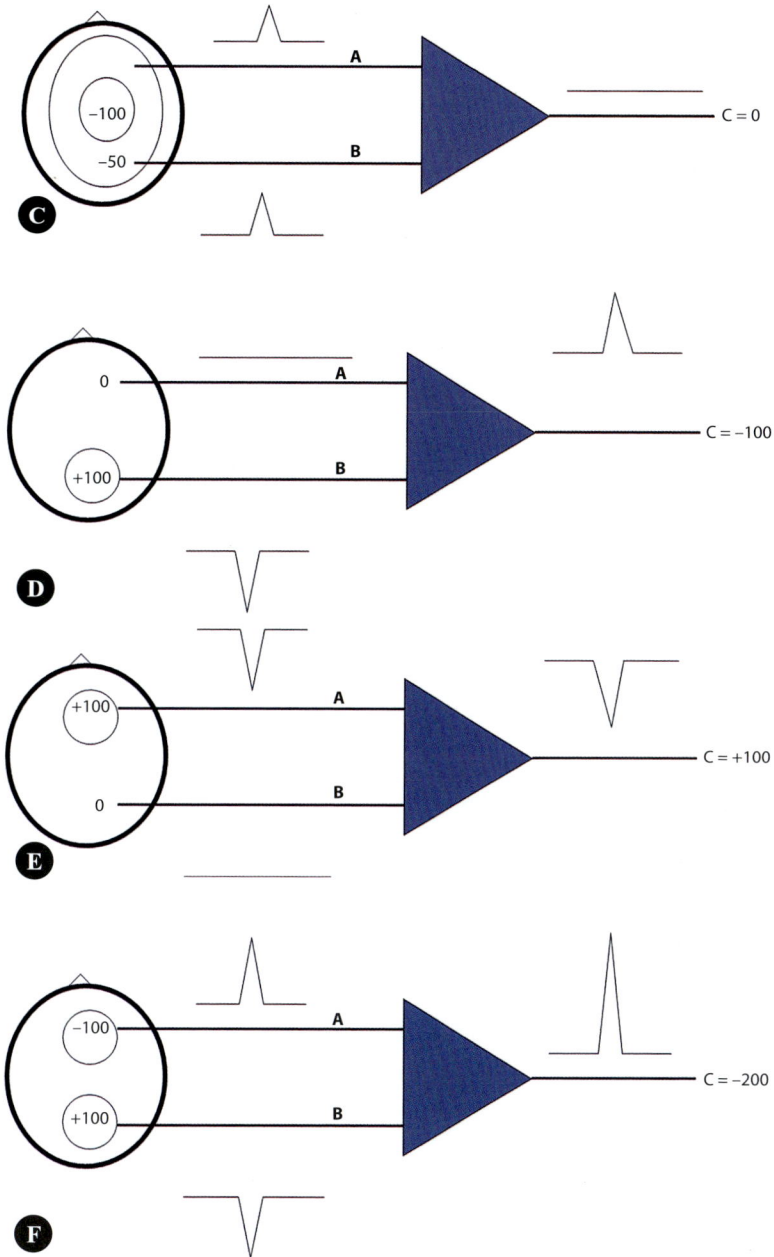

▲ 图 3-1（续） 6 种不同情况说明极性的规则

A 是输入 1 电极，B 是输入 2 电极。C 是输出通道。A－B＝C。为简单起见，这里显示的输出没有放大。注意，在 EEG 记录中，输出电位总是使用放大器进行放大。**C**.C=0，故无偏转。**D**.C 为负值，因此偏转向上。**E**.C 为正值，因此偏转向下。**F**.C 为负值，因此偏转向上

使用中性参考电极作为输入 2。在现实中，不可能找到一个活动为 0 的位置，所以目标是找到一个接近于 0 的参考点，这是讨论过的参考导联的基础。

在同一个复合体波中，同时看到正偏转和负偏转并不罕见。当捕获复杂的波形时，就会发生这种情况。

二、电压场规则

阅读本节时，必须结合第 1 章中所述的容积传导理论和立体角理论。图 3-2 显示了一个电流偶极子由均匀容积导体中，径向排列的锥体神经元组成。为简单起见，大脑被认为是，一个球形体积导体。电流在细胞外通过体积导体从"源"流向"汇"。电流密度随着它远离偶极源而逐渐下降。与此同时，一个电压场也随之产生。如 Gloor 所示，最高电位靠近偶极子的震中，电压随距离的增加而下降[1]。我们可以将具有相似电位的点（等电位线）组合在一起，得到一个等电位场图，如图 3-2B 和 C 所示。我们在头皮上测量的也是由所倾斜的立体角决定的。在最简单径向偶极子的模型中，置于顶部的电极将记录到最大电位。随着电极距离的增加，电压逐渐降低，模拟图 3-2B 和 C，以及图 1-3 所示等电位图。在径向偶极子中，如图 1-3 所示，负电压场将被头皮电极捕获。正电压场虽然存在，但在现实生活中无法捕捉到，因为无法将电极放置在该极（颅底）上。在水平偶极子和斜偶极子的情况下（见第 1 章，图 1-4 和图 1-5），可以在头皮上绘制正负电位的等电位图。在相同的等势场中，放置在不同位置所有电极都具有相同立体角并记录相同的电压。

三、导联

必须结合导联讨论定位规则，因为这是我们在日常实践中阅读脑电图的方式。什么是导联？其为单个放大器提供输入的两个电极形成"电极引出"[2]。例如，如果输入 1 和输入 2 分别来自 F7 和 T3 电极，则电极衍生为 F7-T3。当电极衍生品以合理的方式连接来增强视觉效果时，组合排列被称为"导联"。有很多不同的方法可以将衍生组合成导联。双极导联和参考导联是基本的组合。美国临床神经生理学会建议在脑电图阅读和解释中同时使用双极和参考导联[3]。

（一）使用双极导联的定位规则

双极导联就像链条一样，除了开始和结束的两个电极，一个衍生的输入 2 成为下一个衍生的输入 1。连接可以沿着纵向轴（纵向双极导联）或横向轴（横

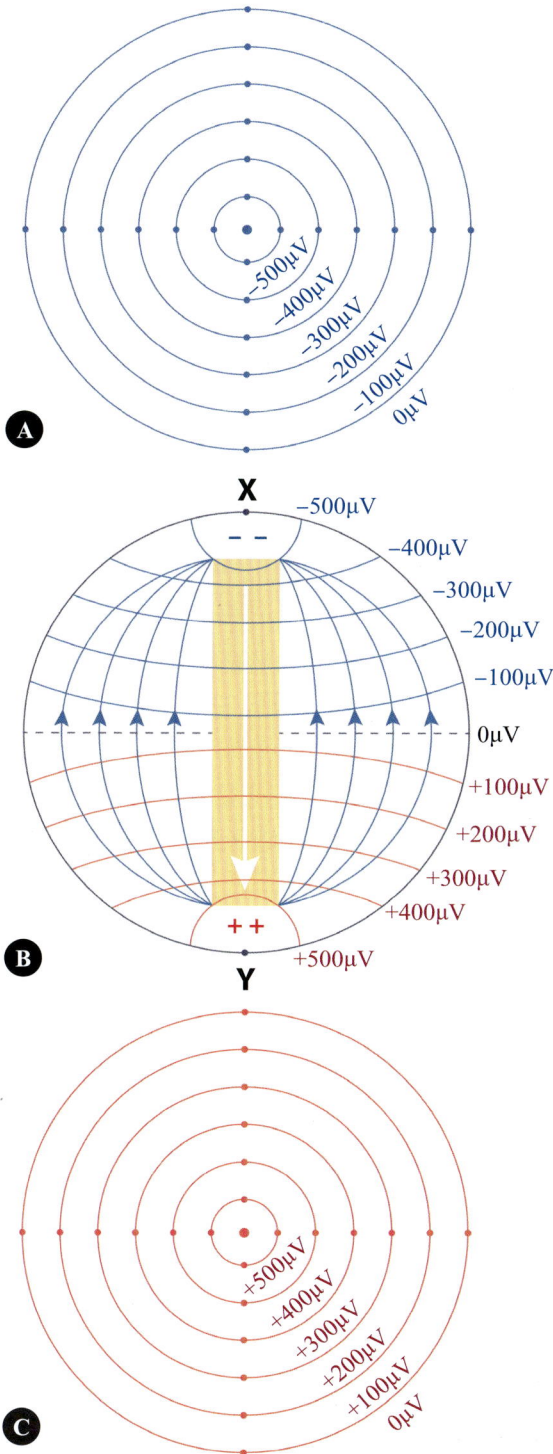

▶ 图 3-2　电流偶极子产生的电压场

A. 电流在外部绕着偶极子源从"源"流向"汇"。电压场是通过将与电流相交点与每条电流线成直角的线相结合而产生，将具有相同电势的点组合在一起的线称为等电位线。B. 负极电压场图，每条等电位线由多个等电位点（用蓝点表示）组合而成。每个蓝点表示与电流的交点。C. 正极电压场图，是 Y 点极点的鸟瞰图

向双极导联）进行。沿着这两个轴，有很多方法可以连接相邻的电极，从而产生"链"。无论电极如何连接，双极导联定位规则相同。事实上，这是一个非常巧妙的导联安排，使异常情况更加突出，以吸引读者的注意；通常，脑电图学家首先使用双极导联来筛查脑电图。由于背景活动相消，双极导联对于发现埋藏在特殊分布的高波幅电位背景中的窄场低波幅电位特别有用。出于同样的原因，如果感兴趣的电位有广泛的空间分布，它将不会在双极导联中容易识别。

双极导联视觉分析的关键特征是相位倒置。相位是指 EEG 波形在特定方向上偏转。在双极导联中，相位倒置是由两个以上通道的波形在相反方向上的偏转。如果偏转是朝向一个特定的通道或电极，它被称为负相位倒置。正相位反转的特征是波形远离通道或电极。需强调的是，相位反转不是一种生物学现象，这是由于电极在链中的连接方式而导致的双极导联产生的视觉现象。因此，这种现象也被称为"仪器相位倒置"。正负相位倒置的中心表示最大电位位置（图 3-3 和图 3-4）。

在径向偶极子中，源位于波幅最大值下方（图 1-3）。倒置中心也可以是最小电位的焦点（图 3-5）。当两个相邻偶极子的负（或正）端在头皮上且电极横跨两个电场对齐时，就会出现这种相当理论上的情况，如图 3-5 所示。

位相倒置的存在并不一定表明病理活动。生理波形（如睡眠中的顶尖波）也表现出相位反转。它只是一种展示电场最大（或最小）位置的方法。

如果发生源是斜偶极子或水平偶极子，则可以同时观察到正位相倒置和负位相倒置。这种现象称为双相位相倒置（图 3-6）。

如第 1 章所述，在水平偶极子中，源位于最小场下方电位（图 1-4），位于正位相倒置和负位相倒置之间的中点。然而，在斜偶极子中，场最小值偏移源电位（图 1-5）。

如果电场最大值位于电极链的末端或更远处，会发生什么？在这种情况下，相位倒置不会发生，因为没有电极记录最大值点以外的活动。因此，所有的偏转都是在一个方向上，这被称为"链条末端现象"（图 3-7）。

在纵向和横向的两个双极导联应该应用更精确的定位。讨论了这些现象后，以下为基于双极导联的定位规则总结。

① 当位相倒置明显时，最大或最小活度位于发生位相倒置的电极或电极周围。

② 当没有位相倒置时，活性最小和最大点位于链的两端。

③ 在给定通道中没有任何偏转表明两个输入具有相同的电位。

参考导联

波段	波形
A–R	
B–R	
C–R	
D–R	
E–R	
F–R	
G–R	

双极导联

波段	波形
A–B	
B–C	
C–D	
D–E	
E–F	
F–G	

- 40　A
- 60　B
- 80　C
- 100　D
- 80　E
- 60　F
- 40　G

A

参考导联

波段	波形
A–R	
B–R	
C–R	
D–R	
E–R	
F–R	

双极导联

波段	波形
A–B	
B–C	
C–D	
D–E	
E–F	

- 40　A
- 60　B
- 80　C
- 80　D
- 60　E
- 40　F

B

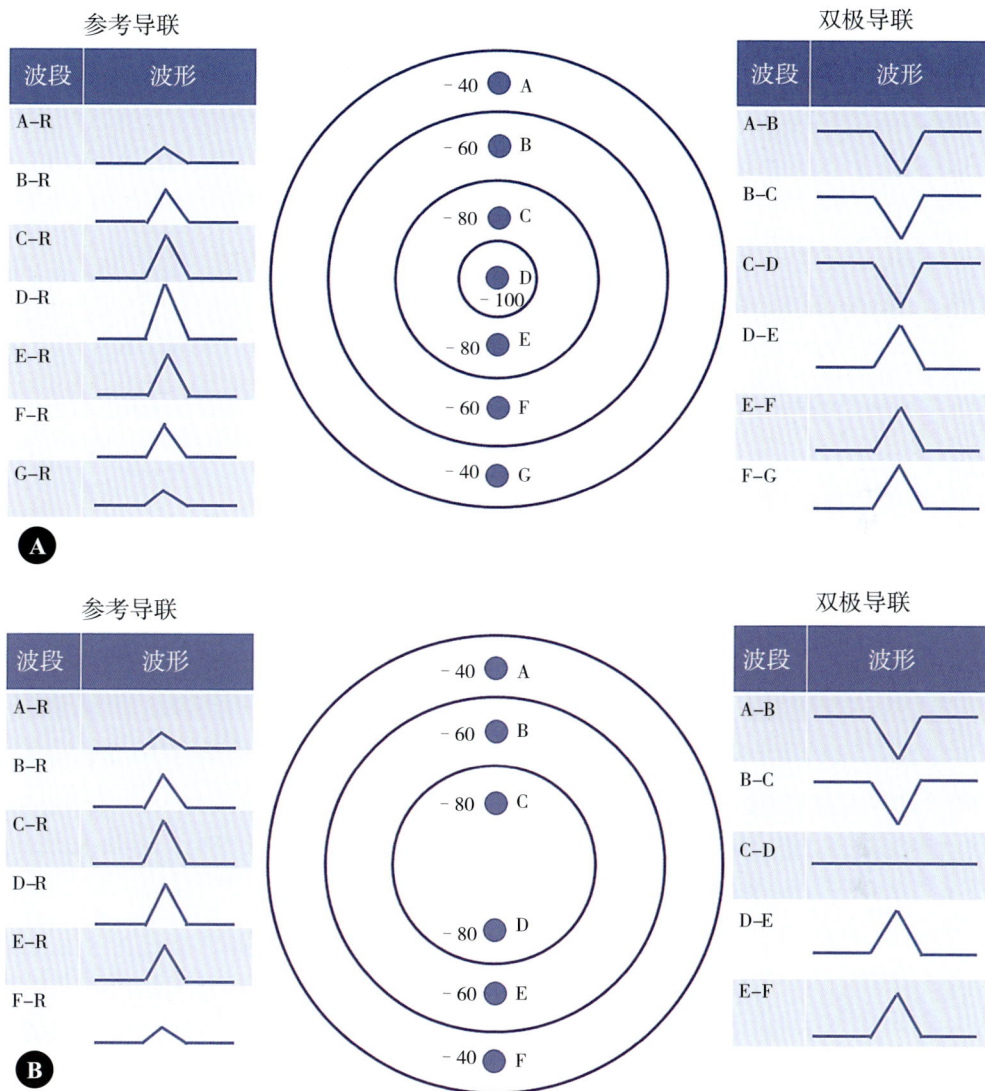

▲ 图 3–3　负位相倒置

A. 带等电位线的负电荷电压场。在场的中心，最大电压为 100μV，随着从源中心向外围移动时，电压会变得更低。A～G 是放置在这个场中的电极。请注意，电压值只是用来解释概念的任意值。双极导联：每个通道的输出等于输入 1 – 输入 2，负相反转发生在电压最大的 D 电极。参考导联：输入 2 是一个 0 电位的参考电极，因此该导联中每个通道的输出等于每个输入电极的绝对电位。**B**. 负位相倒置的另一种表现。电极 C 和 D 是等电位的，在双极导联上产生一条直线。负位相倒置发生在直线的两个电极。在这种情况下，相位抵消的中间通道（C-D 直线）代表场最大值。参考导联清楚地显示了这一点

参考导联

双极导联

波段	波形
A–R	
B–R	
C–R	
D–R	
E–R	
F–R	
G–R	

波段	波形
A–B	
B–C	
C–D	
D–E	
E–F	
F–G	

+40 ● A
+60 ● B
+80 ● C
● D +100
+80 ● E
+60 ● F
+40 ● G

A

参考导联

双极导联

波段	波形
A–R	
B–R	
C–R	
D–R	
E–R	
F–R	

波段	波形
A–B	
B–C	
C–D	
D–E	
E–F	

+40 ● A
+60 ● B
+80 ● C
+80 ● D
+60 ● E
+40 ● F

B

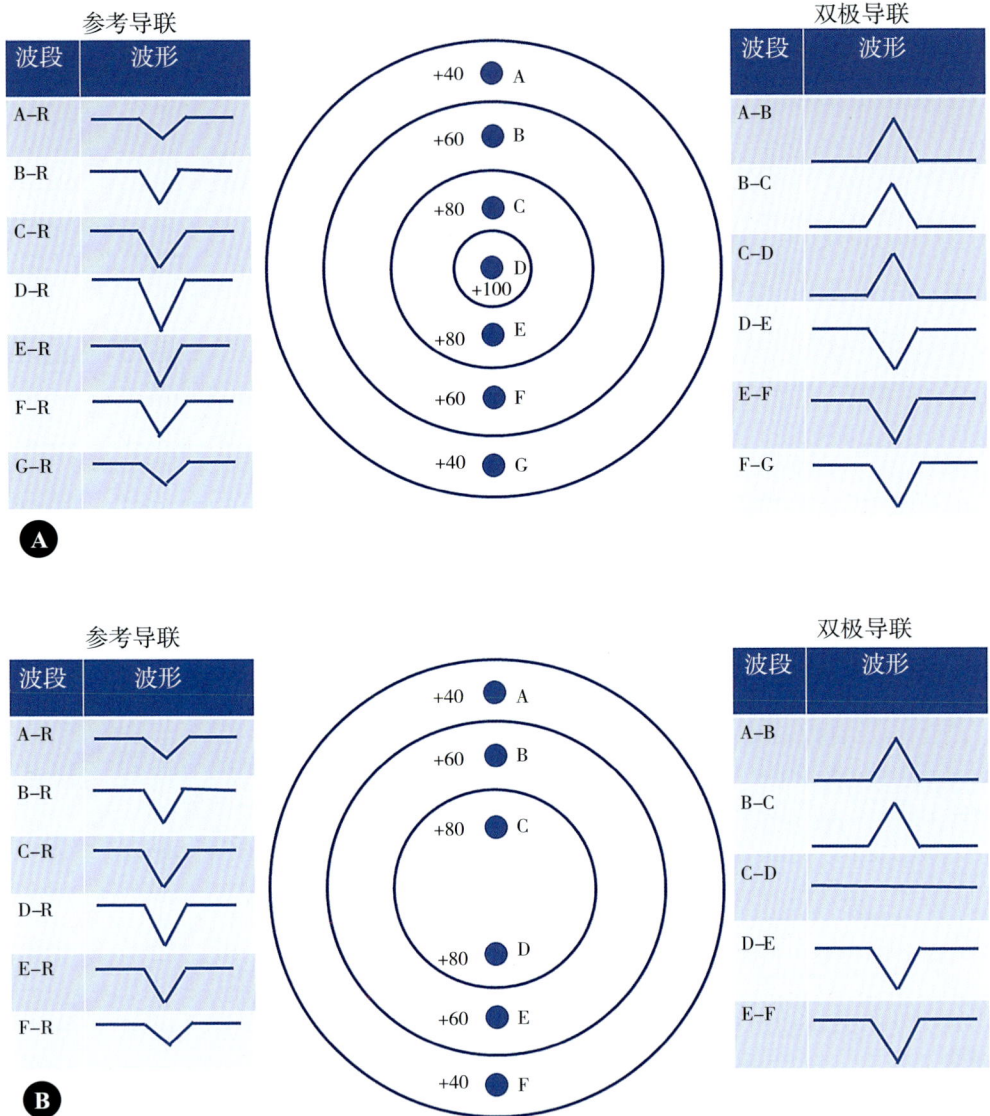

▲ 图 3-4 正位相倒置

A. 带等电位线的正电荷电压场。电极放置和解释类似于图 3-3 **A**。双极导联：在具有最大电位的 D 电极处可见正相反转。参考导联：其解释类似于图 3-3 **A**。**B**. 中间通道的相位抵消的正相位反转。C 和 D 电极是等电位的，在双极导联上产生一条直线，并且在两侧发生正相位反转。参考导联反映了电压场，最大值位于 C 和 D 电极

参考导联

波段	波形
A–R	
B–R	
C–R	
D–R	
E–R	
F–R	
G–R	

双极导联

波段	波形
A–B	
B–C	
C–D	
D–E	
E–F	
F–G	

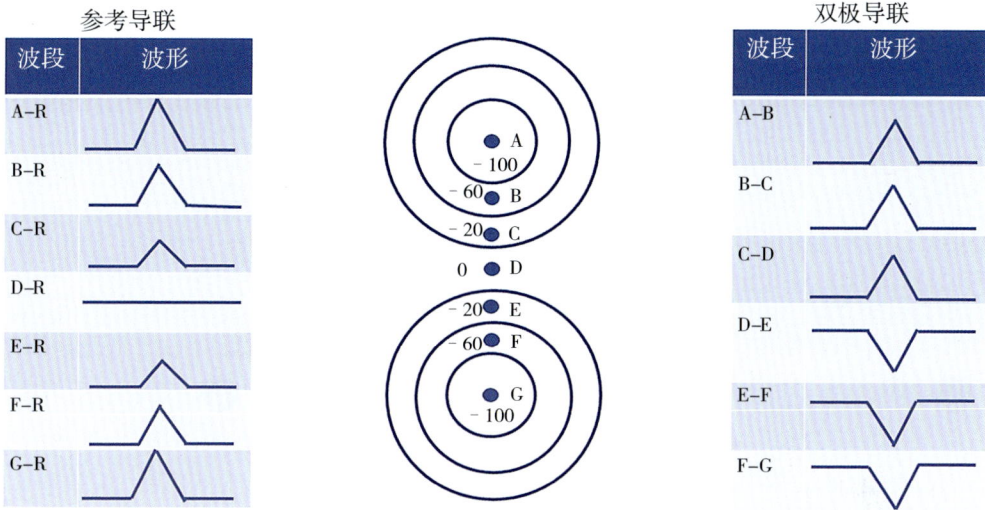

▲ 图 3–5　在最小电位点处的位相倒置

这里显示了两个相邻偶极子的电压场（都是负的）。电极被放置在两个电场之间。双极导联：注意 D 电极的正位相倒置，其最低电位为 0。参考导联：证实了 D 点的最低电位为 0

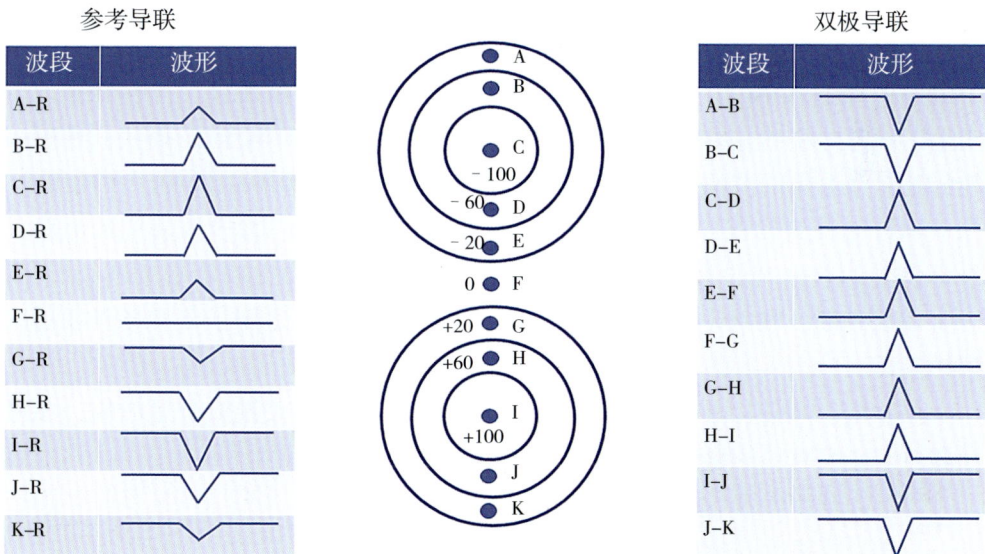

参考导联

波段	波形
A–R	
B–R	
C–R	
D–R	
E–R	
F–R	
G–R	
H–R	
I–R	
J–R	
K–R	

双极导联

波段	波形
A–B	
B–C	
C–D	
D–E	
E–F	
F–G	
G–H	
H–I	
I–J	
J–K	

▲ 图 3–6　由水平偶极子引起的位相倒置

在头皮上捕获了偶极子的正负两端和各自的电压场。电极被放置在两个电压场之间。双极导联：注意 C 处负位相倒置（电极具有最大负电位）和 I 处正位相倒置（电极具有最大正电位）。由于正负位相倒置同时被捕获，这种现象被称为双位相倒置。参考导联：每个电极上的电位显示出电压场，C 处为负的最大值，I 处为正的最大值

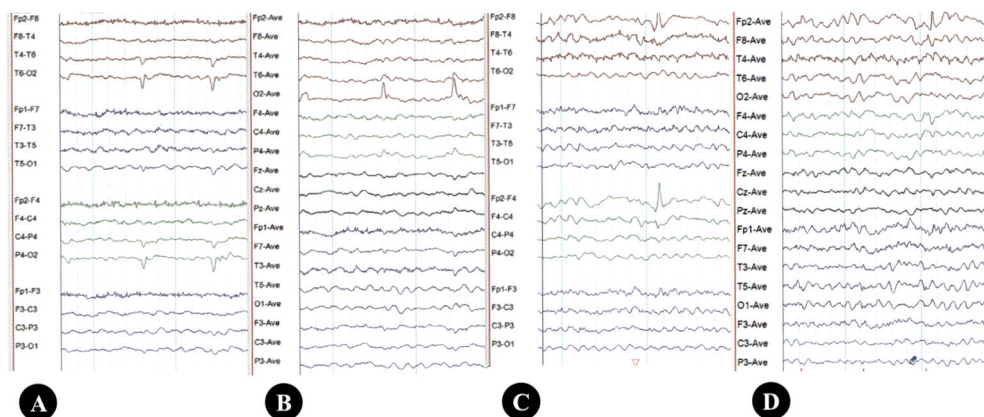

▲ 图 3-7　脑链的枕端和额端出现脑链末端现象

A. 右侧枕叶（T6－O2，P4－O2）的尖波在纵向双极导联中未显示位相倒置。B. 参考导联确认电压最大值在 O2 处。由于它是链中的最后一个后电极，因此没有办法证明相位反转。C. 在纵向双极导联中，右侧额叶区（Fp2－F8，Fp2－F4）的尖波未显示位相倒置。D. 参考导联证实电压最大值在 Fp2 处。由于它是链中的最后一个前电极，因此没有办法证明位相倒置

（二）参考导联的定位规则

在参考导联中，输入 2 在所有放大器中都是通用的，而每个放大器中的单个电极形成输入 1。因此，根据这种安排的性质，并不是在寻找位相倒置。事实上，参考导联的主要目的是研究每个单独电极的"绝对电压"，而我们最感兴趣的是每个电极的波幅。为了达到这个目标，参考电极须是中性的。在现实中，几乎不可能找到具有 0 活性的电极。因此，目标是选择不涉及要研究的电场且最不易受伪差影响的参考电极。脑电图医师面临的主要挑战是参考电极活化，需要理性判断，在每个病例中选择合适的参考。不存在适用于所有场景的单一理想参考。

在源定位和使用参考导联研究电压场时，感兴趣的关键成分是波幅。参考导联对于研究波形的形态、不对称性和相位关系也很有用[4,5]。

以下为基于参考导联规则的总结。

1. 如果没有相位反转（所有偏转都指向同一方向），参考电极位于电场的最小值或最大值。

2. 如果选择一个适当的参考，最小或不涉及电场，并且不发生位相倒置，则记录最高波幅的电极（输入 1）可能位于源上方，前提是点放电源方向是径向的。

3. 如果参考点处于电场最大值，并且没有发生位相倒置，则记录最高波幅的电极（输入 1）很可能处于电压场的最小点。

4. 如果参考点处于场最大值，并且没有发生位相倒置，则记录最低波幅的电极（输入 1）可能更接近电压场的最大值。如果任何通道没有显示偏转，则该通道输入 1 电极可能处于电压场的最大值。

5. 如果有相位反转，参考既不是最小值也不是最大值。例如，在表面负向尖波的电压场中，电极在输入 1 处的电压高于参考电压的通道将记录向上偏转，而那些输入电极在较低电压的通道将记录向下偏转，导致相位反转。实际上，这种情况代表了参考电极的选择不合适。

6. 如果选择了一个适当的参考点，在电场中最小或没有参与，并且位相倒置发生，则源可能是一个水平或斜偶极子（图 3-6）。

四、定位的缺陷和局限性

初学者可能会认为，波幅最高的通道总是最活跃的点。重要的是，要记住该规则不适用于双极导联，因为输出表示两个输入的差异。在双极导联中，人们需总是寻找位相倒置而不是波幅。如果没有位相倒置，下一步就是寻找"链末端现象"。与双极导联混淆的一个可能原因是电位场过宽。由于同相抵消，位相倒置可能不明显，或者由于相邻电极之间的差异很小而完全被忽略。

使用参考导联的主要挑战是当参考电极恰好在电压场内时，会被活化。因此，可能会产生虚假的相位反转和伪偶极子，其可能被缺乏经验的读者误判（图 3-8）[5, 6]。同相抵消也发生在参考导联上。

抵消程度取决于参考电极和输入电极的距离，距离越短，抵消的程度越高。因此，如果参考点靠近源，则在源附近会有过度的衰减，从而导致定位错误。

当在脑电图上源被错误地侧化到对侧半球时，就会发生矛盾侧化。这种现象往往发生在中线和副矢状面病灶情况。如果偶极子是斜向的，对侧电极将很好地记录到电场活动[7]。并根据立体角理论记录到最大活动，在解释位于中线的信号源时，特别是位于中线表面的信号源时，应注意这一误区（见第 9 章，图 9-3）。

注意，上述规则是基于源是位于均匀体积导体内的单个放电源的前提。然而，在现实生活中，情况是不同的。在解剖学上有多种不同的源配置，如多微病灶，双偶极子和四偶极子。此外，在源和记录电极的不同组织层具有不同的传导性，因此头皮 EEG 最大值可以远离病灶[8]。

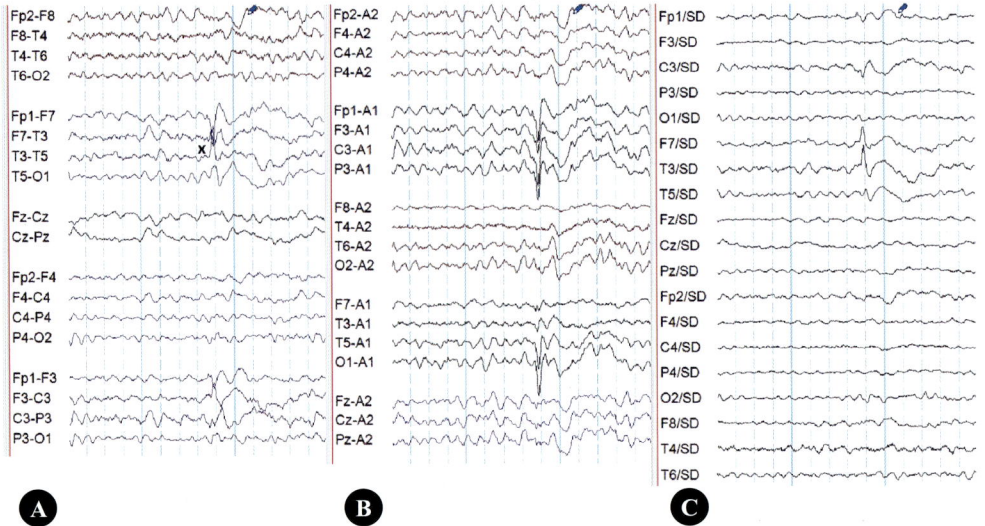

▲ 图 3-8　参考活化

A. 在这个纵向双极导联中，在 T3 处负位相尖波倒置表明它具有最大的负电位。B. 同一脑电图的耳朵参考导联。在多个通道中可见异常正偏转。这是因为参考电极 A1 处于尖波的电压场中，因此参考电极被"活化"了。T3 应该在参考导联中显示最大波幅，但这里 T3～A1 产生一个小的正偏转。由于 A1 的负电位高于 T3，因此输出为向下偏转。由于差值较小，波幅较小。C. 源推导导联确认 T3 电压和波幅最大

第二篇

正常脑电图
Normal EEG

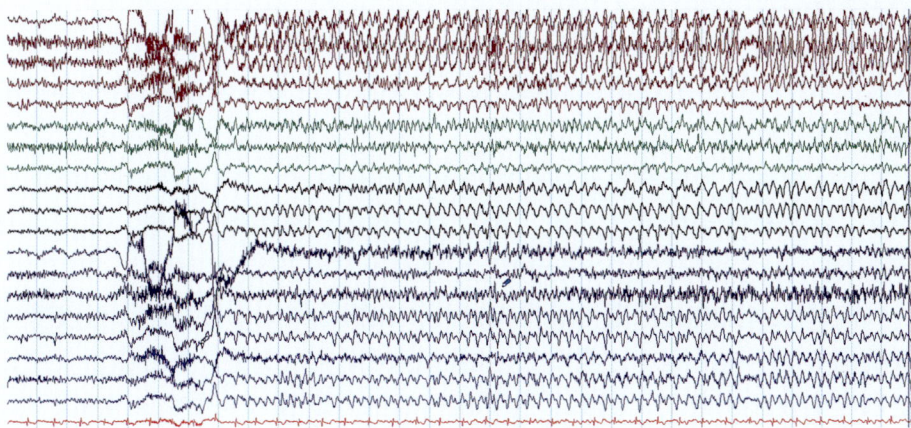

第 4 章　脑电图目测分析法
Visual analysis of EEG A systematic approach

脑电图分析应遵循人体解剖学的研究范式。分析者需逐时段分析脑电信号，通过系统性分解评估各组成要素，最终以时序整合方式重构全记录时段的生理 – 病理特征，形成临床可解释的完整报告。本章重点阐述"脑电图解剖学"，即脑电各成分的基本特征，后文将详述如何通过要素重组实现最终临床判读。

脑电信号可以用空间分布（y 轴）和时间分布（x 轴）两个域绘制的图形进行可视化。所有的脑电图特征都可以按这两个维度进行分解解析。

在研究个体脑电图特征之前，读者需了解一些背景资料。

1. 受试者的年龄：年龄是判读脑电图的关键因素。脑电图特征随着大脑的成熟而变化，一些超同步的脑电图活动（如催眠的超同步）在儿童中是正常的发现，一些慢波活动（如颞叶 θ 活动）在老年人中被认为是正常的，某些正常变异见于特定年龄组（如青年后头部慢波）。

2. 受试者的意识状态：同样，生理（清醒与睡眠）和病理（麻木、昏迷）的警觉性水平将影响解释某些脑电图特征（如 α 节律与 α 昏迷），清醒和睡眠的鉴别将在下一章讨论。

3. 导联设置：导联的重要性在前一章已进行讨论。我们所看到的图形取决于导联，在分析脑电图特征之前，读者需知道显示的是哪个导联，并在必要时进行更改。

4. 在录制过程中是否进行了诱发试验：在脑电图记录过程中，过度换气和光刺激是常规的激活程序，重要的是要注意在特定时期是否进行激活程序，以确定脑电图变化的意义。例如，过度通气时的广泛性 δ 变慢是正常的。然而，如果自发发生，同样的特征可能提示脑病。

一、脑电图的基本特征

（一）波形

波形是脑电图的基本组成部分。每个波都有幅度、持续时间和形状。特征形状被称为形态。尖波和尖峰是指有尖峰的狭窄形态。μ 节律由拱状（弓形）波组成。慢波是圆顶状的，θ 波有一个 z 形结构。"相位"的概念与形态学密切相关，并由波形越过基线的实例数决定。相位数等于基线交叉的次数 +1。例如，如果一个波形两次越过基线，它就有三个相位。

（二）对称性

脑电图特征（如波幅、频率、节律性和数量等）在同源脑区应大致对称。如果存在不对称，一般来说，活动"较少 / 较低"一侧是异常的。波幅和频率的不对称尤为重要。在参考导联中，峰谷波幅差＜50% 或频率差为 0.5～1Hz 被认为是轻度不对称，而明显不对称被定义为波幅差≥50% 或频率差＞1Hz。

（三）频率

波形沿时域传播，因此具有积分频率。头皮脑电图由几个频段混合组成。频率是以每秒的周期数（Hz）来测量的。例如，如果在 1s 时间跨度内发现三个周期（或波形），则频率为 3Hz。大多数常规研究的频率都在 0.5～70Hz 的带宽范围内。以下为头皮脑电图的频带[1]。

- 超慢波：＜0.1Hz
- δ 波：0.1～＜4Hz
- θ 波：4～＜8Hz
- α 波：8～13Hz
- β 波：＞13～30Hz
- γ 波：＞30～80Hz
- 高频震荡
  - 高 γ 波：80～150Hz
  - 涟波：80～250Hz
  - 快涟波：250～500Hz

脑电图阅读者在解读非常慢的频率时应该非常谨慎，因为这些频率更有可能是伪差或脑外起源。真正的超慢波活动有助于定位癫痫发作的起源区。同样，病理性高频震荡是癫痫发作区的标志[2]。

（四）波幅

波幅通常从基线到波峰或从波峰到波谷测量。波幅不应该在双极导联中测量，因为相位抵消会导致错误的结果。在头皮脑电图中，波幅通常为20～100μV。相比之下，皮质电图记录的波幅为500～1500μV。明显不对称是指在峰谷电压上有50%或更多的差异，或者在脑电图活动的频率上有>1Hz的差异，包括两半球之间的后优势节律，一个半球的波幅降低可能是由于大脑皮层和电极的距离增加（如硬膜下血肿）或半球的某些功能障碍（如灌注不足）。更常见的波幅减小是由于技术因素，如电极间距离的减小或盐桥。相反，一个区域内较高波幅可能是颅骨缺损的结果（缺口节律，图4-1）。缺口节律的其他特征是混合快波成分和轮廓分明的μ状活动[3]。一些人所有电极的波幅<20μV（低电压脑电图），这是一种正常变异，脑电图波幅<10μV被认为是在脑病情况下观察到的抑制，特别是由于缺氧、缺血和某些药物治疗所致。

（五）节律

节律是指由持续时间相等的波形组成的脑电图活动。当这些波形以相同的频率重复出现时，这种活动就被认为是有节律的。当我们描述节律时，关键因素是波形的持续时间，也就是频率。规律性是指脑电图波形的形态。当相同形态的波形反复出现时，这些波形被称为正则（单态）。相反则是不规则（多态）活动。根据波形持续时间和形态，可以看到三种可能的组：节律性的规则活动、节律性的不规则活动和无节律的不规则活动（图4-2）。

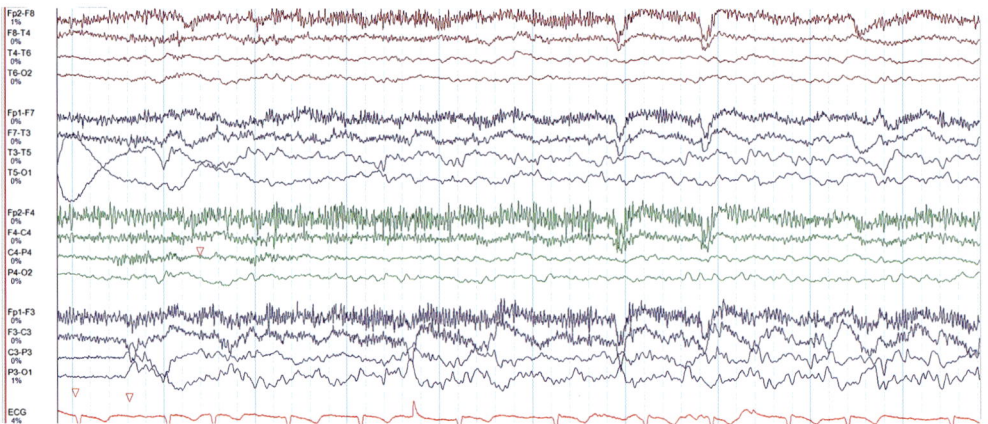

▲ 图 4-1　在左后头部区域的缺口节律
注意，与具有快节律和慢节律混合的同源右侧导联相比，其波幅更高

（六）反应性

反应性是指脑电活动在频率、幅度或形态上对感觉刺激做出的明显和可重复的变化，这是 α 节律的一个关键特征，将在下一章中讨论[1]。脑电图反应性被认为是昏迷患者的良好预后指标。

（七）同步性

同步性是一种与时域相关的脑电信号特征。当某种类型的脑电图活动同时出现在同一半球或相对半球的两个脑区时，就被认定为同步。双侧同步性或双同步性用于识别在同源脑区域同时出现的活动。双同步最典型的例子是特发性全面性癫痫的广泛性棘波活动。

（八）空间分布

正如第 3 章所讨论的，脑电图活动有一个决定空间分布的场。当脑电图活动是双侧同步的，如泛化的棘波发放，则被认定为泛化。术语"弥漫性"的限制相对较小，用于描述脑电图活动在双侧大面积分布。"局灶性"指的是大脑的一小块区域，而"局域性"指的是某一特定叶（如额叶、颞叶）的受累。"多灶性"指的是 3 个或以上空间分离的多个区域（病灶），"多区域"指的是 3 个或 3 个以上脑叶受累。任何扩散到整个半球的活动都被认定为偏侧活动[1]。

（九）复合波、瞬态波、暴发波和阵发波

脑电图波形以单独或组合的形式出现。当两种或两种以上的波形结合形成一种特征形态时，这种特征形态与背景相区别，它被称为复合波。棘慢复合波就是一个很好的例子。瞬态波形是指突出于背景的单一波形或复杂波形。瞬态波可以是生理性的或病理性的（如睡眠瞬态与癫痫样波）。暴发波至少有 4 个相位，突出于背景，突然开始，突然终止，持续 >0.5s。暴发可以是正常的，也可以是异常的。阵发性脑电图波形突然从背景中出现，迅速达到峰值，持续，然

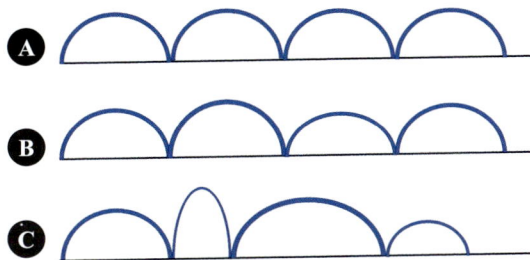

◀ 图 4-2　三种有节律性的活动
A. 规律、有节律性的；B. 无规律，有节律性的；C. 无规律，没有节律性的

后突然终止。这个术语通常用于描述癫痫样放电和发作模式[1]，与暴发相反，阵发的波形相位和持续时间都没有规定。

（十）脑电图活动的发生率

当检测到脑电图异常时，必须要标明异常波的发生频率。这可以在报告和记录中表示，并且应该这样指定。如果活动记录≥90%，则被认定为连续活动（如连续广泛的慢波）。低于90%的活动称为间歇性活动。在重症监护 EEG 中，间歇性异常或活动可细分为大量（异常脑电活动占整个脑电记录的 50%～89%）、频繁（10%～49%）、偶见（1%～9%）和罕见（<1%）[4]。

（十一）周期性

在某些情况下，脑电图复合波和波形往往以一定的间隔重复出现。这种现象被称为周期性，这在重症监护脑电图中尤为重要。周期性偏侧放电和周期性全面性放电是重症脑电图的好例子。其将在第 15 章更详细地讨论。局灶性皮质发育不良导致的局灶性癫痫是另一种出现周期性癫痫样放电的疾病。美国临床神经生理学会将周期性定义为"波形的重复，具有相对均匀的形态和持续时间，连续波形之间有可量化的放电间隔，波形以接近规则的间隔重复出现"[4]。应该注意的是，复合体的间隔可以是"接近规则的"，这意味着周期（间隔）可以在记录>50% 对连续循环对中变化<50%[4]。此外，重复活动应至少持续 6 个周期，才符合周期模式的标准。例如，如果复合体以 1Hz 的频率重复出现，它应该持续至少 6s，才能符合周期模式的标准（图 4-3）[4]。

二、阅读脑电图的基本步骤

关于如何研究脑电图，并没有硬性规定。一个人的方法通常由经验和实践来决定，此处给出的步骤只是初学者指南，如何阅读重症监护脑电图在第 18 章中有描述。阅读脑电图的关键是注意细节，在脑电图记录上看到的每一个变化都需有一个解释。阅读脑电图是一门结合神经电生理学和模式识别技能的艺术。

1. 研究本章开头详述的背景资料：以这些数据为指导，但不要有偏见。切勿试图通过在脑电图上的变化来解释临床症状或检查申请中提出的问题。

2. 打开脑电图，研究一下设置，注意滤波、灵敏度、时间分辨率和导联，熟悉实验室使用的脑电图软件。

3. 寻找后头部优势节律：如果患者清醒且有反应，技术人员通常会在记录开始时检查其反应性。

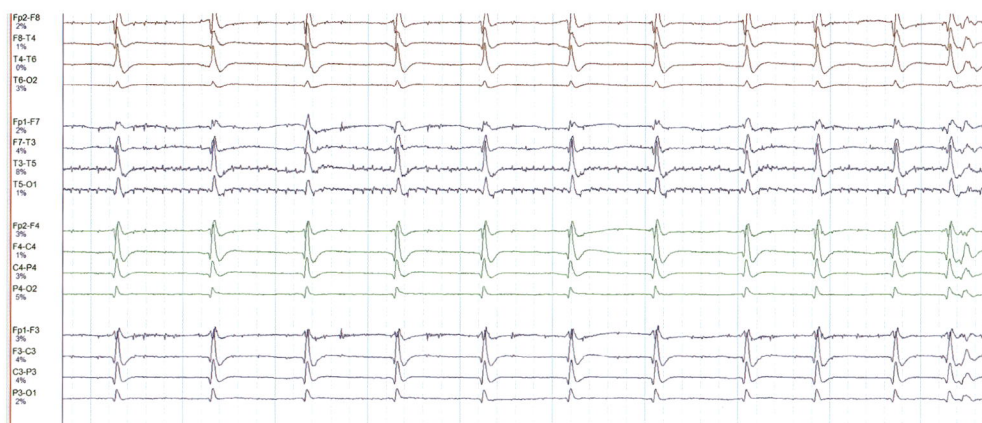

▲ 图 4-3 周期性

注意放电以 1Hz 的频率重复出现，持续时间＞6s，满足周期性模式的标准

4. 逐页浏览 EEG 页面：根据实验室的不同，每页可以是 10s、20s 或 30s，必要时可及时更改时间分辨率，当出现节律演变异常时，逐秒滚动脑电图更有用。

5. 注意每个时期的警觉状态。

6. 研究每段脑电记录的背景活动。在本章中详细研究了背景脑电图的基本特征。

7. 寻找正常背景（警觉状态）的任何变化：任何与正常背景活动的偏离须是正常变异、癫痫样异常、非癫痫样异常或伪差。当读完本书时，就会知道如何识别属于这四类的变化。

8. 研究脑电图基本特征，并记录与正常背景的所有偏差。

9. 习惯将单个导联作为"放映"导联：笔者的建议是纵向双极导联。当看到和正常背景有差异时，应用其他导联（如参考导联或横向导联）来更详细研究其变化。如第 2 章所述，为了更详细地分析脑电图变化，不要犹豫，以合理的方式改变其他设置。

10. 如果整个脑电图在"放映"导联上看起来正常，那么至少从开始再研究一次，使用参考导联来确保没有遗漏细微的异常。

11. 不要忘记心电图通道。你可以训练自己，在每个时间段研究带有脑电图信号的心电图。如有困难，可在完成 EEG 读取后单独研究 ECG 通道。

12. 要特别注意 4 个盲点（见第 18 章）。

13. 注意技师的标注。

14. 研究同步视频在临床 – 脑电关联中的应用。现代脑电图仪几乎都配备有录像功能。也建议在开始时观看视频，以便对患者的状态和环境有一个很好的了解。

15. 不要着急。花足够的时间研究脑电图。如果有疑问，就反复查看脑电图，并积极进行讨论。

16. 最后，没有疑问后再生成报告。对异常脑电图进行分类、总结发现，并在最终报告中解释发现。

三、脑电图报告的基本组成部分

脑电图报告是脑电图读数的最终产物。它是脑电图仪和要求进行研究的临床医生的沟通渠道。因此，需密切关注该报告。报告应该是客观、明确的，并对临床医生有用。应避免在各个层面含糊不清。ACNS 发布了脑电图报告指南[5]，此处总结了脑电图报告的基本组成部分。

（一）标识详细信息

患者的一般情况和基本信息，包括医院名称（写在报告的顶部）。报告还要包括医院或脑电图室的详细信息和联系电话，一些脑电图实验室可能包括转诊医生的姓名。

（二）技术细节

这是脑电图报告必备的组成部分。它应该包含脑电图的类型（如常规、动态、短期视频、睡眠剥夺等）及记录的日期和时间，应说明电极设置，无论是10–20 系统还是任何其他变体，所使用的过度通气和光刺激等激活程序也非常重要。此外，脑电图记录的环境（如在重症监护室中插管患者）也应该提到。如果患者在脑电图记录时处于镇静状态，则用药细节与脑电图阅读非常相关，应在报告中注明。

（三）既往史

本部分包含临床详细信息，可帮助脑电图医师正确解释结果，EEG 的适应证应明确。当前的临床问题、相关病史、相关家族史、当前用药和包括既往脑电图在内的相关检查是至关重要的。但是，这里提供的信息应该简明扼要。

（四）意识状态

在记录过程中警惕警戒级别可能会有所不同，应注意观察到的所有状态。

它通常非常简洁，如清醒、思睡、睡眠或意识状态改变。

（五）脑电图描述

本章总结了脑电图分析中发现的情况。描述通常先陈述后头部主要节律，然后是一般（非显性）背景。所有的描述都应该客观。正如本章所述，所有异常情况都需要详细描述，包括正常变异和重要伪差。无论激活程序结果是正常还是异常都要记录。注意包括睡眠阶段在内的状态变化是很重要的，可能需要提及一些重要的阴性结果，如没有癫痫样放电。

视频记录是现在任何脑电图记录的常规做法。每当观察到相关事件时，应在观看视频之后对症状进行描述，描述应包括开始和结束时间。

最后，一定不要忘记描述单通道心电图的功能，如果在选定的患者中使用任何其他生理反应通道（如脉搏血氧计或肌电图），那些发现都要记录下来。

（六）脑电图分类

这是对结果的总结，用一个词来表达，即正常或异常。如果脑电图异常，最好对异常程度进行分级。目前还没有一个公认的体系，一种推荐的分类是三个异常等级，即Ⅰ级异常、Ⅱ级异常和Ⅲ级异常[6]。如果有明显的异常，最好列出异常摘要。

例如：Ⅲ级异常

1.间歇性尖波：左颞叶。

2.局灶性慢波：左颞叶。

3.后部占优势的背景：慢波。

（七）印象与临床相关性

其是脑电图报告的最后一部分，需要更加注意，因为这是与转诊医生最相关的部分。脑电图发现的摘要在此处被合成为临床相关的信息。它应该足够简单，可以让任何没有脑电图背景知识的人都能够理解。脑电图是一种检查，但不是一种咨询。因此，脑电图报告不是为患者提供直接建议的地方（如开始或停止抗癫痫药物），提供一些有限的指导可能是合适的，如重复做脑电图的建议。

第5章 成人正常脑电图
Normal EEG in adults

为更好地理解异常脑电图，我们应该首先掌握正常脑电图及其良性变异。本章描述了在清醒状态和睡眠状态时正常脑电图的特征，而第8章则专门讨论良性变异。阅读脑电图时要问的一个重要问题是"受试者的警觉状态是什么？"在任何正常的脑电图中，这种状态要么是清醒，要么是睡眠。嗜睡是脑电图报告中常用的一个术语，实际上是睡眠的一部分。特定的脑电图节律、眼球运动、睡眠瞬态和肌肉伪差为区分清醒和睡眠提供了有用的线索。

一、正常清醒期脑电图

眨眼、水平眼球运动和肌肉伪差的出现表明清醒。对于清醒期脑电图的研究，主要从频率、波幅、空间分布和反应性这几个特征入手。

（一）α节律

α节律是清醒的标志。其特征是8～13Hz的活动获得，对称分布，枕区电压最高，并伴有反应性（图5-1）。它也被称为后头部节律（posterior dominant rhythm，PDR），因为在某些情况下，频率可能低于α频段范围。

PDR的频率随着大脑成熟而增加以达到α频带。它在4月龄时约为4Hz，在3岁时达到8Hz。在9岁时，大多数人的α节律为9Hz[1]。虽然老年人的α节律可能会轻微降低，但在健康成年人中并未发现PDR的α节律与年龄之间有明显的相关性[2]。老年人PDR缓慢（<8Hz）是异常的，通常是由脑血管疾病或神经退行性疾病（包括痴呆）引起的。在任何年龄组中，PDR的减慢都是脑病最早迹象之一。如第4章所述，大脑半球之间的频率差>1Hz被认为是异常的。α节律的平均频率在单个记录内不超过0.5Hz。在闭眼后的前0.5～1s内，可以观察到频率比平均值高出3Hz的瞬态增加[3]，这种现象被称为"α抑制"。

与成人相比，儿童的α节律的波幅往往更高。一项研究发现，3—15岁儿童的平均波幅（T5-O1 导数）为 50～60μV，约 10% 的健康人群表现出低振幅<20μV 的 α 节律（低电压或"平整"脑电图）（图 5-2）[4]。过度换气是一种有用的激活试验，可以增加波幅，使其在这些情况下更容易辨别，右半球波幅常较左半球高。如上文所述，>50% 的持续波幅不对称应视为异常（图 5-3）。

α 节律的波形是正弦、圆顶形，或者有时轮廓很陡，通常后头部波幅最高，偶尔扩散至顶叶、中央、颞叶后部或更广泛。

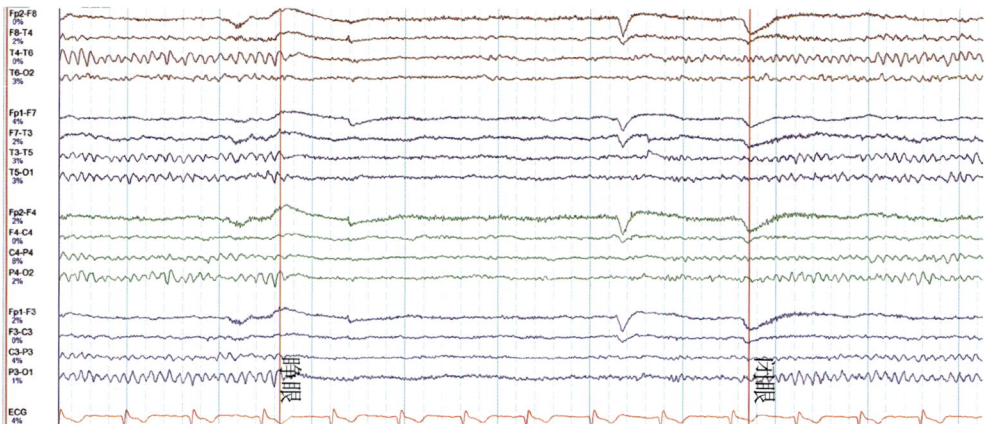

▲ 图 5-1　后头部 α 节律

注意反应性，如睁开眼睛时衰减，闭上眼睛时波幅增加

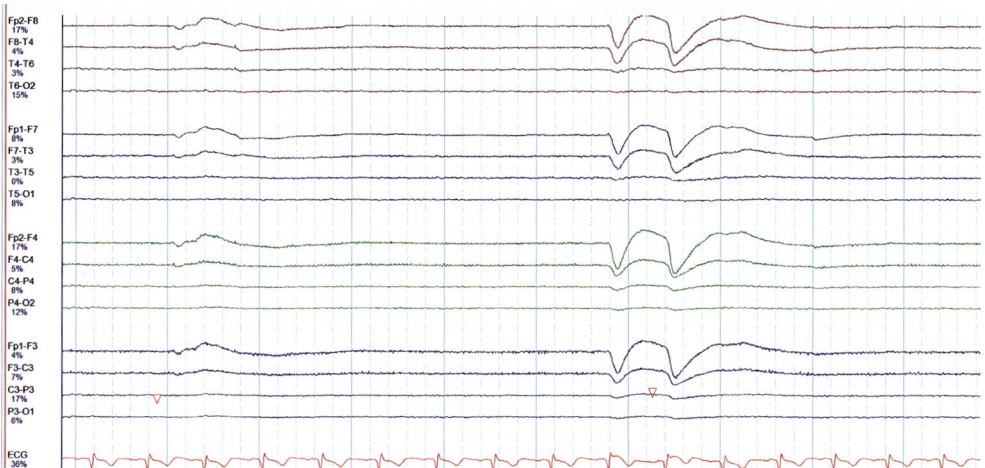

▲ 图 5-2　脑电图正常，波幅低

灵敏度为 20μV/mm。图中没有大于 20μV 的大脑活动

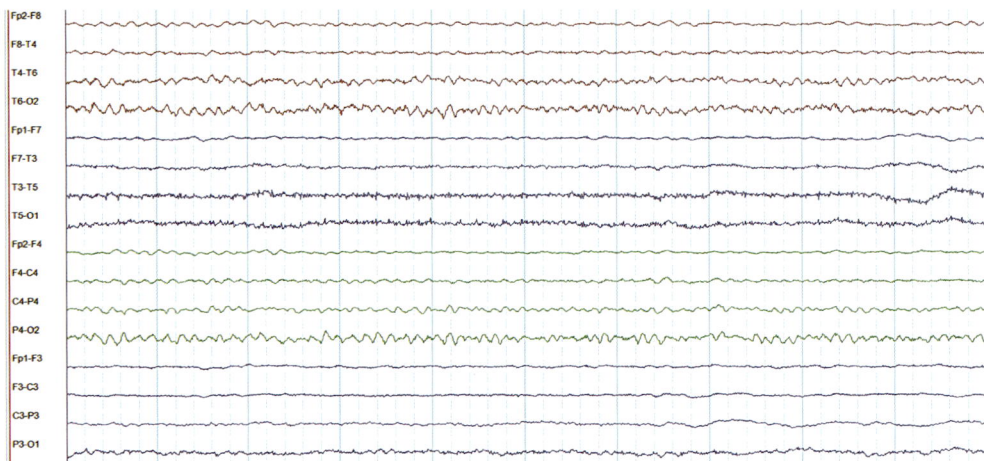

▲ 图 5-3　不对称 α 节律
由于左侧硬膜下出血，左半球所有脑电图活动减弱，包括其后主节律

对刺激的反应性是正常 α 节律的一个关键特征。当闭上眼睛，身体和精神都放松时，α 节律最能体现出来，随着眼睛睁开（反应性），其波幅被阻断或衰减（图 5-1）。其他感官刺激和认知活动也可能引发反应。一个半球的反应性表失（即 Bancaud 现象），表明潜在的结构异常或功能障碍（图 5-4A 和 B）[5]。α节律通常在思睡时消失，但可能在睁眼时出现（反常 α 节律，图 5-5）。

（二）μ 节律

与 α 节律类似，μ 节律是另一种清醒时出现的，具有反应性的正常节律，在脑电图视觉分析中，10%～20% 的成年人群中发现了这种节律。其频率为7～12Hz，略快于个体的 α 节律，其形态特征是一个尖锐的负相和一个圆形正相，形成了典型的"梳状"和弧形，它在中央区最为突出，波幅最高部位在 C3 和 C4 导联（图 5-6）。虽然大多数是双侧的，但 μ 节律可能表现为左右游走，完全单侧的 μ 节律是异常的，可能是对侧 Rolandic 区发生了病变。主动、被动或反射运动及对侧肢体的触觉刺激通常会减弱 μ 节律。也有证据表明，对侧肢体的移动或想象移动会减弱 μ 节律。颅骨缺陷使 μ 节律更加突出，当 μ 节律不对称时，应考虑到这种可能性 [6]。

（三）β 节律

β 节律通常由 14～30Hz 的活动组成，波幅＜30μV，清醒期在前中央区域最为突出 [7]。在认知任务（如心算和浅睡眠）的辅助下，它的反应性与节律性相

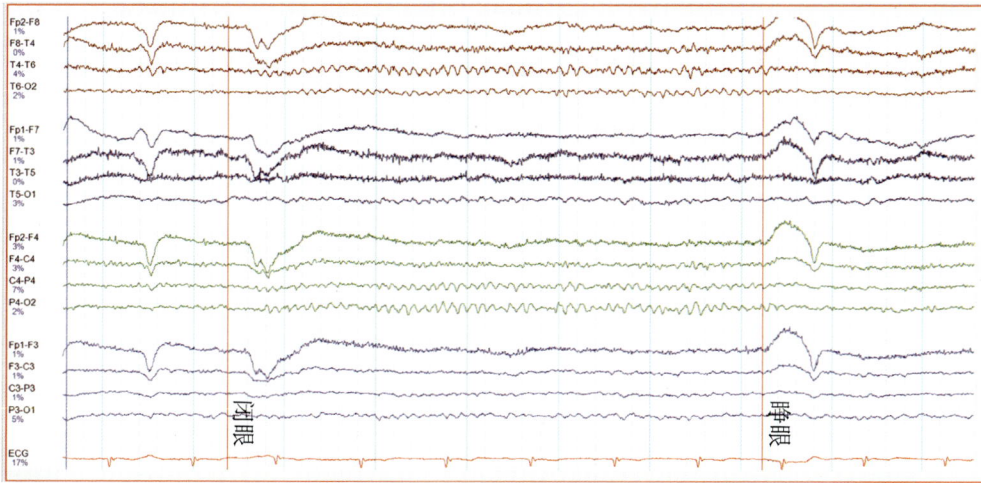

A

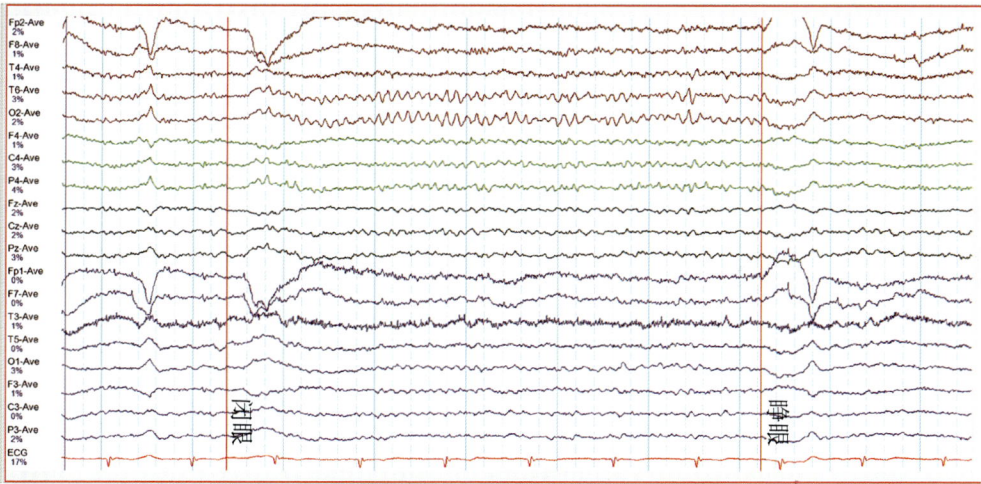

B

▲ 图 5-4　Bancaud 现象

在纵向双极导联（A）和平均参考导联（B），睁眼时见又反应性缺乏。标记出左眼睁开时缺乏反应性。磁共振脑部扫描显示左大脑半球有大面积梗死

似[6]。某些药物，如巴比妥类药物、丙泊酚、苯二氮䓬类药物和神经抑制药，往往会产生弥漫性 β 活性（图 5-7A）[6]。β 节律通常是对称的，在一个区域或半球上活动持续减弱，表明潜在的结构异常或皮层功能障碍（图 5-7B）[6]。通常，局灶或局部增强的 β 活性表明该区域存在颅骨缺陷。

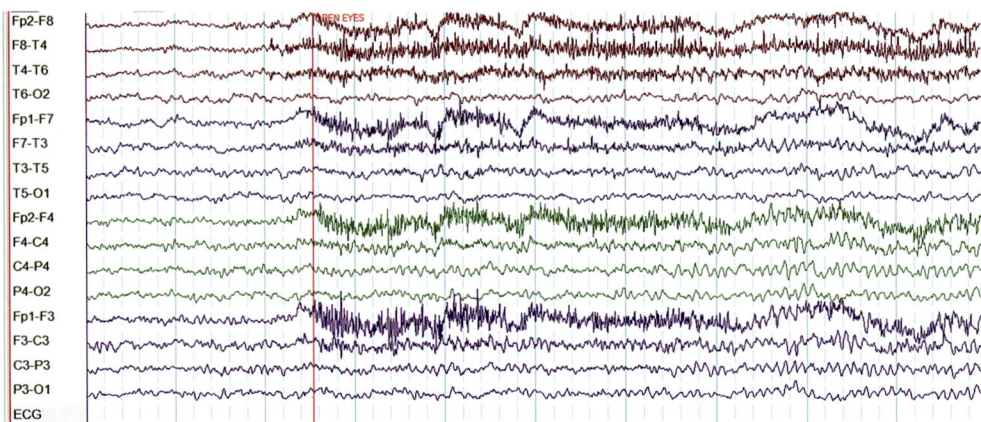

▲ 图 5-5　思睡时的反常 α 节律

随着眼睛睁开（红色垂直线后），α 节律变得更加明显

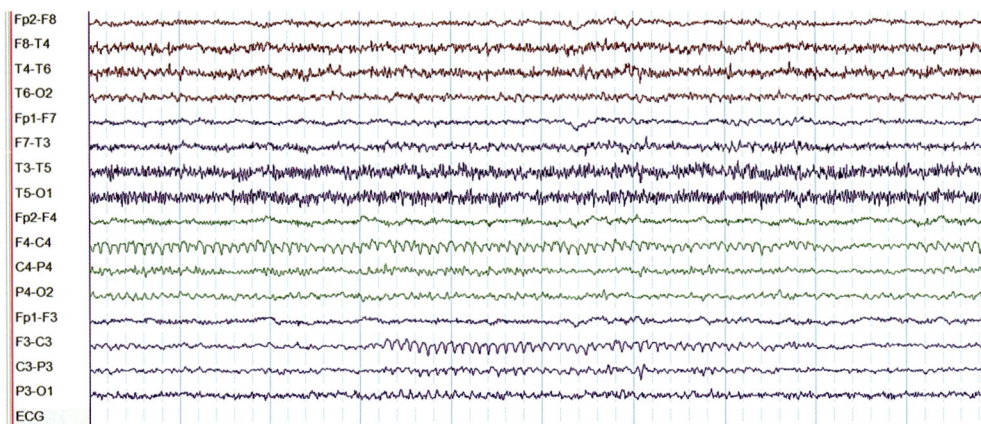

▲ 图 5-6　μ 节律

F4～C4 和 F3～C3 导联见 μ 节律

（四）θ 节律

清醒时，在额叶和额中央区域出现少量局灶性 θ 活动是正常的。在思睡和睡眠状态，θ 活动变得更加突出和普遍。间歇性、双侧性和独立的颞叶 θ 活动在 50 岁以上的人群中可能是正常现象。θ 活动过多和 PDR 中出现 θ 活动都是异常的。

（五）λ 波

λ 波是枕区的尖波，一般为双相，正相成分更明显，由浏览物体眼球扫视而引起。波幅通常<50μV[7]，λ 波常呈三角形连续出现（图 5-8），双侧同步，与

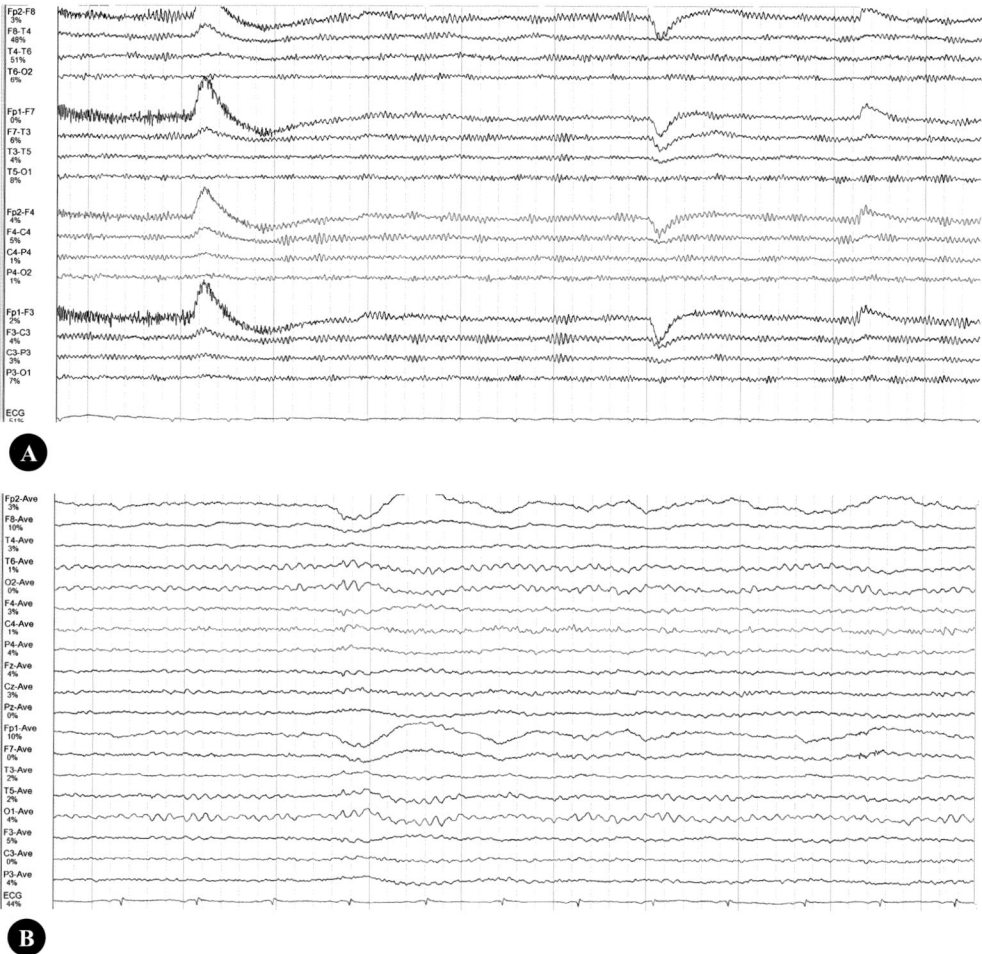

▲ 图 5–7　β 节律

A. 服用苯二氮䓬类药物的患者，记录到的广泛性 β 活性。B. β 活性的持续不对称性。在思睡期患者的 EEG 中，在 F4、C4 上出现了 β 活动，而 F3、C3 上却没有。该患者有左额区脑卒中病史，这解释了 β 活动不对称的原因

眼球运动有锁时关系。>8.5Hz 的 α 节律与 λ 波密切相关，λ 波的存在是正常脑电图的重要预测因素[8]。

二、正常睡眠期脑电图

深入了解睡眠阶段和正常睡眠相关脑电图变化，对脑电图判读来说非常重要。癫痫样放电在睡眠中更为常见。同时，正常睡眠转换可能会被新手误认为是异常的。尤其是一些思睡期发作性脑电变化更容易被误判，尽管在常规脑电

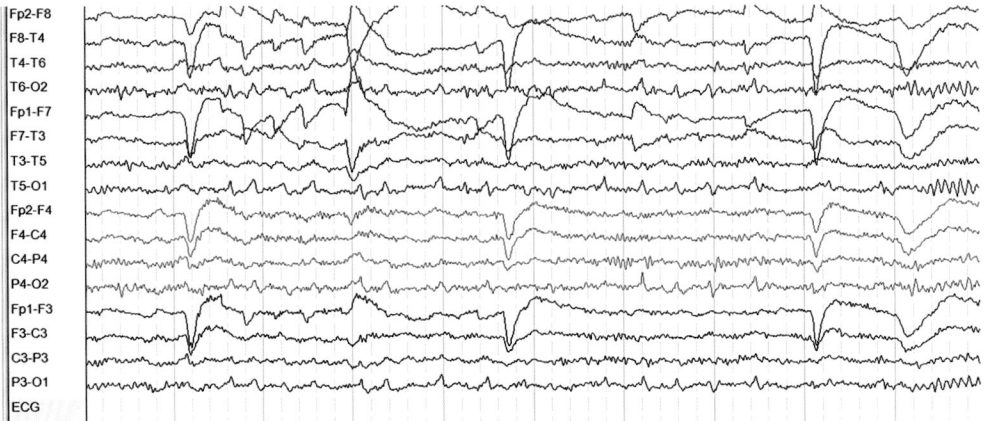

▲ 图 5-8　入波前头部的眼球运动伪差，提示眼球扫描物体

图和睡眠剥夺脑电图中可能看到短暂的睡眠期详细睡眠分期，这是由长时间的动态和视频脑电图监测来捕捉的。

　　了解一些睡眠分期的脑电图阅图历史是很重要的，这些规则是根据多导睡眠图而不是常规脑电图制定的。只要记住记录中的技术差异，这些规则仍然适用于脑电图实践。首先，多导睡眠图包含较少数量的脑电图电极，额叶捕获 K 复合波和 δ 波，中央（顶叶）捕获 θ 活动、顶尖波、睡眠纺锤波与锯齿波，以及枕骨以捕获 PDR。其次，在多导睡眠图中，用眼电图来捕捉眼球运动。然而，在常规脑电图中，加入额外电极来研究眼球运动较容易，这些电极对识别快速眼动睡眠特别有帮助。再次，多导睡眠图中，使用下颌肌电图来记录快速眼动睡眠评分中的肌肉活动。最后，多导睡眠图中的睡眠评分是以时间为基础的，每屏显示是 30s。

　　最早被广泛接受的睡眠评分规则是由 Rechtschaffen 和 Kales 在 1968 年发布的（下文简称 R&K 评分规则）[9]。根据 R&K 评分规则，睡眠分为 5 个阶段，即 1、2、3、4 阶段和快速眼动（rapid eye movement，REM）睡眠，表 5-1 总结了 R&K 评分规则 [9]，第 1 阶段至第 4 阶段为非快动眼睡眠（non-rapid eye movement，NREM）。

　　2007 年，美国睡眠医学会（American Academy of Sleep Medicine，AASM）发布了目前广泛使用的评分规则（表 5-2）[10]。思睡是脑电图报告中经常遇到的一个术语。需要注意的是，在睡眠评分中，没有所谓的思睡阶段，从清醒到睡眠的过渡是一个连续的过程，思睡处于睡眠 - 清醒之间。为了便于分类，思睡期被归为与睡眠的 N_1 期。表 5-3 总结了不同的睡眠阶段和相应的脑电图特征。

表 5-1 Rechtschaffen 和 Kales 评分规则（缩写）

睡眠阶段	评分标准
清醒	• >50% 的时段包含 8~13Hz 的 α 活动
1	• <50% 的时段包含 α 活动 • >50% 的时段包含 2~7Hz 的活动 • 缓慢的水平方向眼球运动
2	• 睡眠纺锤波 ± K 复合波 • <20% 的时段可能包含高波（>75μV）、低频（<2Hz）活动
3	• 20%~50% 的时段包含高波（>75μV）、低频（<2Hz）活动
4	• >50% 的时段由高波（>75μV）、低频（<2Hz）活动组成
REM	• EEG 低压混合频率（2~7Hz） • EYE 偶发性快速眼球运动 • EMG 下颏肌电图活动缺失或减少

表 5-2 美国睡眠医学会评分规则（缩写）

睡眠阶段	评分标准
W	• >50% 的时段包含 8~13Hz 的 α 活动 /PDR
N_1	• >50% 的时段包含低波幅混合频率（4~7Hz）活动替代 α/PDR • α 节律缺乏者 　– 4~7Hz 活动 　– W 级背景频率降低≥1Hz 　– 顶尖波 　– 缓慢眼球运动共轭、规则、正弦运动，初始偏斜>0.5s
N_2	• 4~7Hz 低波幅混合频率背景 • K 复合体 • 睡眠纺锤波
N_3	• >20% 的时间前额区见>75μV 的 0.5~2Hz 的慢波
R	• EEG 低波幅混合频率（4~7Hz） • EOG 快速眼球运动 • EMG 颏肌肉张力低

R 和 K	AASM	关键脑电图特征
表 5-3 睡眠阶段与相应脑电图标志物的比较		
清醒	W 阶段	α/PDR
1 阶段	N_1 阶段	缓慢的眼球运动、睡眠期一过性枕部正尖波、顶尖波
2 阶段	N_2 阶段	睡眠纺锤波、K 复合波（睡眠期一过性枕部正尖波和顶尖波可能持续）
3 阶段	N_3 阶段	同步高波幅慢波（纺锤波可能持续）
4 阶段	N_3 阶段	同步高波幅慢波（纺锤波衰减）
REM 阶段	R 阶段	快速眼球运动、锯齿波、低波幅混合频率、肌肉张力降低

（一）思睡和 N_1 阶段

如前所述，思睡与 N_1 阶段合并为一个连续体，分离困难且不切实际。然而，识别思睡及其脑电图模式是脑电图阅读的一个组成部分，因此下文将重点讨论思睡问题。

肌张力降低，肌肉运动伪差减少，是思睡的早期迹象。眼动对于识别思睡尤为重要。眨眼消失是思睡期出现的最早迹象，眨眼有两种形式，即睁开眼睛时高波幅眨眼，闭上眼睛时低波幅眨眼（迷你眨眼），这两种类型都会随着思睡的出现而消失[11]。思睡标志是缓慢的眼球移动（图 5-9A），在没有眼电图（electro-oculogram，EOG）电极的情况下，这些运动可以在额叶 EEG 导联中识别。缓慢的眼球运动是正弦、有规律的，与从基线开始的第一次移动共轭，持续时间>0.5s[10]。其他运动，如小的快速不规则眼球运动和小的快速有节奏眼球运动，已经被描述为与思睡有关[11]。然而，这些动作很难用传统的 EOG 电极记录，需要在眼睑上安装特殊的运动传感器。

思睡脑电图变化可大致分为两组，即过渡期和过渡期后。过渡期是指 α 活性消失之前的短暂间隔，过渡期后发生在 α 活性消失之后[11]。

过渡期的主要特征是 α 活动分布和波幅的变化，在转换过程中，α 活动从枕叶区域转移到额中央或颞叶区域，并伴有波幅的增加或减少（图 5-9B）。其他值得注意的变化是，α 活动的频率减慢，且在额中央和颞叶区出现慢的 θ 波。广泛的波幅降低和顶尖波是这一阶段公认的特征，顶尖波（V 波）是一种高波幅、短暂的双相波，为一个大的页相波，其后跟随一个小的正相波，持续时

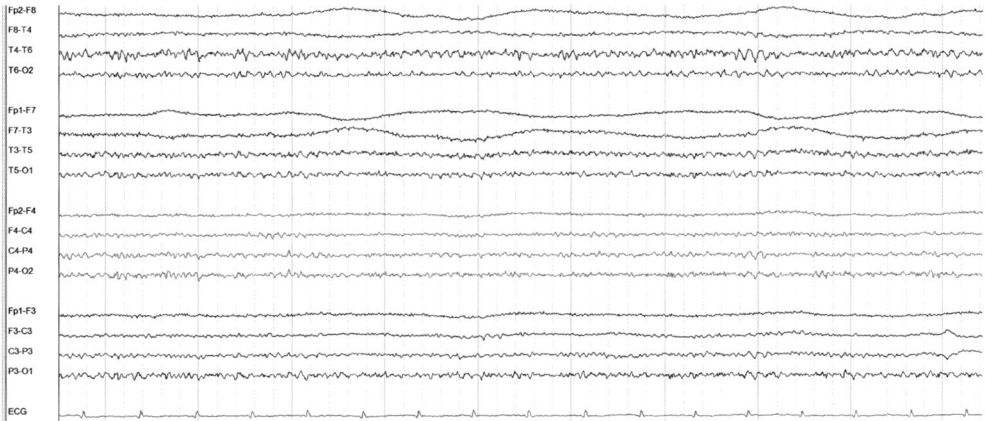

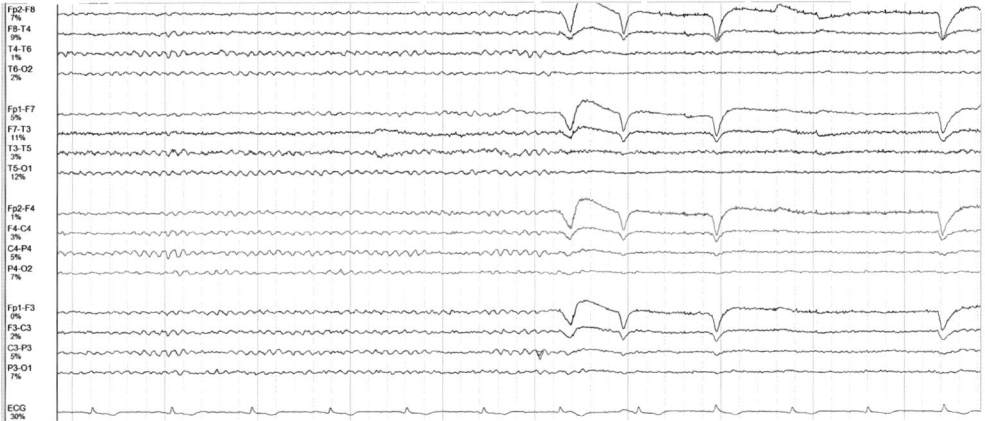

▲ 图 5-9　A. 思睡期的眼睛水平缓慢运动；B. 思睡时 α 波前移。注意 α 节律随眨眼而消失

间<0.5s。V 波通常是双侧、对称、同步的，且在颅顶区（Cz）区波幅最高（图 5-10）。在成人中 V 波不对称的情况很少见，而在儿童中，V 波可能呈游走性不对称，时左时右。V 波是自发产生的，是对外部刺激的一种觉醒反应[12]。

　　识别过渡期的暴发模式也很重要，以避免错误地将其标记为异常或癫痫样放电。暴发表现为高波幅、2.5～7.5Hz 的尖波活动，持续 1～4s，呈额中央区或广泛分布[11]。

　　典型的过渡期后变化是枕区一过性正相尖波和额中央脑电波的减慢。顾名思义，睡眠期一过性枕部正尖波（positive occipital sharp transients of sleep,

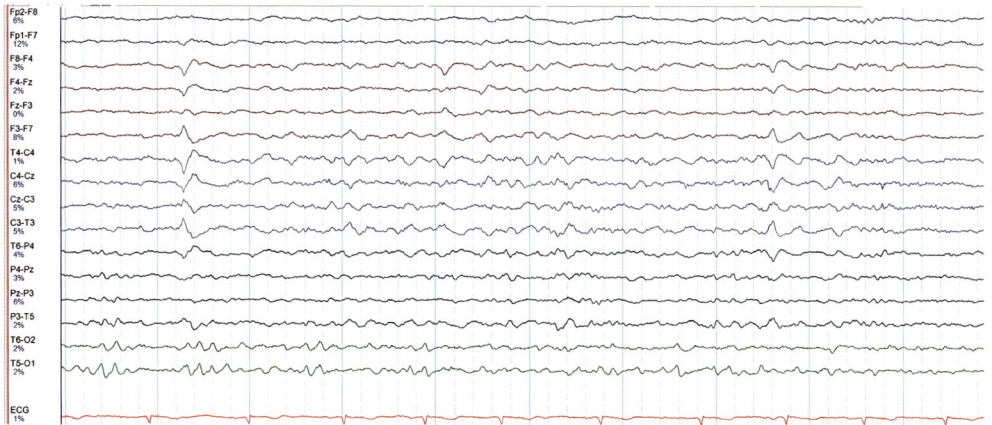

▲ 图 5-10 顶波

在横向导联上，矢状旁浅分布最明显

POSTS）是枕区波幅最高的正相尖波，以单个或连续出现[12]。POSTS 通常持续 80～200ms，波幅为 20～75μV（图 5-11）。尽管是双侧对称和同步的，但在正常受试者中偶有不对称，POSTS，但 λ 波仅在与扫描眼球运动相关的清醒状态下出现。

在过渡阶段和过渡后阶段均可观察到额中央 β 活动和普遍的 3～5Hz 减慢。几种良性正常变异，如幻影棘波、良性散发性睡眠期棘波（benign sporadic sleep spikes，BSSS）、精神运动变异、门状棘波、Ciganek 中线 θ 节律、14Hz 和 6Hz 正棘波、连指手套模式和催眠 / 催眠超同步也见于思睡[11]，这些正常变异将在第 8 章中讨论。

（二）N₂ 阶段

表 5-2 总结了 N₂ 期的脑电图特征。背景显示了由 4～7Hz 低波幅混合频率活动组成的广义减速，K 复合波和睡眠纺锤波是 N₂ 期睡眠的标志性图形，V 波和 POSTS 在 N₂ 期仍可见。

AASM 把 K 复合波定义为"突出于背景脑电图的总持续时间≥0.5s 页相尖波后跟随一串正相混合波"[10]。主要分布在额区，波幅在 100～400μV[13]。有时 K 复合波后面是短暂的 α 活动或睡眠纺锤波（图 5-12）。K 复合波分为自发出现的和外源性刺激所致的两种。在 N₂ 睡眠期中，其前半段中，至少要有一个自发性 K 复合波。觉醒性 K 复合波是指在 K 复合波后 1s 内有觉醒的波。如果仅出现觉醒性 K 复合波，则该阶段应该标记为 N₁ 期[10]。

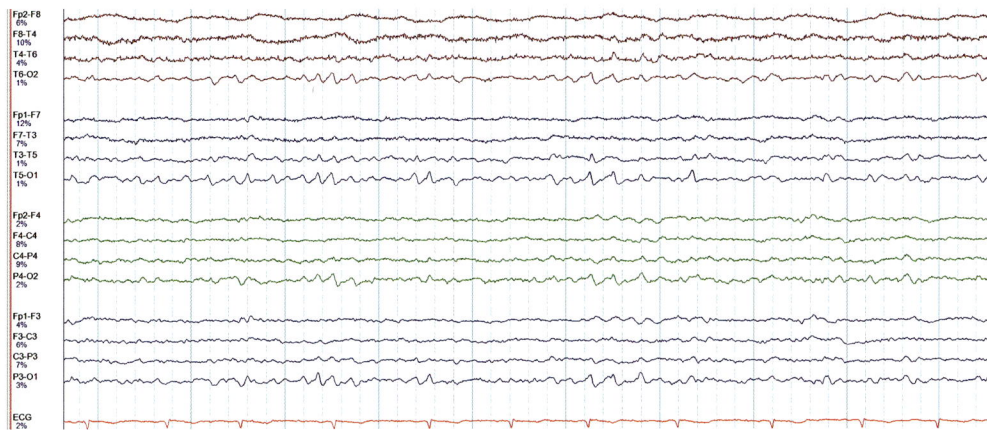

▲ 图 5-11　睡眠期一过性枕部正尖波

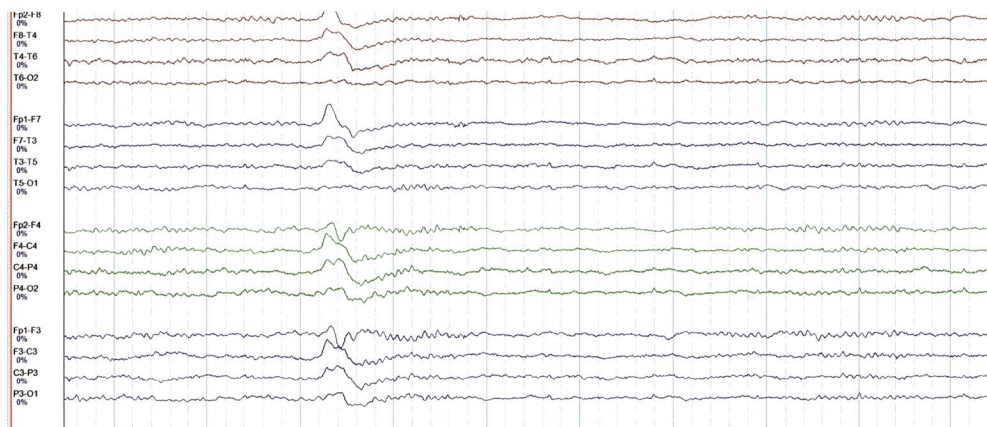

▲ 图 5-12　K 复合波

　　AASM 将睡眠纺锤波定义为"一串频率为 11～16Hz（最常见的是 12～14Hz）、持续时间≥0.5s 的独特波，通常在中央区波幅最高"。[10]。纺锤波没有波幅标准，但多＜50μV[12]，顾名思义，纺锤波由一系列波幅逐渐增大然后减小的波形组成（图 5-13）。睡眠纺锤波常是双侧对称和同步的，一侧持续减弱和（或）减慢的纺锤波提示大脑半球的潜在病变[13, 14]，依据频率和分布的不同，睡眠纺锤波可分为慢睡眠纺锤波（12～14Hz，额叶）和快睡眠纺锤波（14～16Hz，顶叶）[15]。从认知神经科学的角度来看，睡眠纺锤波与智力功能和记忆巩固呈正相关[16]。

（三）N3 阶段

　　N3 期或慢波睡眠阶段的特征是额叶区域的 0.5～2Hz＞75μV 的高波幅 δ 活

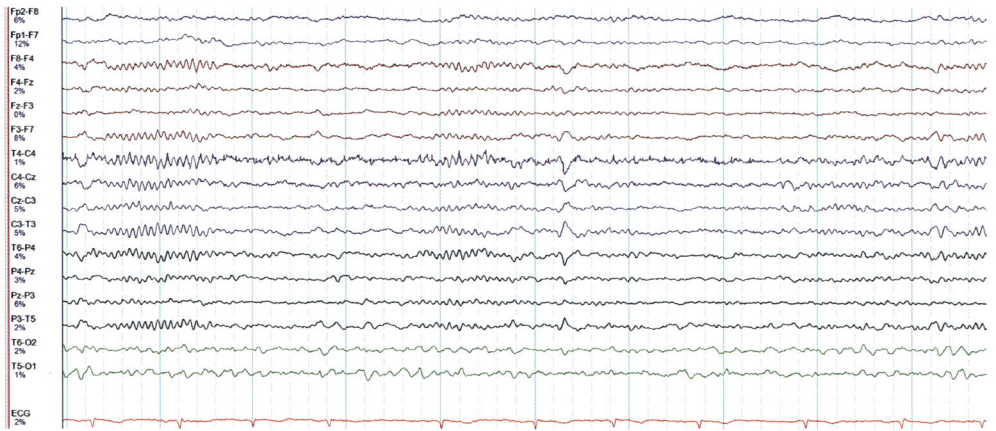

▲ 图 5-13　睡眠纺锤波

在该时期的前 2s 可见

动（峰间波幅）占整个时段的 20% 以上（图 5-14）[10]。睡眠纺锤波和 K 复合波可能由 N_2 阶段延续至 N_3 阶段，生长激素分泌在该阶段达到高峰[17]，一些睡眠障碍常发生在 N_3 阶段，该睡眠阶段具有最高的觉醒阈值。

（四）R 阶段（快速眼动睡眠）

AASM 规则要求满足三个特征来对 R 阶段评分：①快速眼球运动；②下颌肌张力降低（EMG）；③低波幅、混合频率背景。如果该关键现象不明确，阶段性肌肉抽搐和锯齿波被认为是支持证据[10]。阶段性肌肉抽搐特征是在低肌张力背景下出现持续＜0.25s 的不规则肌电图暴发；锯齿波是频率为 2～6Hz 的三角形瞬变，在 Cz 和 Fz 上波幅最高。快速眼球运动是不规则的，但与基线首次偏移形成的是一个尖锐的峰，持续＜0.5s（图 5-15）[10]。肌张力在快速眼动睡眠期间达到最低。快速眼动睡眠期间持续的肌肉活动是异常的。快速眼动睡眠行为障碍的特点是梦境生动，并伴有与梦境有关的过度甚至剧烈的动作。

（五）觉醒脑电图

觉醒脑电图被定义为"脑电频率的突然转变，可能包括 θ、α 和（或）＞16Hz 的频率，但不包括纺锤波"[18]。此外，在觉醒开始前睡眠时间≥10s，转变应持续≥3s。在非快速眼动睡眠中，觉醒可能伴随或不伴随下颌肌电波幅的增加。相反，这种增加是从快速眼动睡眠中唤醒的必要条件。

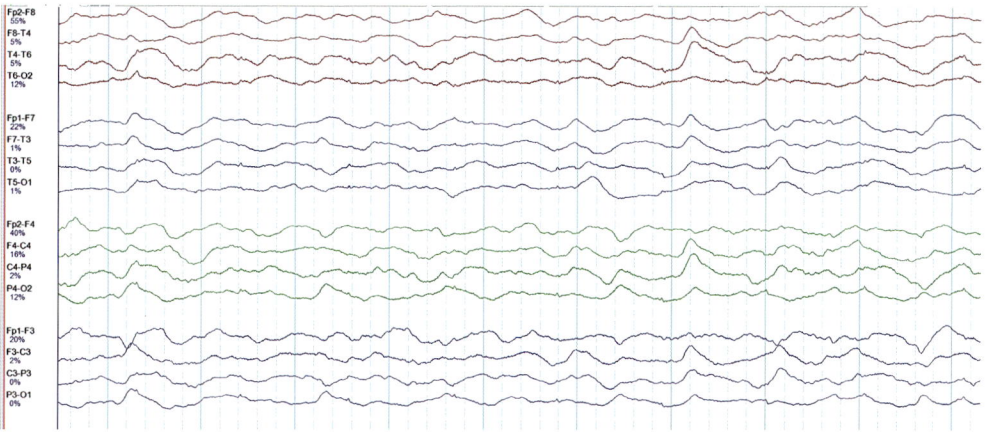

▲ 图 5–14　慢波睡眠

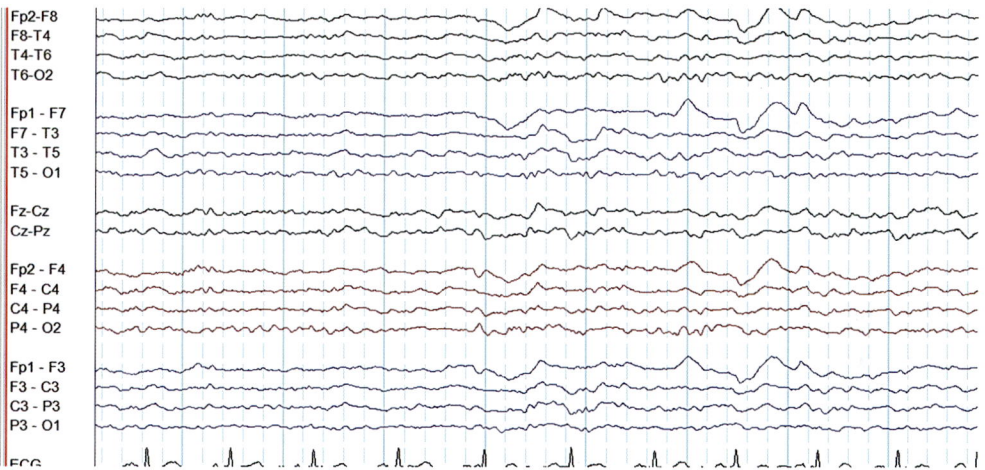

▲ 图 5–15　快速眼动睡眠
注意在头前部导联上可见的快速眼球运动产生的伪差

（六）主要身体运动

　　睡眠期间确实会有身体运动，由于产生了伪差，这给评分带来了挑战。如果运动占时＞50%，根据 R&K 评分规则，它被记为运动时间。但这种做法在 AASM 评分规则中未被采用，如果具有身体运动伪差的时期也显示 αPDR，则该时期被判断为清醒（W）；如果没有，则与下一个时期的阶段相同[10]。

第6章 诱发试验
Activation techniques

在脑电图记录过程中采用了几种诱发试验来提高诊断阴性率，过度通气（hyperventilation，HV）和光刺激（photic stimulation，PS）是常用的方法。在一些患者中，也可能采用睡眠诱导和睡眠剥夺的诱发方法。

一、过度通气

在 3min 的过度通气期间，二氧化碳分压（PCO_2）水平持续下降，并在过度通气结束后 30s 时下降至最低点，然后在 5min 内逐渐恢复回到基线。与此同时，氧气分压（PO_2）在过度通气期间增加[1]。全面性低碳酸血症导致脑血管收缩和脑血流量减少，引起大脑中葡萄糖和氧气的短暂减少，该变化被认为是过度通气相关脑电图变慢的潜在机制。过度通气也可能通过一个单独和独立的机制激活癫痫样脑电异常[2]。美国临床神经生理学会建议，除非有禁忌证、不能进行或依从性差，一般都要求在 EEG 记录中常规做 3min 的过度通气，并坚持记录到过度通气结束 1min 以后[3]，过度通气的常见禁忌证包括近期脑卒中、严重的呼吸或心血管疾病、近期颅内出血和镰状细胞贫血。

（一）正常反应

正常过度通气后脑电图改变特征是全面性同步慢波活动逐渐增强，通常频率减慢成 θ 波，更甚者减慢成高波幅 δ 波（图 6-1）。变化的程度受以下几个因素影响，首先低碳酸血症的程度（即过度通气程度），是一个关键因素[4]；年龄是另一个决定因素。70% 的健康儿童和 <10% 的健康成人表现出正常过度通气反应[5]，过度通气反应倾向于随年龄而降低，最显著的反应年龄 8—12 岁[6]。低血糖可加剧过度通气诱发的慢波出现，而高血糖则有相反的作用[7]；与仰卧位相比，坐位的 HV 诱发反应更为突出[8]。

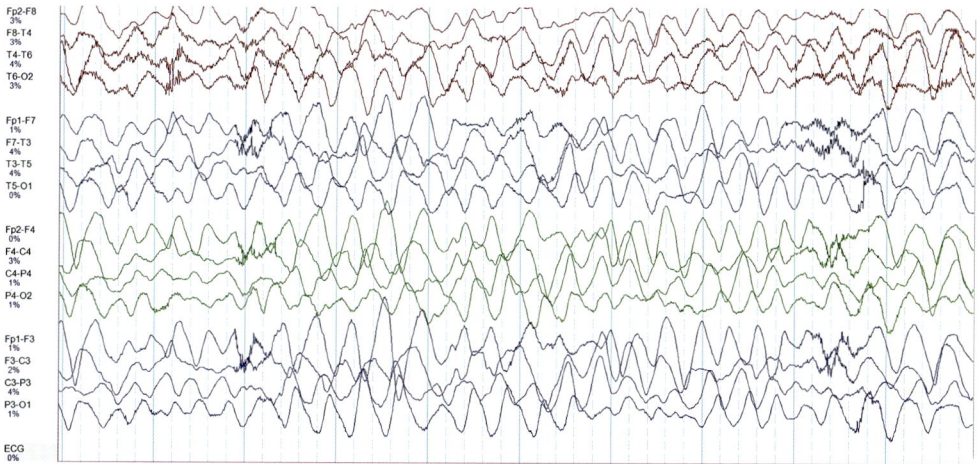

▲ 图 6-1　儿童的正常过度通气反应
注意对称的高波幅 δ 活动

（二）异常反应

过度通气停止后慢波消失，脑电图通常在 60s 内恢复到基线。HV 诱发反应延迟消失见于低血糖症，更常见的是在常规记录中，尽管要求受试者停止换气，但受试者仍持续过度通气而未被技术人员发现。在烟雾病中，在过度通气停止后的 5min 内可以看到慢波活动的"重建"[9]。

过度通气最有用的临床应用是诱发失神发作，在第 10 章会详细讨论。过度通气也可触发局灶性癫痫发作和发作间期癫痫样放电（局灶性和全面性），与局灶性癫痫（6%～9%）相比，特发性全面性癫痫的癫痫样放电激活率更高（80%）[2]。在耐药的局灶性癫痫患者中，在监护室进行 5min 的 HV 诱发，25% 的患者诱发出局灶性癫痫发作[2]。大多数癫痫发作发生在 HV 的第 4min，可能需要至少 5min 的过度通气才能诱发局灶性癫痫发作[2]。在诊断为局灶性癫痫综合征的患者中，在过度通气期间观察到偏侧性脑电节律减慢[10]。

过度通气也可诱发非癫痫性发作，如晕厥、心因性非癫痫性发作等。

二、间断闪光刺激

间断闪光刺激（intermittent photic stimulation，IPS）指在合眼、闭眼和睁眼状态下，以不同频率成串闪光进行刺激，考虑到不同实验室所用方法存在差异，已经发布了 IPS 算法，旨在使方案标准化[11]。在 IPS 期间，脑电图可能不会显示任何变化，IPS 触发的变化可能有临床意义，也可能没有。

（一）光驱动反应

光驱动反应是指由 IPS 激发的，后头部与光刺激有锁时关系的节律性脑电图活动（图 6-2）。IPS 易引起节律化的频率是 5~30Hz，在受试者 α 频率接近时最易诱发。光驱动频率常与 IPS 频率相同，但也可能出现在次谐波（如 IPS 频率的50%）或超谐波（IPS 频率的 2 倍或 3 倍）频率中（图 6-3 和图 6-4）。光驱动下，一侧大脑半球持续抑制，特别是伴有局灶性慢波，可能提示潜在的结构异常[12]。

（二）高波幅棘波

在包括蜡样脂褐质沉积症、神经退行性疾病、肾衰竭和肝性脑病在内的弥散性脑病患者中，在低频率（<5Hz）刺激下双侧枕区可见到对称的高波幅（>100μV）棘波（图 6-5），这些患者常不会表现出较快频率的光驱动[12]。

（三）视网膜电图

视网膜电图（electroretinogram，ERG）是指由前额（Fp1、Fp2）电极记录到的视网膜对 IPS 的反应。该反应在因缺氧性脑损伤而导致脑电活动不活跃的患者中明显可见（图 6-6）[13]。ERG 复合波通常是双相的，先有尖锐的"a"波，后有类似棘慢复合波的圆形"b"波，这种现象很可能是由于在缺氧性脑损伤的情况下，视网膜细胞比大脑皮层对缺氧性损伤更不敏感[13]。在缺氧性脑病中，重要的是避免将 ERG 误解为大脑的反应，因为它仅代表存活的视网膜细胞的局部反应。ERG 可以在健康个体中看到（图 6-7）。在 IPS 过程中遮住一只眼睛将会消除同侧的 ERG。

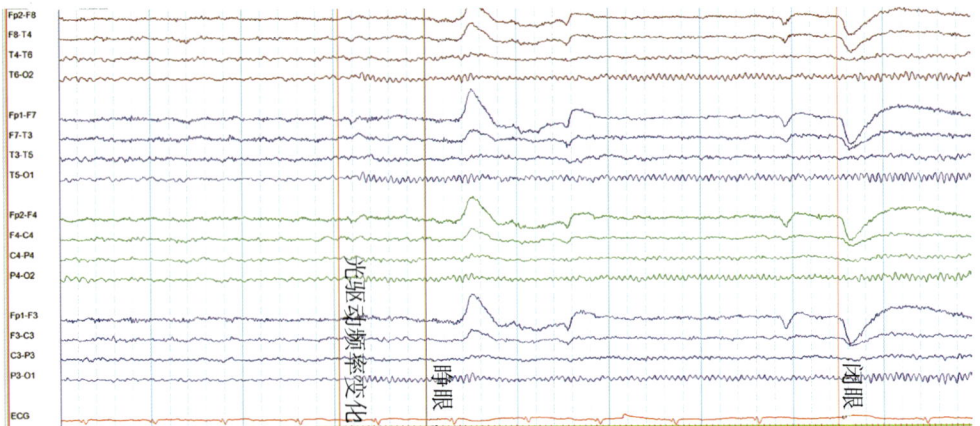

▲ 图 6-2　与光刺激有锁时关系的正常光驱动反应

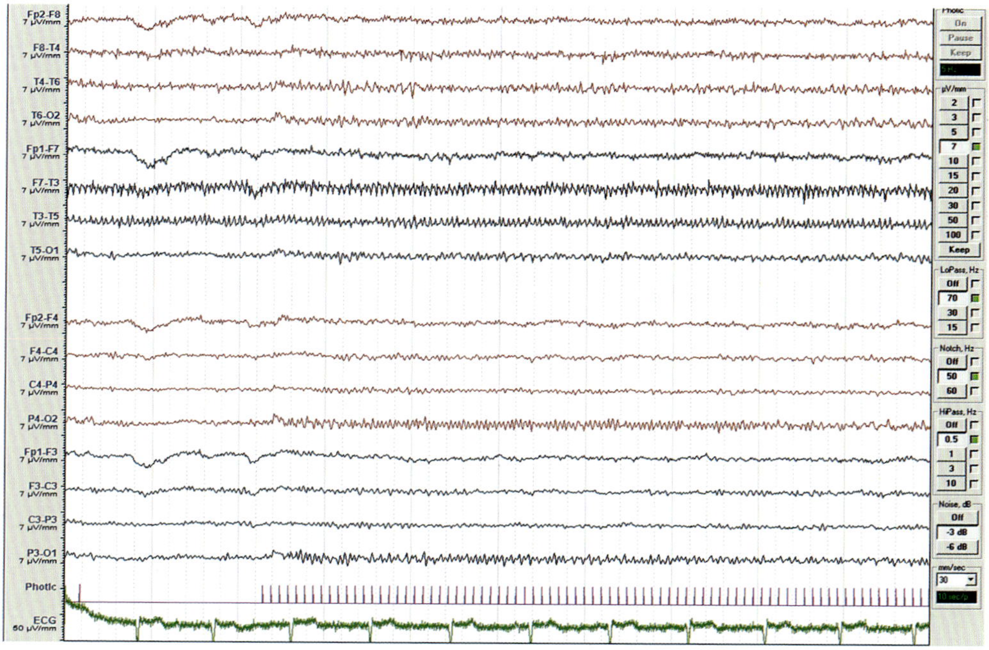

▲ 图 6-3　正常光驱动反应对光刺激的超谐波反应
光的频率是 10Hz，光的驱动频率是 20Hz

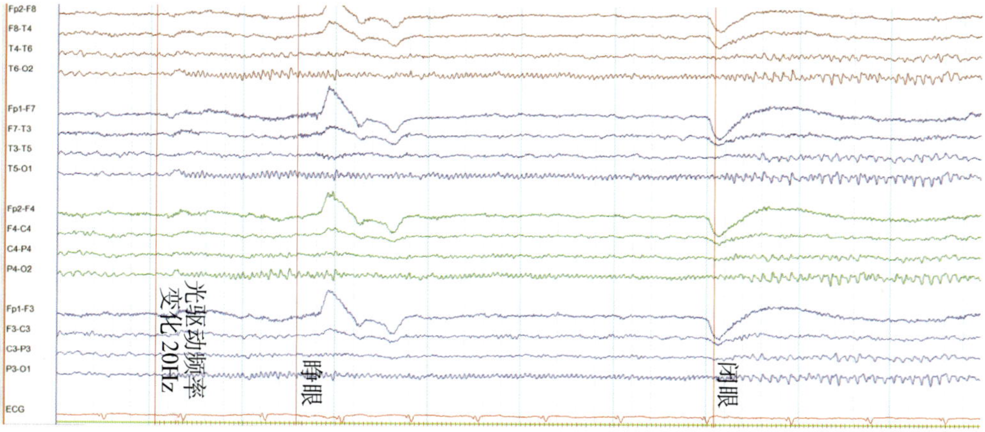

▲ 图 6-4　正常光驱动反应对光刺激的次谐波反应
在 20Hz 光刺激下，EEG 的第一部分显示有锁时关系的光驱动，闭眼后的最后 3s 显示次谐波（10Hz）光驱动反应

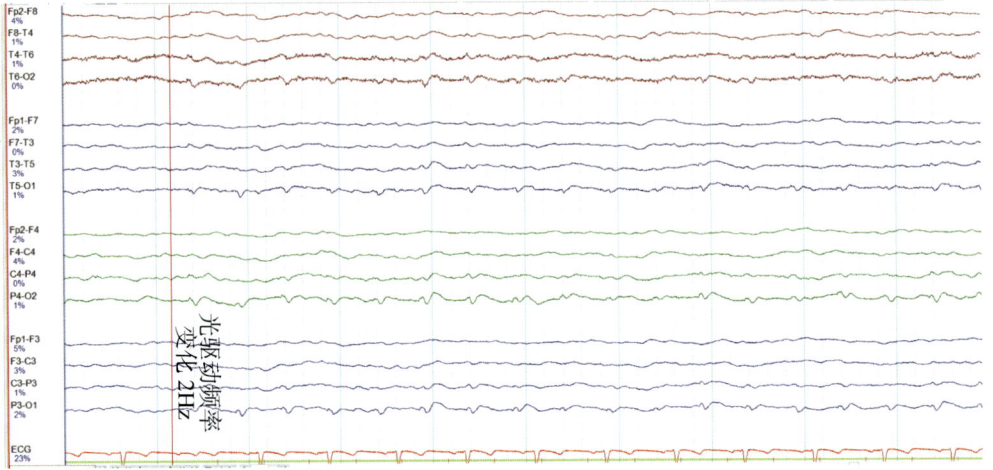

▲ 图 6-5　代谢性脑病患者在 2Hz 光刺激下的枕叶与视觉刺激有锁时关系的诱发反应

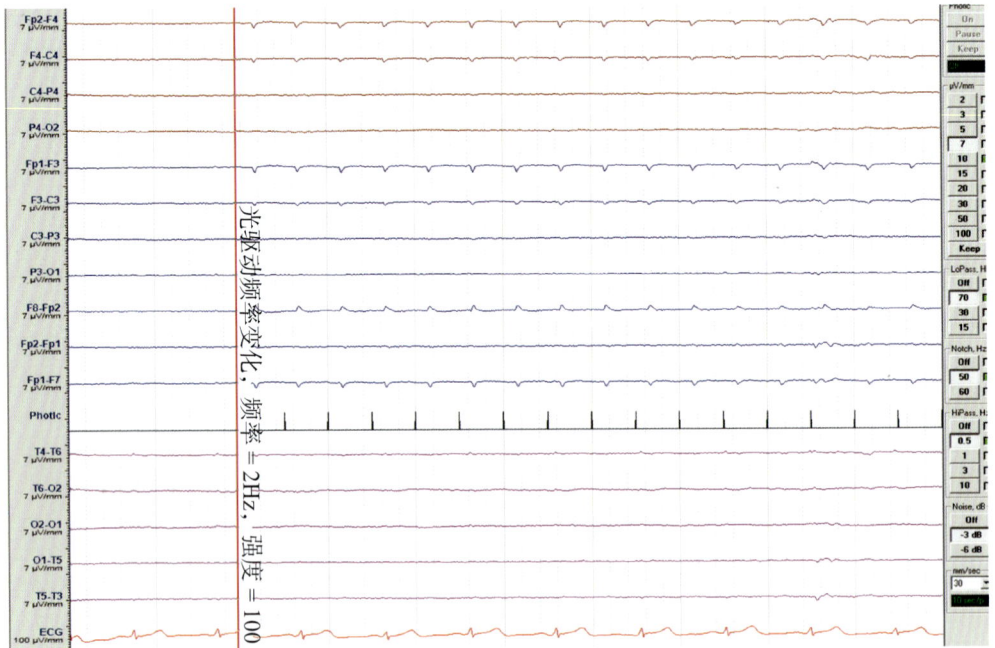

▲ 图 6-6　严重缺氧性脑病患者的视网膜电图

注意在多个频率刺激下（A、B 和 C），与光刺激有锁时关系的反应在 Fp1 和 Fp2 波幅最高。波幅＜ 10μV 的全面背景抑制表明严重缺氧性脑损伤

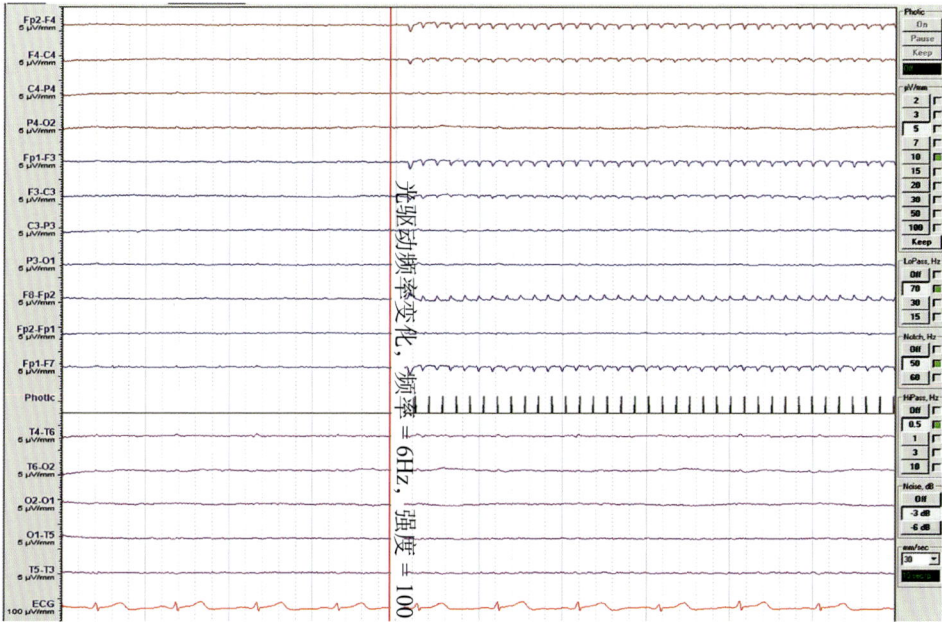

B

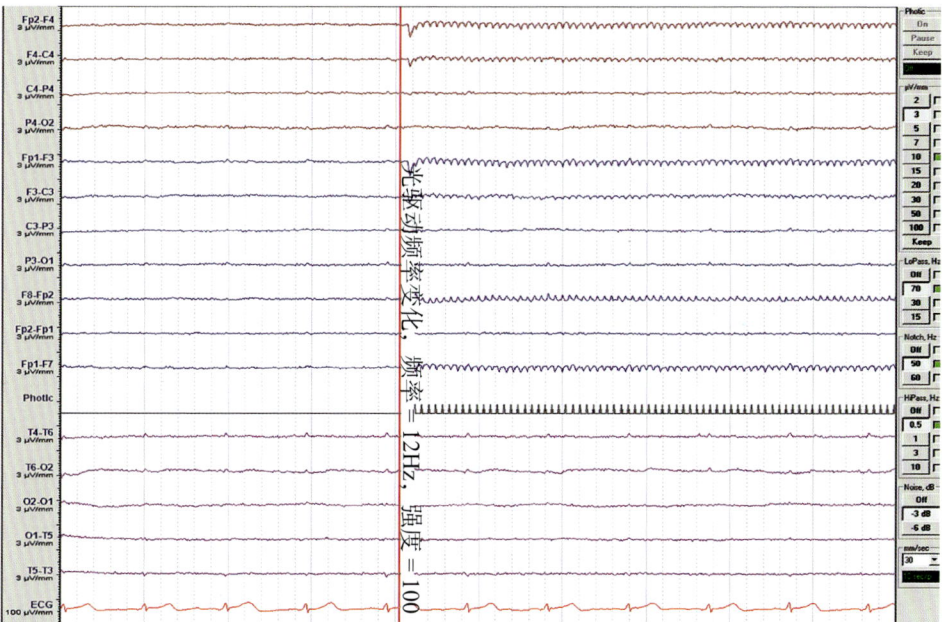

C

▲ 图 6-6（续） 严重缺氧性脑病患者的视网膜电图

注意在多个频率刺激下（A、B 和 C），与光刺激有锁时关系的反应在 Fp1 和 Fp2 波幅最高。波幅＜ 10μV 的全面背景抑制表明严重缺氧性脑损伤

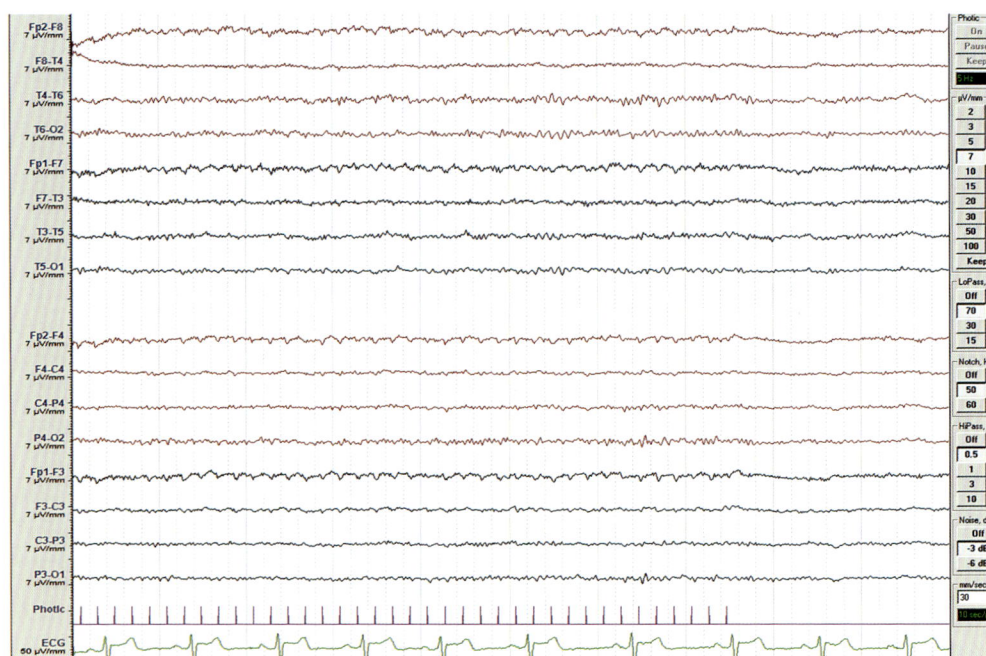

▲ 图 6-7　疑似癫痫患者的视网膜电图记录

注意 Fp1 和 Fp2 上最明显

（四）光肌阵挛反应

光肌阵挛反应（photomyogenic response，PMR）本质上是 IPS 在额肌和眼轮匝肌中产生的 EMG 伪差，PMR 常由范围为 8～20Hz 的 IPS 频率触发（图 6-8）[14]，肌肉伪差的幅度倾向于随着 IPS 序列逐渐增加。在某些情况下，肌肉活动可能会扩散到头部和颈部区域的其他肌肉。PMR 与 IPS 有锁时关系，常伴有可见的眼睑痉挛、眼球垂直摆动及面部和颈部肌肉抽搐[15]，不应该误诊为癫痫活动。尽管一些旧文献表明 PMR 经常在酒精戒断期间出现，但一项研究发现在急性酒精戒断期间只有 4% 的病例出现 PMR[16]。总之，PMR 是一个没有临床意义的非特异性发现。

（五）光电效应

光电效应是电极在光刺激下，产生的局部光化学反应。它表现为与光刺激有锁时关系的短簇棘波，当电极被覆盖时，则短簇棘波消失。光电效应对于脑电记录来说，实质是一种伪差。

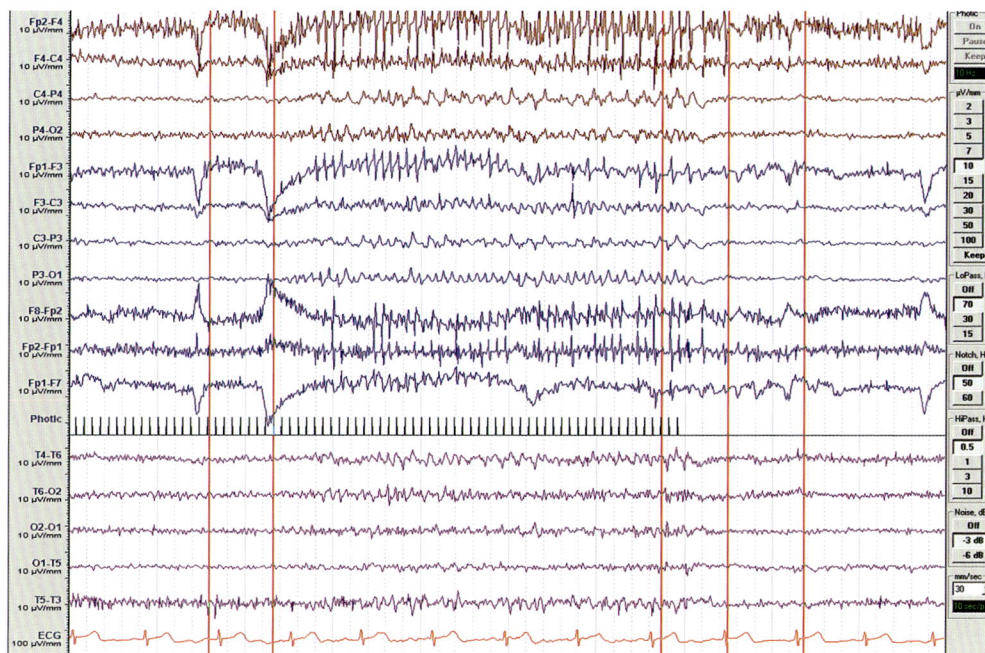

▲ 图 6-8　光敏反应

注意 Fp1 和 Fp2 处光敏反应最明显

（六）光敏反应

光敏反应（photoparoxysmal response，PPR）是在 IPS 诱发的异常波中最重要的一种，其常表现为多棘波、多棘慢复合波和棘慢复合波[17]，它通常是由 15～20Hz 刺激频率引发。PPR 常见于全面性癫痫，很少见于局灶性癫痫。同样值得注意的是，在没有癫痫的健康成人中，0.3%～4% 的人可以检测到 PPR[18,19]。PPR 的影响因素包括年龄、性别、种族、遗传、抗癫痫药物的使用、警惕状态（睡眠与清醒）、睡眠剥夺和刺激技术。对 PPR 进行分类的两个关键因素是刺激的分布和时间关系。PPR 的几种分类法正在使用，Waltz 将 IPS 诱发的癫痫样放电分为 4 类[20]，以下介绍其中 3 种[14]。

1. 后头部刺激依赖性反应：它是与刺激有锁时关系的，高波幅视觉诱发反应波。与光驱动反应不同，它的波形非常尖，在患有癫痫和没有癫痫的受试者中都能观察到该反应（图 6-9）[21]。

2. 后头部非刺激依赖性反应：癫痫样放电出现在 IPS 患者的后头部区域，但不在 IPS 的闪光频率或谐波频率下出现（图 6-10）。当刺激终止时，癫痫样放

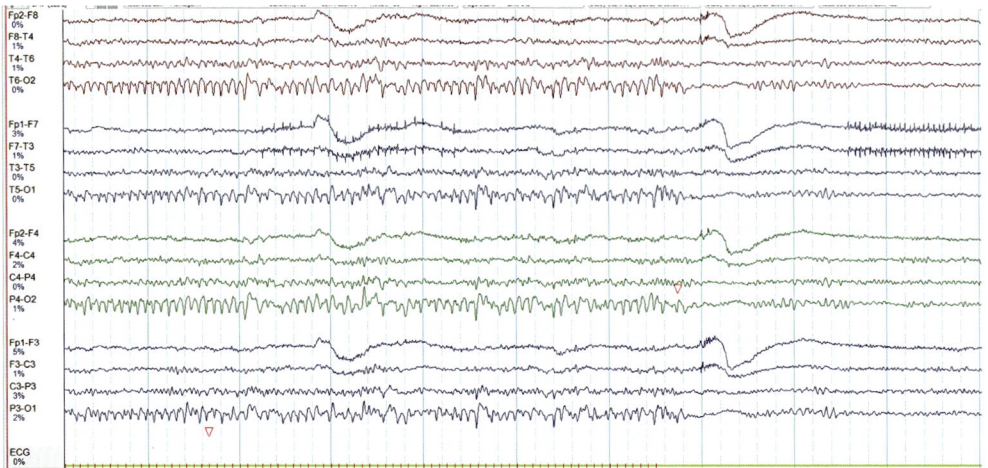

▲ 图 6-9　1 型光敏反应

注意与光刺激有锁时关系的枕区 12Hz 时的反应波，光刺激频率为 12Hz

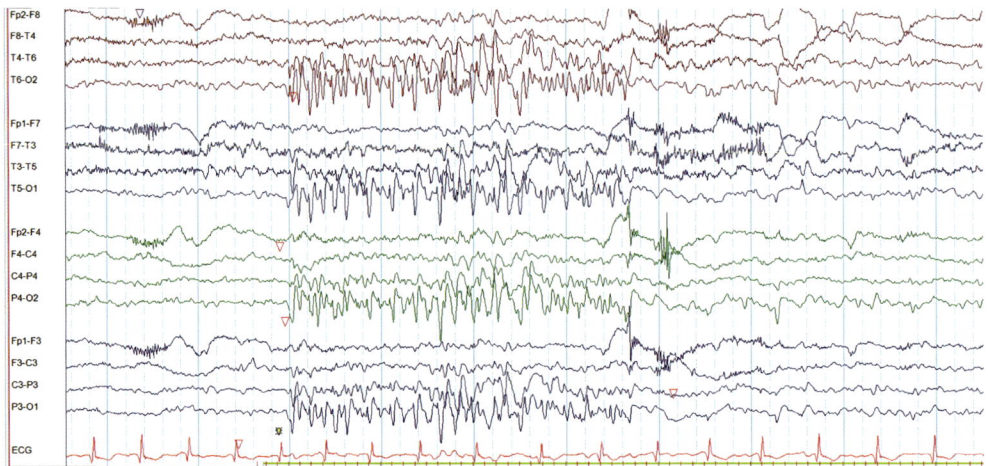

▲ 图 6-10　2 型光敏反应

注意独立于光刺激的枕叶反应。光刺激频率为 8Hz。EEG 底部可见闪光记录

电可能停止（刺激受限），或者不停止（自我维持），当脑电活动比刺激持续时间长≥100ms 时，放电被定义为"自我维持"[22]。

3. 广泛性放电：在广泛性 PPR 中，分布是广泛的，但波幅最高的部位可以在额叶或枕叶，与 IPS 的时间关系可以是"刺激受限"或"自我维持"的（图 6-11 和图 6-12），其是特发性全面性癫痫的典型反应。

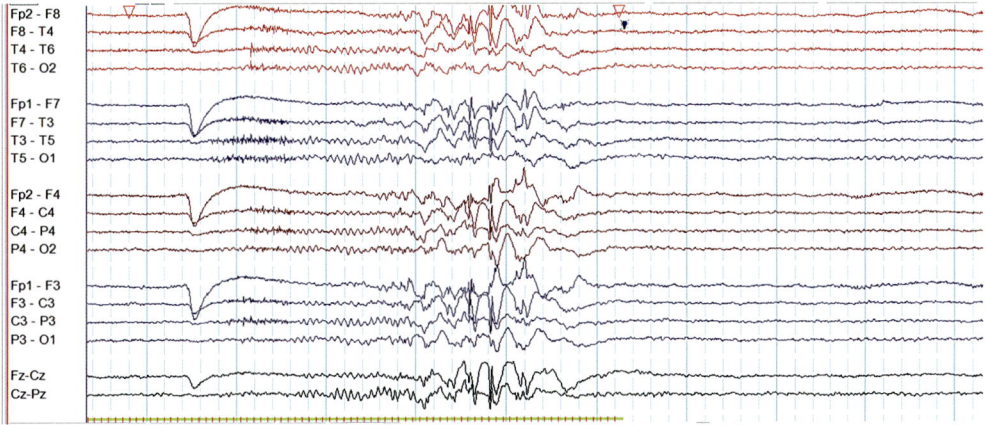

▲ 图 6-11　3 型光敏反应（刺激受限）

注意在 14Hz 光刺激下的广泛性光敏反应。放电发生在闪光刺激中

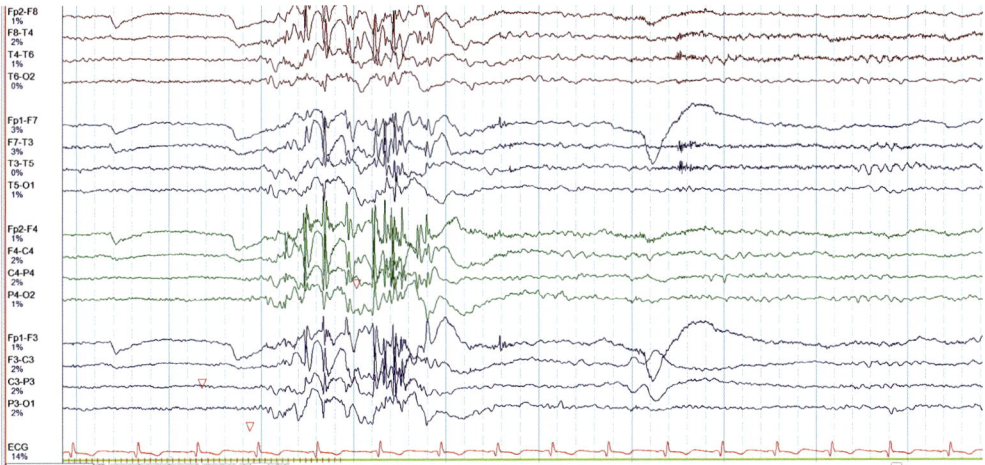

▲ 图 6-12　3 型光敏反应（自我维持）

注意在 16Hz 光刺激下的广泛性光敏反应。闪光刺激结束后仍有放电

（七）激活预先存在的致痫网络

尽管这种激活不属于 PPR 的范畴，IPS 可能通过预先存在的致痫网络，触发局灶性和全身性癫痫的临床发作或电发作（图 6-13）。病灶可能位于枕叶皮层内，也可能位于枕叶皮层外。

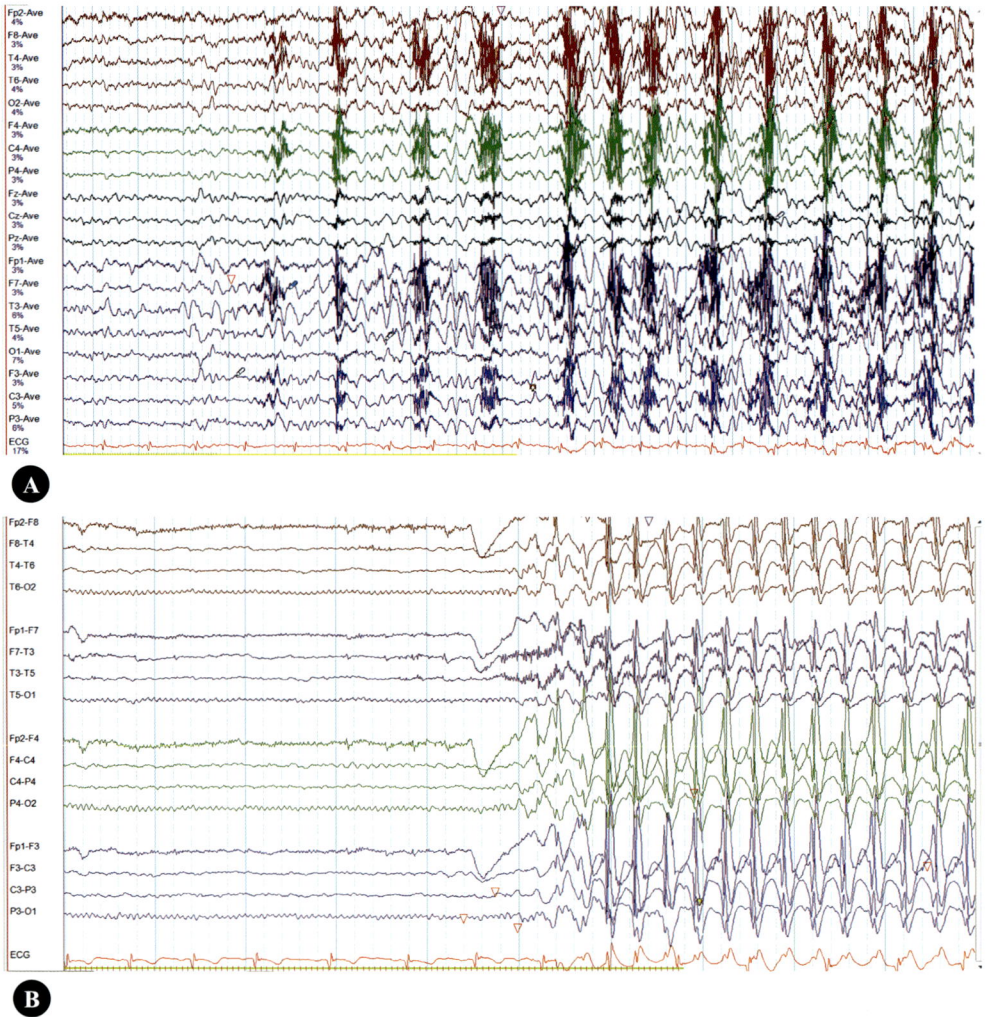

▲ 图 6-13　光刺激激活致癫痫网络

A. 光刺激引发的临床局灶性癫痫发作。请注意 F7、T3 上的节律性放电扩散到 Fp1、T5 及其他各导联，同期可见由口道化道自动症引起的肌肉伪差。屏显为每页 20s。注意 ECG 通道下方显示的光触发。B. 由光刺激引发的失神发作。请注意图底部标记的光刺激（ECG 通道下方）

（八）心因性非癫痫性发作

IPS 期间偶尔会触发心因性非癫痫性发作[23]，这期间的脑电图显示肌肉和运动伪差，但无癫痫样发作期节律。阅读脑电图时要有这种意识，以避免误诊。

三、模式和其他触发因素

在反射性癫痫中，癫痫发作总是由各种刺激引发，这些刺激很难被常规使用，但在 EEG 记录期间，该刺激能触发特定患者的癫痫发作。模式敏感性可以单独出现，也可以与 PPR 一起出现。空间频率在 1～4 个周期 / 度的条纹图案（方波光栅）在诱发 EEG 反应中最有效[24]。高亮度对比度、双眼视觉和更大的图案似乎能增加触发图案敏感性的机会[24]。

其他反射触发包括吃饭、电子游戏、实践、刷牙、受到惊吓、音乐、棋盘游戏、阅读、决策和心算。

由闭眼和注视触发的癫痫样放电将在第 10 章中描述。

四、睡眠和睡眠剥夺

睡眠可以被认为是一个激活过程，因为在非快速眼动睡眠中局灶性和全面性癫痫样放电都增加，快速眼动睡眠中癫痫发作和癫痫样放电很少见。捕捉自然睡眠的最佳技术是动态脑电图监测[25]。在特发性全面性癫痫中，患者睡眠开始时癫痫样放电明显增加[26]。同样，在特发性全面性癫痫中，2/3 的癫痫样放电发生在睡眠中[25]，睡眠激活在如良性 Rolandic 癫痫、Landau-Kleffner 综合征和慢波睡眠期持续棘慢复合波等癫痫综合征中尤为重要和明显。在一项涉及严重颞叶癫痫患者的研究中，30% 的患者仅在睡眠期间出现癫痫样放电[27]。

睡眠剥夺会诱发癫痫样放电和癫痫发作。一些研究报道称，完全睡眠剥夺会增加 23%～95% 的癫痫发作率[28]。然而，由于方法的巨大差异和影响结果的多重混杂变量，进行比较是非常困难的。在特发性全面性癫痫中，睡眠剥夺显著增加了清醒和睡眠状态下癫痫样放电的频率，表明与睡眠剥夺相关癫痫样放电的增加与睡眠相关癫痫样放电的增加无关[29]，局灶性和全面性癫痫混合队列中也报道了类似的观察结果[30]。

五、停用抗癫痫药物

停用抗癫痫药物会增加癫痫发作和发作间期癫痫样放电的机会。由于固有的风险，该激活程序只推荐给住院患者，特别是癫痫监护病房。

第7章　伪差的产生、识别和排除

Artifacts Generators, when to suspect, and how to resolve

在脑电记录过程中，伪差不可避免，伪差识别是脑电读取的关键步骤。一些伪差与大脑活动（如癫痫样放电）相似，而另一些伪迹掩盖了原本的 EEG 活动，导致误解。

伪差可以是生理性（由受试者产生）或非生理性的（由设备和环境产生）。对电生理学原理和 EEG 记录技术方面的充分了解有助于读者发现这些伪差，读者应该提出一系列简单的问题，将真正的 EEG 信号和伪差区分开来。

然而，伪差偶尔会很有帮助。眼球运动伪差提供了关于觉醒状态的重要信息，发作性眼球震颤通过眼球运动伪差比视频更容易识别。肌肉活动增加，特别是在颞叶，可能表明患者焦虑或紧张。在 EEG 记录期间，通道上出现的 60Hz 伪差提醒技术人员输入电极具有高阻抗，需要进行整流。昏迷患者对刺激反应中出现的生物假象可能是病情好转的早期迹象。

一、伪差的产生

（一）生理

1. 眼球运动

眼球是一个偶极子，前面带正电荷（角膜），后面带负电荷（视网膜）。如下所述，眼球运动会产生一个由前部电极捕捉到的场，具体取决于运动方向。

(1) 当眼睑闭合时，眼球会根据 Bell 现象向上滚动，因此，靠近眼球的额电极（Fp1，Fp2＞F3，F4）捕捉到一个正电场，这个场在纵向双极导联的前通道上产生一个向下偏转（图 7-1）。一个简单的记忆方法是这种偏移模仿眼睑闭合状态，与眨眼伪差的形状和极性相似，但持续时间较短（图 7-1）。

(2) 当眼睛睁开时，情况正好相反，眼球向下滚动，因此额电极（Fp1，Fp2＞F3，F4）捕获负电场，因为这些电极现在更靠近偶极子的负端（眼球后部），结果是纵向双极导联的前通道向上偏移（图 7-1）。一个简单的记忆方法是

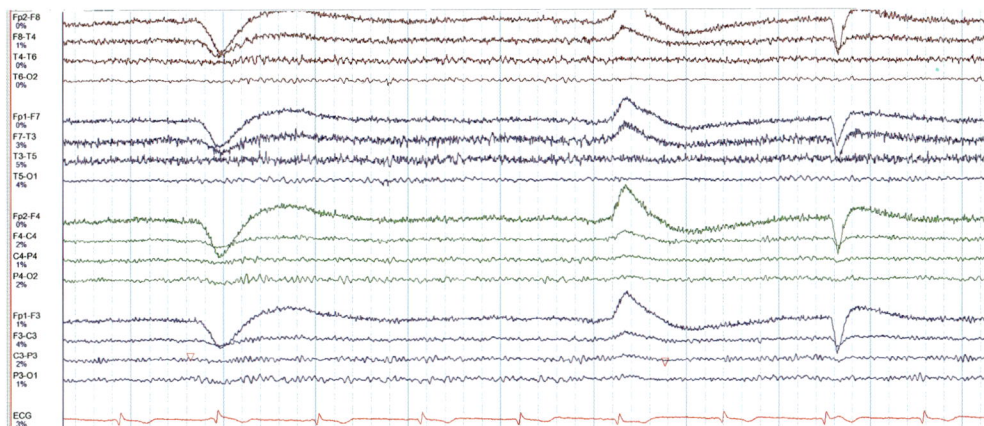

▲ 图 7-1　眼球运动伪差

第一个向下偏离与闭眼一致，而接下来的向上偏离由睁眼引起，最后一次向下偏离是眨眼所致

偏转模仿眼睑张开。

(3) 快速而细微的眼睑颤动会在前导联产生起伏的有节律的 θ（或 α）样活动（图 7-2）。这就是眼球颤动伪差，电生理学解释与（A）中眼睑反复快速有节律闭合产生的伪差类似，有节律的眼睑颤动和重复眨眼，尤其是与肌肉伪差混合在一起时，与癫痫样活动表现相似（图 7-3）。

(4) 横向眼球运动产生了不同的图像。如果受试者向右看，眼球的正极会向右移动，因此右前和前额电极（F8＞Fp2）捕获偶极子的正端，而左前额和前额电极（F7＞Fp1）变成负端。在纵向双极导联上，该特定场在右前通道中产生正相位反转，在左前通道中产生负相位反转。如果主体向左看，就会看到完全相反的情况。记住当人朝那个方向看时，前部通道"打开"（图 7-4）。

(5) 随着快速水平眼球运动，如在快速眼动睡眠和眼球震颤中发生的，F7 或 F8 电极可以捕获外直肌的肌肉"抽动"，该肌肉伪差看起来像一个棘波（外直肌棘波，图 7-5）。

2. 肌源性伪差

肌源性伪差有以下 3 种模式。

(1) 单一肌肉抽搐：这相当于单一运动单位电位，形态学可能类似癫痫样棘波，然而仔细评估会发现几个明显的特征。肌肉抽搐出现在一块特定肌肉（如额肌、颞肌、外直肌）上，范围局限。通常，它们是双相或多相的，没有后继慢波。正相波比癫痫样棘波更明显（图 7-6）。反复肌肉抽搐可能被误认为是节

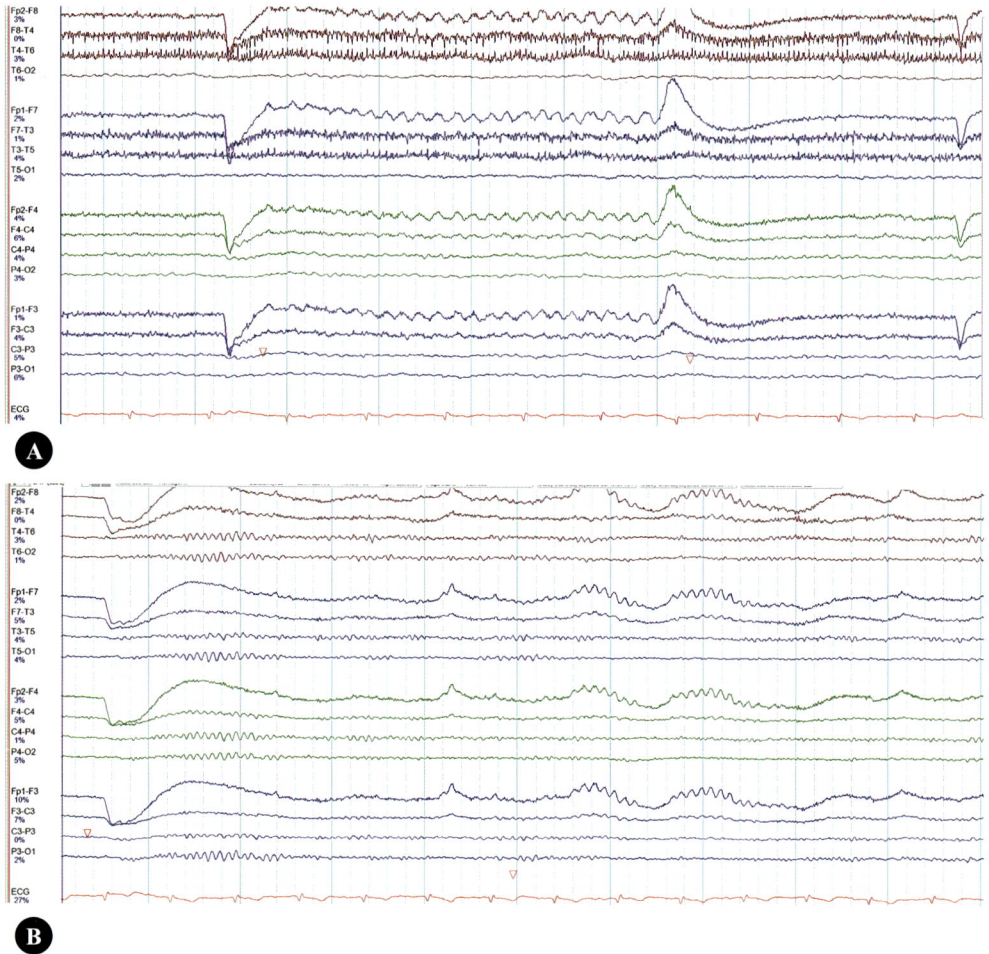

▲ 图 7-2 　A. 眼睑颤动导致前部导联出现的类似 θ 节律的伪差；B. 类似的情况所引起的稍快的 α 频带伪差

律性发作（图 7-6）。上文描述的这种运动单位抽搐引起的节律性发作波，缺乏癫痫发作期脑电图的演变过程，有助于读者对两者进行区分。

(2) 暴发模式：肌源性伪差以重复暴发的形式出现，癫痫发作阵挛期的咀嚼伪差和肌肉伪差就是很好的例子（图 7-7）。同样，单个单元的特征有助于将伪迹与癫痫样放电区分开。肌电暴发是多相的，波幅高，涉及肌肉所在特定区域，并范围较窄，与癫痫样放电相比，没有慢波成分。正相波比癫痫样棘波更突出，当暴发模式与节律性运动伪迹混合时，这种情况经常发生，它可能与发作节律相似。然而，与真正的发作节律相比，重复暴发伪差并不发生演变，而是经常波动。

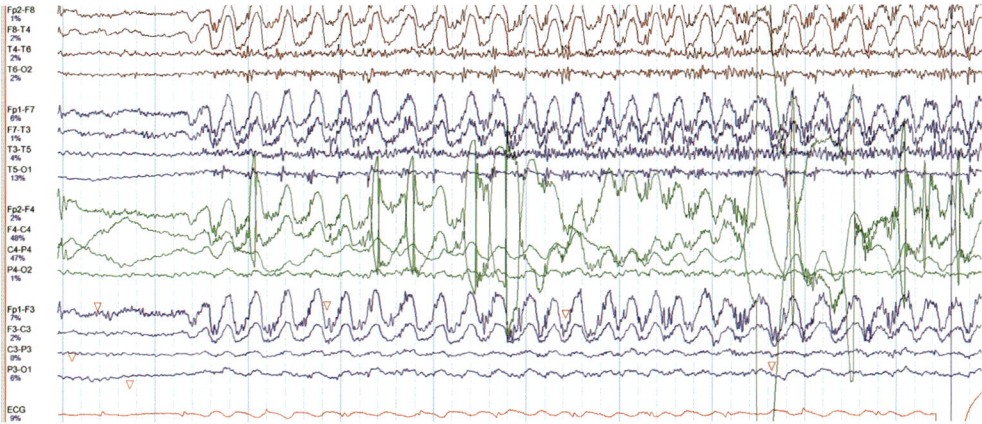

▲ 图 7-3 在一次心因性非癫痫性发作中，在前头部记录到的节律性、高波幅、3Hz 眼睑颤抖伪差

由于有节奏的头部摇动，在后头部区域中存在额外的有节奏的运动伪差

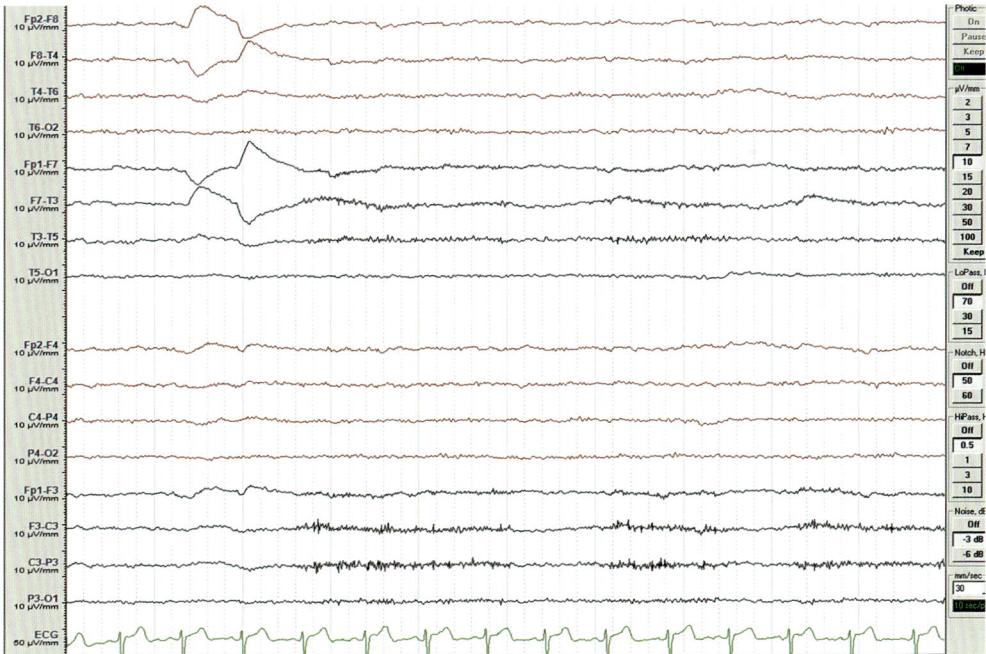

▲ 图 7-4 先向右看，然后快速向左看产生的眼球运动伪差
注意伪差的相反极性

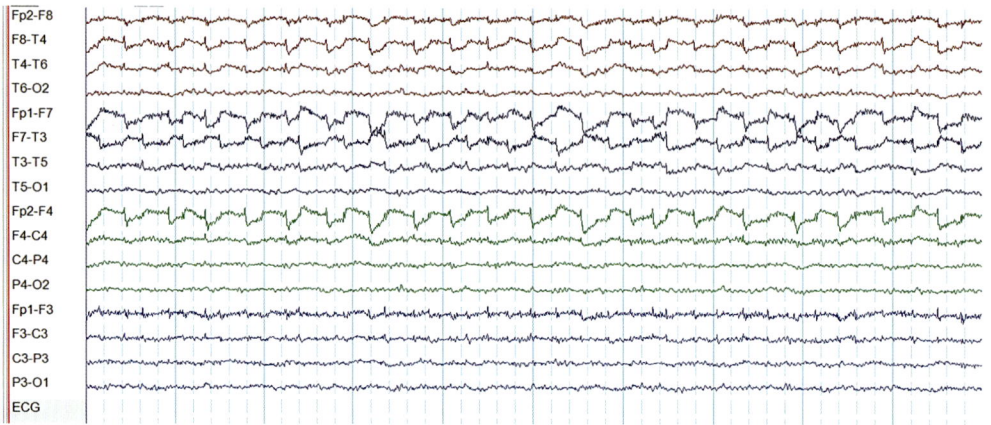

▲ 图 7-5　左搏动性眼震产生的眼球运动伪差和外直肌棘波

注意有节奏的快速水平眼球运动，伴随着在前头部 EEG 导联上明显的外直肌伪差

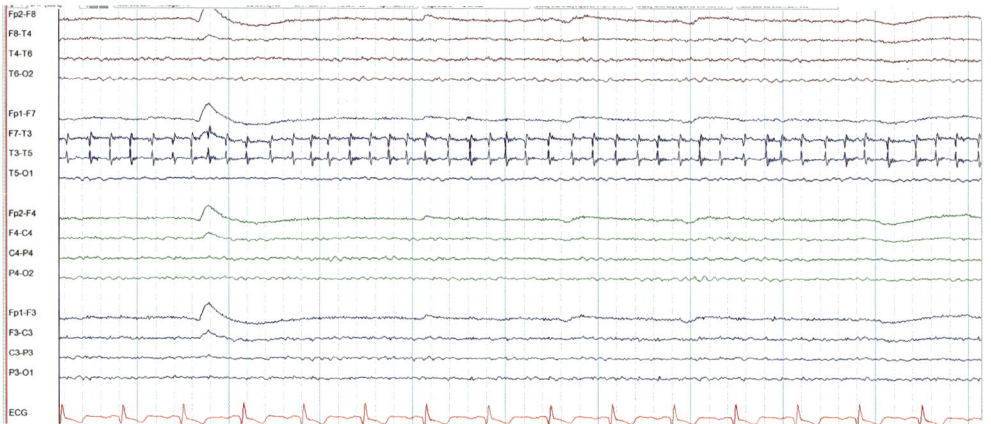

▲ 图 7-6　T3 电极捕捉到左侧颞肌的单一肌肉抽动导致伪差

（3）强直模式：其相当于肌电图（electromyography，EMG）中的完全募集模式。肌肉强直性激活时，在相关肌肉（如颞肌和额肌）上可以看到密集的高频伪差（图 7-8 和图 7-9A）。调高时间分辨率，可以清楚看到伪差由密集的尖峰和多相肌肉电位组成（图 7-9B）。通常，实验对象处于清醒、紧张状态。降低高频滤波器将减少伪差，但剩余的肌肉活动类似于 β 活动，可能被误认为是大脑活动（图 7-10）[1]。

肌源性伪差在脑电图记录中不可避免，在全面强直 - 阵挛发作，肌源性伪差掩盖了潜在的发作节律。然而，强直 - 阵挛发作有特定的 EMG 信号模式，通

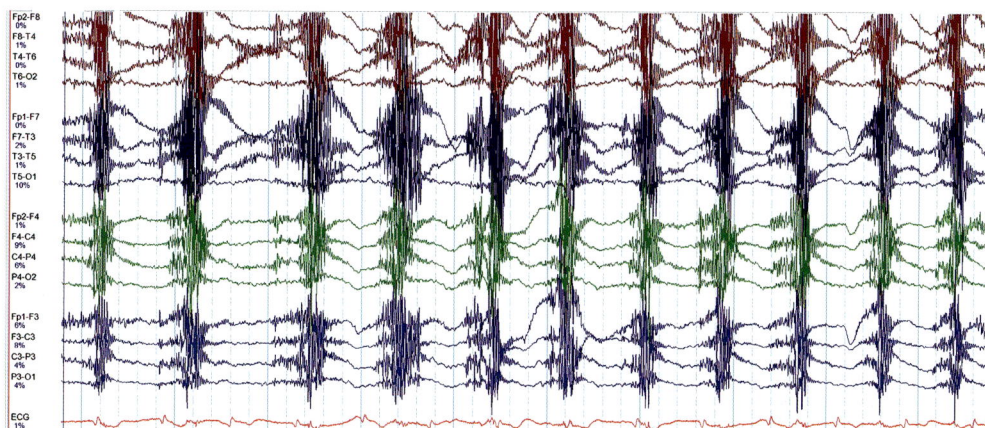

▲ 图 7-7　咀嚼产生的肌肉伪差的暴发模式

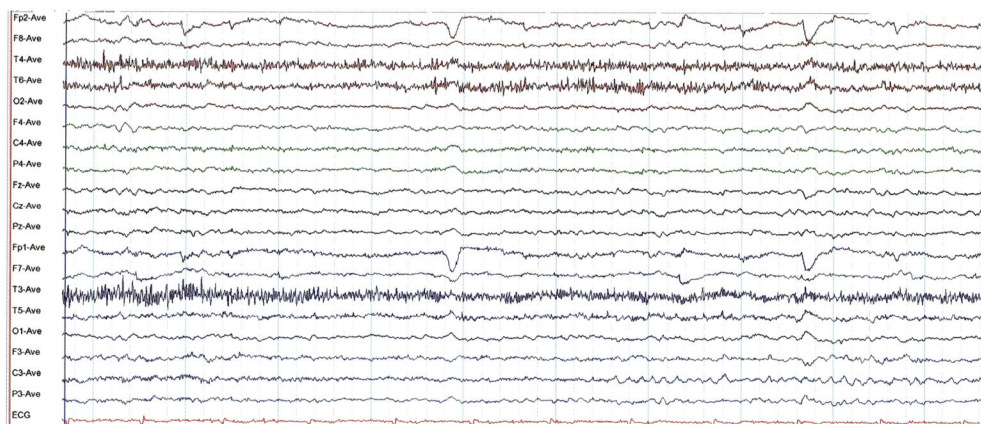

▲ 图 7-8　在 T3、T4 和 T6 导联上记录到的颞肌产生的强直模式的肌肉伪差

过表面 EMG 获得的信号模式可用于癫痫发作检测[2]。此外，表面 EMG 信号模式能可靠地区分惊厥性癫痫发作和精神性非癫痫发作[3]。

3. 舌运动伪差

舌尖带负电，而舌根带正电，因此是一个生物电偶极子。舌头运动产生的直流电位会产生慢波电场的最大值和分布取决于运动的方向；上下、左右、前后或混合。上下运动（如说"拉拉拉拉"）会产生减速，并伴随双侧额叶最明显的节律性 δ 慢波（图 7-11），舌的左右运动产生双侧颞叶最明显的节律性 δ 慢波（图 7-12），吃饭和说话时产生的舌运动伪差更复杂，但可以通过观察偶极子排

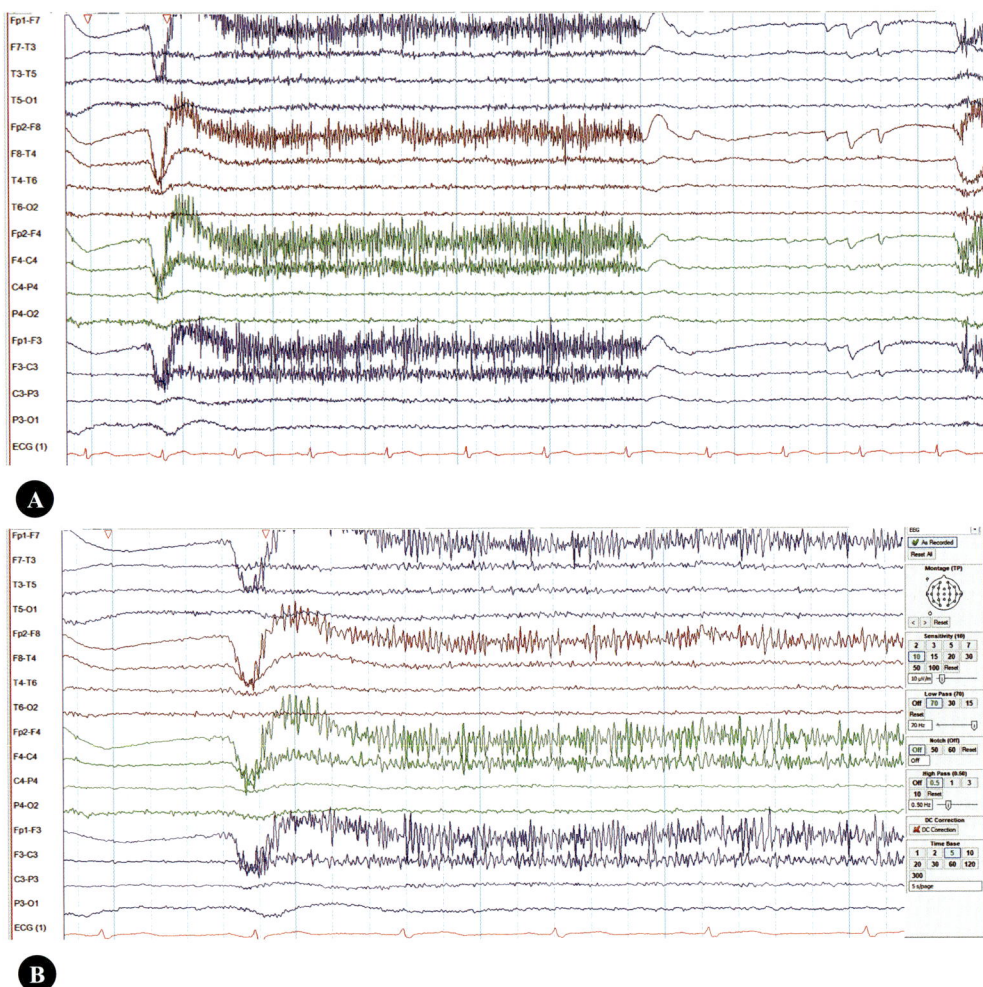

▲ 图 7-9　**A.** 额部导联上，由额肌产生强直模式的肌肉伪差；**B.** 调整走低速度到每页 5s 揭示了多相形态肌肉伪差

列来推断。当与棘波样肌肉伪差混合时，舌运动伪差可能被误认为癫痫样多棘波活动。

4. 运动相关的伪差

运动引起的伪差来自电极及其连接导线，这些伪差经常与肌肉伪差混合在一起。根据运动的类型，伪差可能是有节律或无节律的，节律性伪差可能被误认为癫痫样发作节律，但缺乏演变常有助于鉴别（图 7-13）。如前所述，在心因性非癫痫发作中会有不同的伪差模式，运动相关伪差尤其具有挑战性[4]，识别这些伪差的最佳方法是仔细地将它们与同步视频记录相关联。

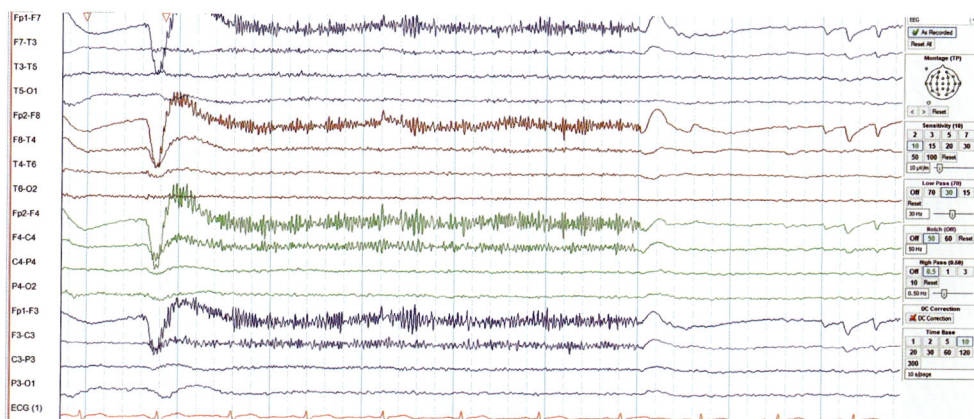

▲ 图 7–10　将高频滤波器降低到 30Hz，会在图 7–9 中的肌肉伪差通道上产生 β 活动假象

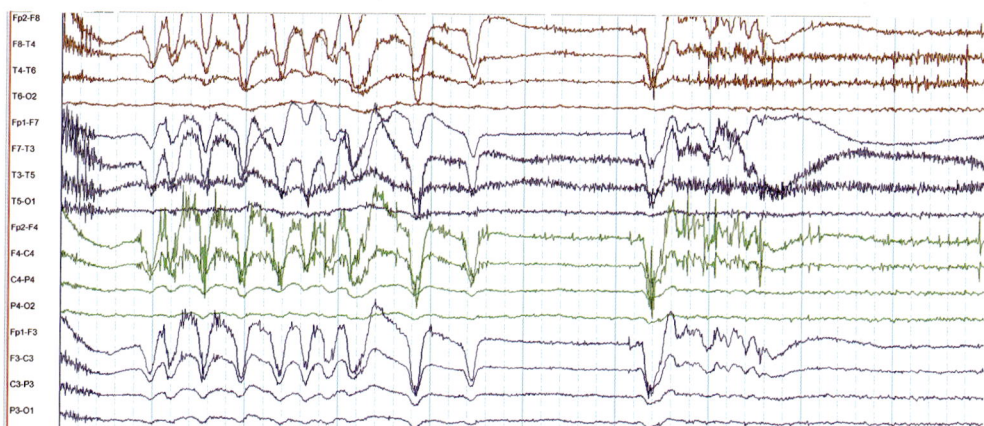

▲ 图 7–11　由舌头上下运动产生的舌运动伪差

5. 心脏伪差

(1) 心电伪差：这是由 QRS 复合波产生的，取决于向量方向，通常见于脖子短的超重或肥胖人群。颞部电极和参考导联，特别是耳垂参考时最容易出现心电伪差，而它在双极导联上较少出现。心电伪差可能在脑电图上表现为周期性放电，但垂直光标与 QRS 复合波的一一对应关系将其识别（图 7–14）。心电伪差通常同时累及多个通道，如果它在单个通道中更突出，则应考虑到高电极阻抗过高的可能性。

(2) 脉冲伪差：当电极放置在小动脉上时，脉冲表现为节律性慢波，与 QRS 复合波有锁时关系，出现在 QRS 复合波后约 200ms（图 7–15）。在记录期间调

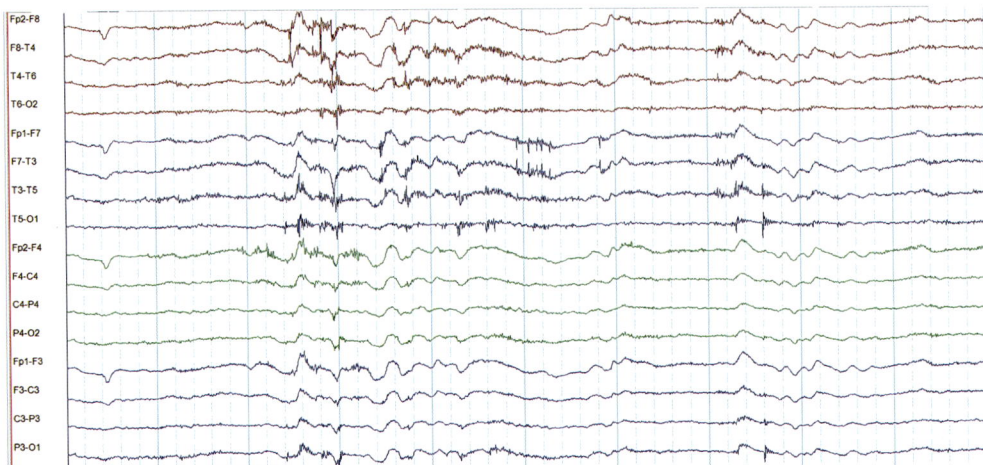

▲ 图 7-12 由舌横向运动产生的舌运动伪差

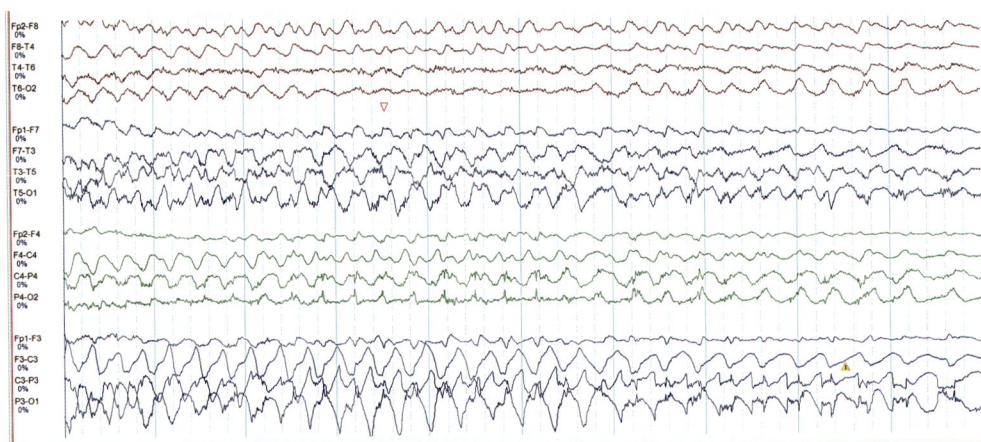

▲ 图 7-13 由心因性非癫痫发作引起的节律性运动伪差

请注意多次相位反转，波幅变化，缺乏节律活动的演变

整头部位置或稍微改变电极位置可以消除伪差。

(3) 心冲击图伪差：高动力循环可能导致轻微的头部运动和心脏剧烈收缩，它导致 EEG 导联的振荡（通常是枕叶），产生与 ECG 相关的节律性慢波伪差，可以通过将引线捆绑在一起来弱化。

6. 汗液伪差

汗液伪差表现为高波幅和极低频（< 0.5Hz）的波形，常涉及多个电极（图 7-16），与其他区域相比，头皮上有汗腺的区域带负电，导致电压差异并产生电

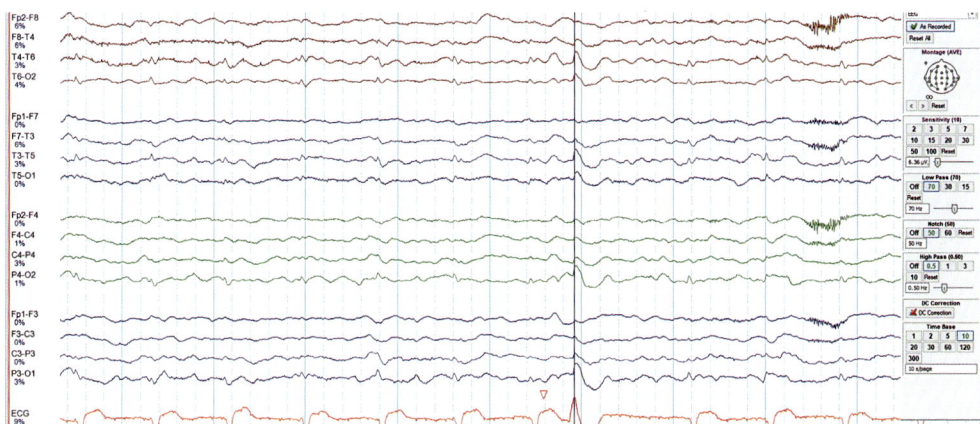

▲ 图 7-14　广泛的心电伪差

请注意心室异位（由垂直光标标记）会在 EEG 上产生不同形态和波幅的伪差

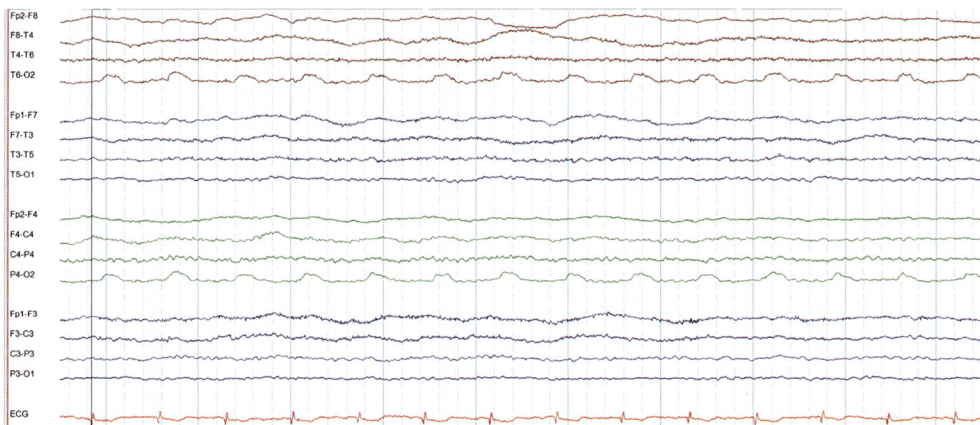

▲ 图 7-15　右枕区 OZ 的脉冲伪差

注意心电图每个 QRS 复合波后的慢波形态、节律和锁时关系

位[5]。此外，汗液中的化学成分改变了皮肤电阻，并且皮肤和电极之间的电解质浓度会产生慢波伪差[5]。

　　出汗也会导致是"盐桥"的产生。汗液中的氯化钠作为两个电极的导体"桥接"它们，使得特定通道的两个电极变成等电位，在 EEG 上表现为（几乎）平坦的线（图 7-17）。

　　用风扇或空调降低温度来止汗，用酒精擦拭头皮，可以减少汗液伪差和"盐桥"效应。

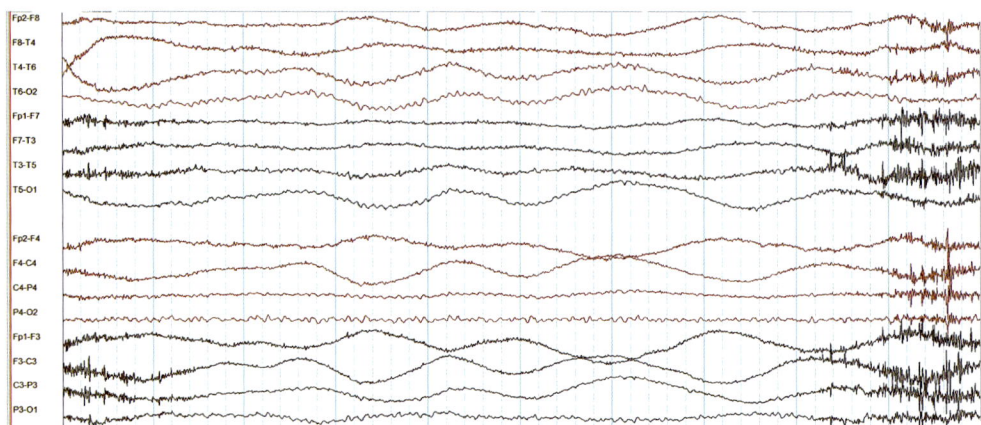

▲ 图 7–16 汗液伪差

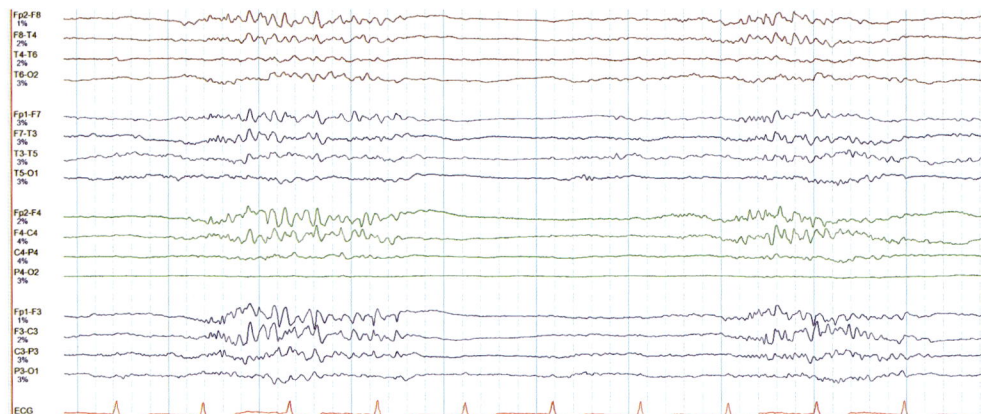

▲ 图 7–17 桥接伪差

此脑电图为暴发抑制模式。注意，由于连接两个电极的盐桥，P4–O2 通道在暴发期间是"平直"的

（二）非生理

1. 电极和导线

电极"爆破"是最常见的电极伪差，导电液（如盐水）干燥或电极－表皮间的机械不稳定性会导致电极电流不稳定，从而产生电极的"爆破"现象[5]。从形态学看，它可能类似于癫痫样棘波或尖波，先急剧上升，然后下降至基线（图7–18A 和 B），形态也可能类似于慢波，在双极导联上"爆破"出现相位反转（图7–18C）。应用参考导联将清楚地表明，它产生于没有电压场的单个电极（图7–18D）。电极接触不良可能会产生节律性伪差（图7–18E）。

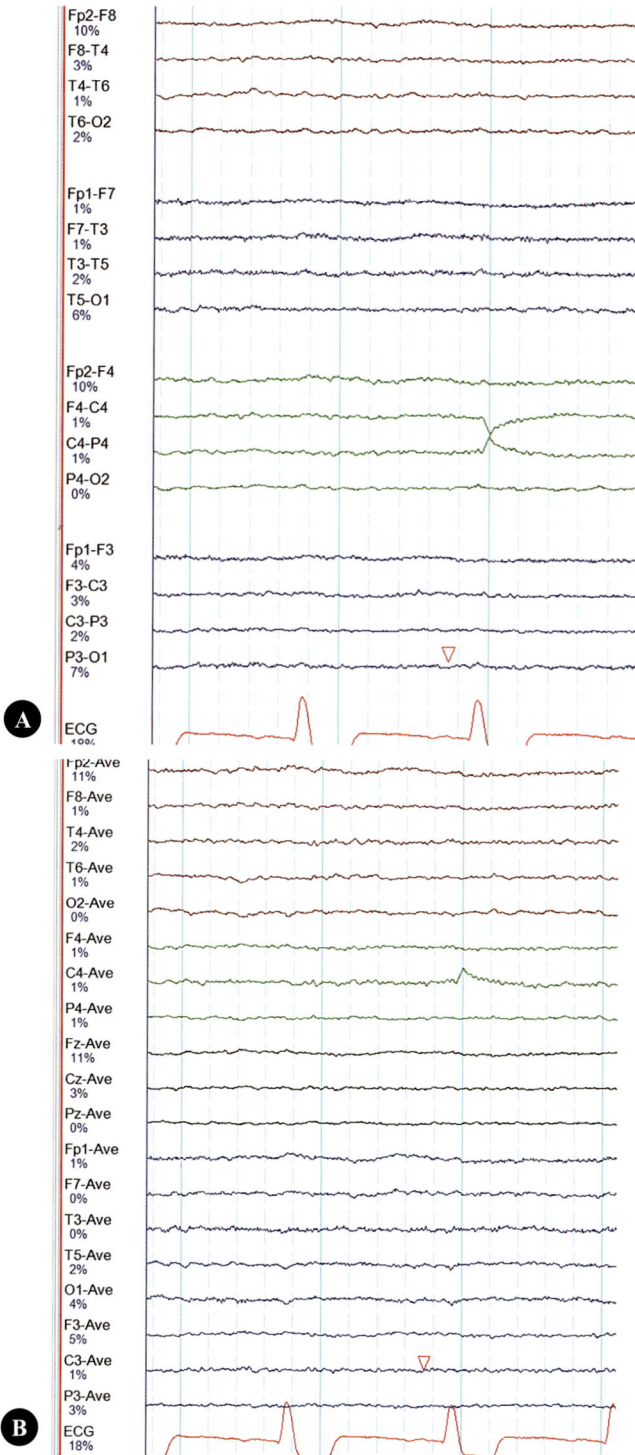

◀ 图 7-18　电极伪差

A. 尖波形态，纵向双极导联；B. 尖波形态，常见的平均参考导联

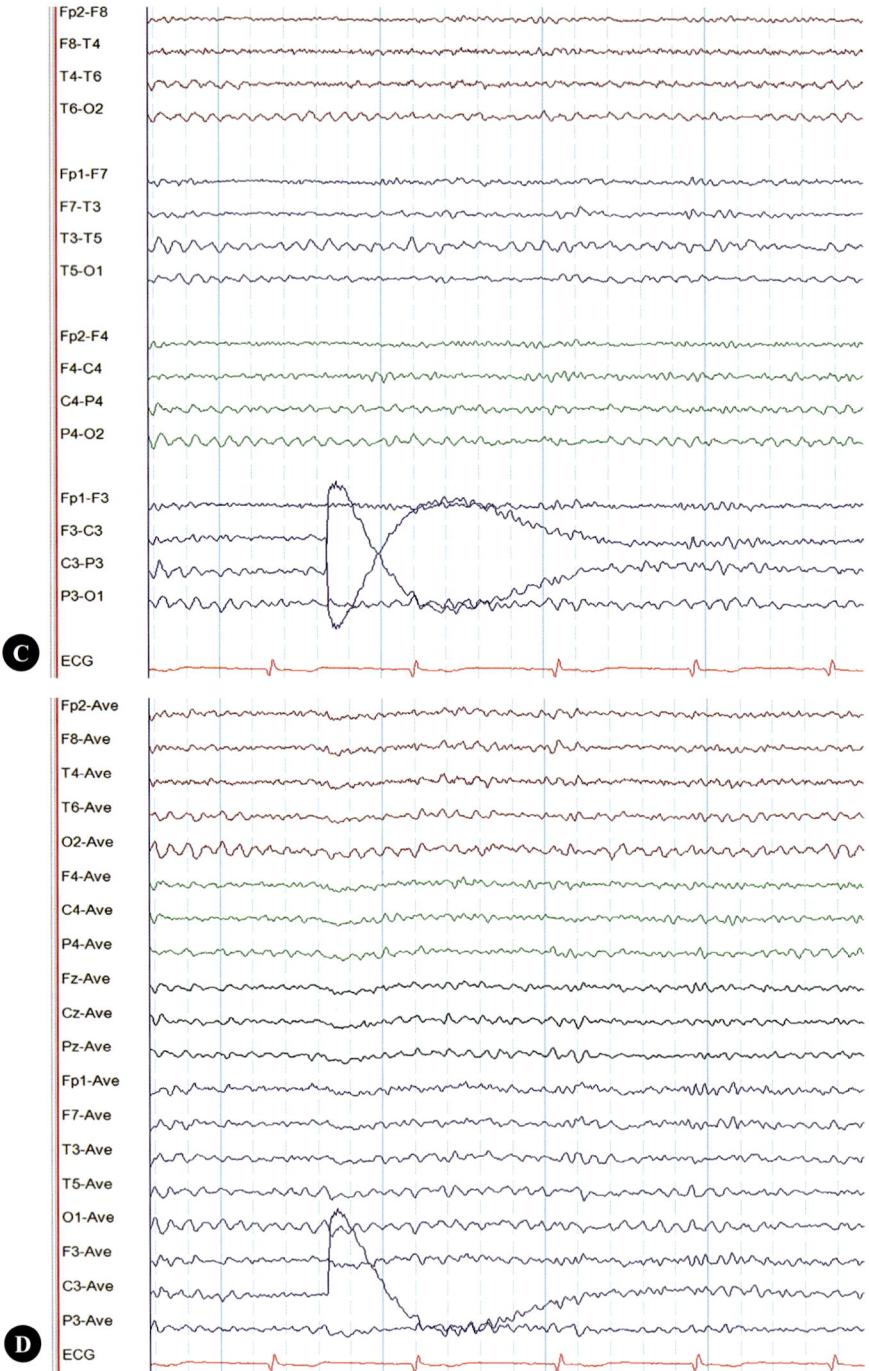

▲ 图 7–18（续） 电极伪差
C. 慢波形态，纵向双极导联；D. 慢波形态，平均参考导联

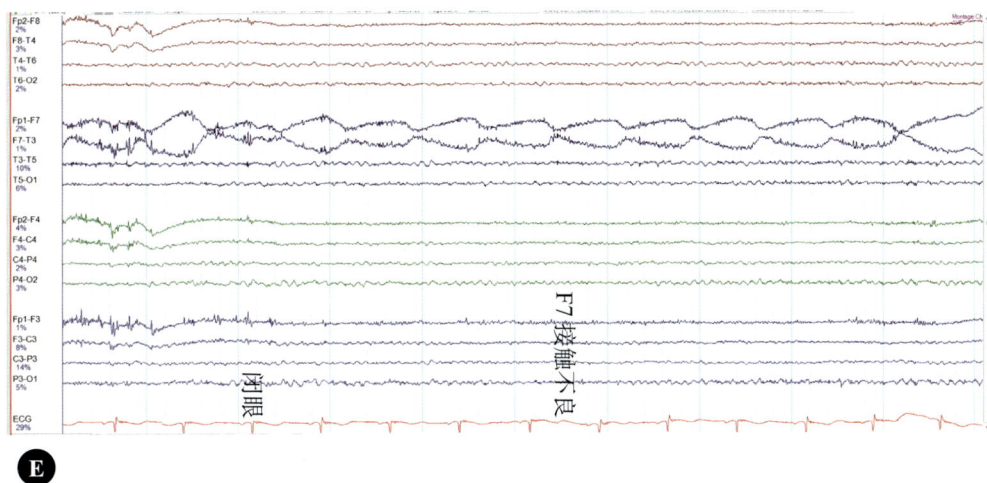

▲ 图 7–18（续） 电极伪差
E. 接触不良所致的 F7 导联上的节律伪差

每个电极通过插座盒连接到放大器，如果电极插错位置，将出现图 7–19 所示的奇怪伪差。其 ECG 电极与 T6 电极相互误插，导致 ECG 出现在 T6 上（图 7–19A）。当这种错误被纠正后，可以在 T6 和 ECG 通道上看到正常的 ECG 和 EEG 活动（图 7–19B）。

具有高阻抗的电极会引起几种伪差，包括 60Hz 伪差，详情见下文。高阻抗引起的另一个重要"伪差"是接地导联记录（见第 2 章），有 3 个电极连接到一个通道：接入 1、接入 2 和接地电极，如果接入 1 或接入 2 具有非常高的阻抗，接地电极（常放置在前额中部）会变成一个有源（输入）电极，从而产生异常波形。例如，在 T5–O1 通道中，如果 T5 电极具有高阻抗，则接地电极取代其位置，成为有效输入。因此，实际上通道反映了 G–O1 连接。由于接地电极位于前额上方，它将捕获眨眼电场，眨眼伪差出现在 T5–O1 通道上。

2. 主电源（50Hz /60Hz）伪差

频率为 60Hz（北美和南美、加拿大）或 50Hz（欧洲、澳大利亚、亚洲）的交流电源干扰会产生众所周知的伪差，静电和电磁干扰都可能导致 60Hz 伪差。然而，如果接地正确，通常该影响很小，并且由于共轭抑制，对 EEG 的影响很小。如果一个电极具有高阻抗，由于两个电极的不平衡，通道中会出现 60Hz 的伪差（图 7–20）。

广泛的 60Hz 伪差常表明接地或参考电极阻抗较高，或者脑电图机接地不良（图 7–21）。如果在记录过程中出现 60Hz 的伪差，技术人员应检查特定电极的

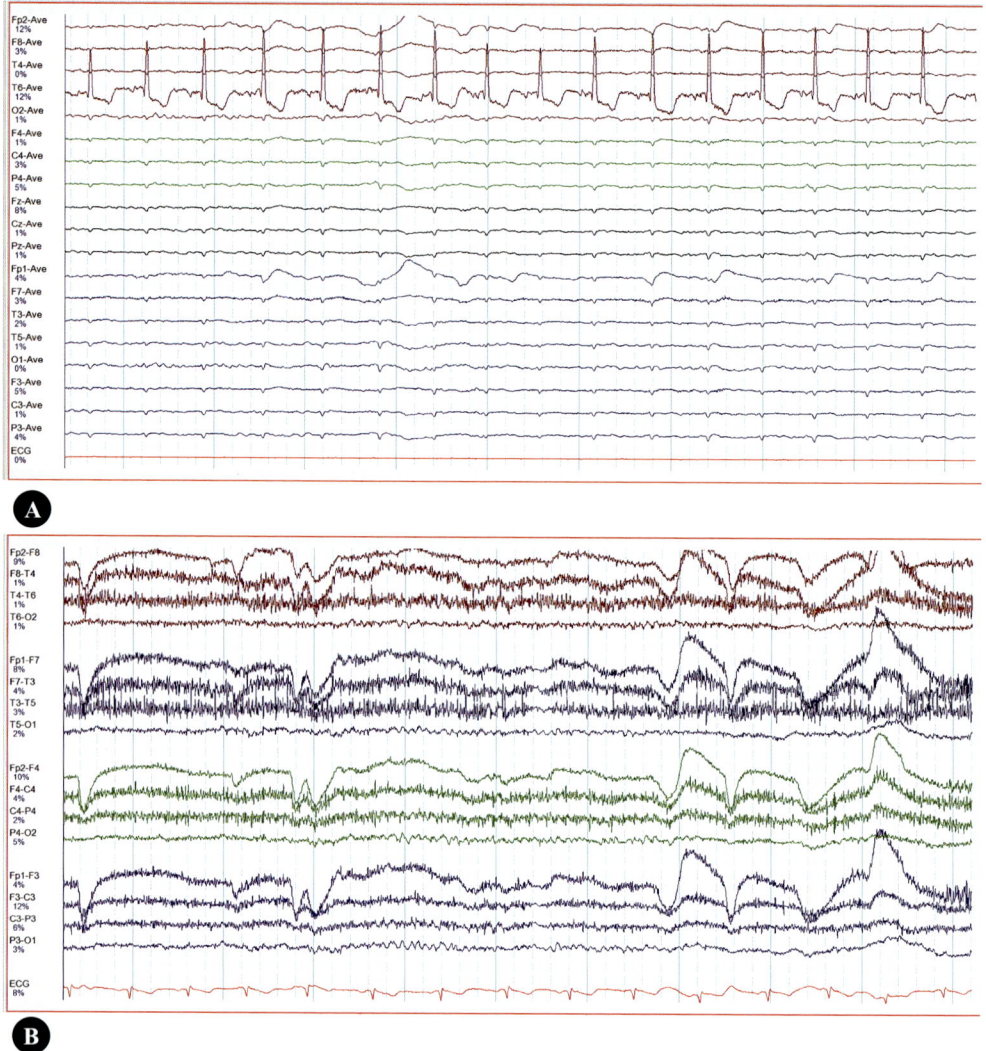

▲ 图 7-19　插座箱电极交换产生的伪差

A. 在普通平均参考导联上的 T6 处可以看到高波幅 ECG 伪差，通过改变灵敏度降低了波幅；B. 在矫正互换后正常的脑电图和心电图表现

阻抗并进行校正。如果伪差出现在所有通道中，技师应立即检查接地电极和参考电极的阻抗。

　　在检查阶段，通过应用陷波滤波器，可以轻松消除 60Hz 伪差，但在记录过程中，不应使用陷波滤波器，因为 60Hz 伪差的出现会提醒技术人员注意高阻抗电极和电气安全[1]。

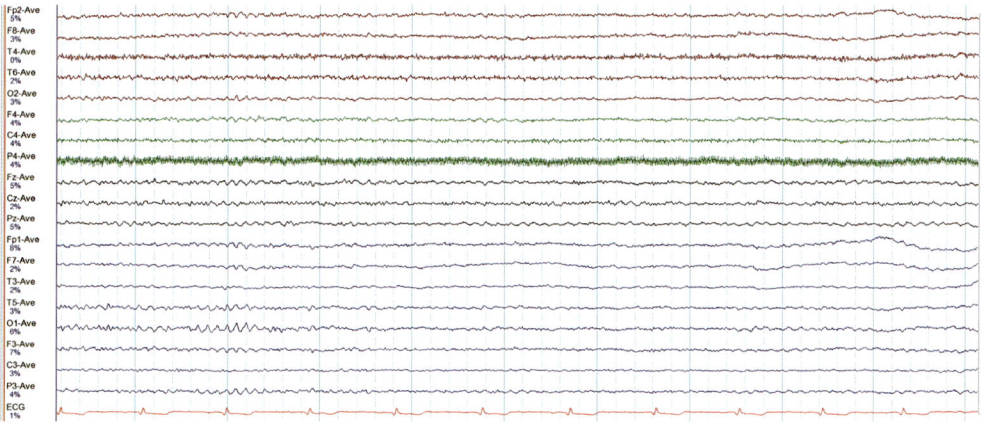

▲ 图 7-20 单一通道见 50Hz 伪差

常见的平均参考导联，请注意，P4 电极因其高阻抗而产生的 50Hz 伪差

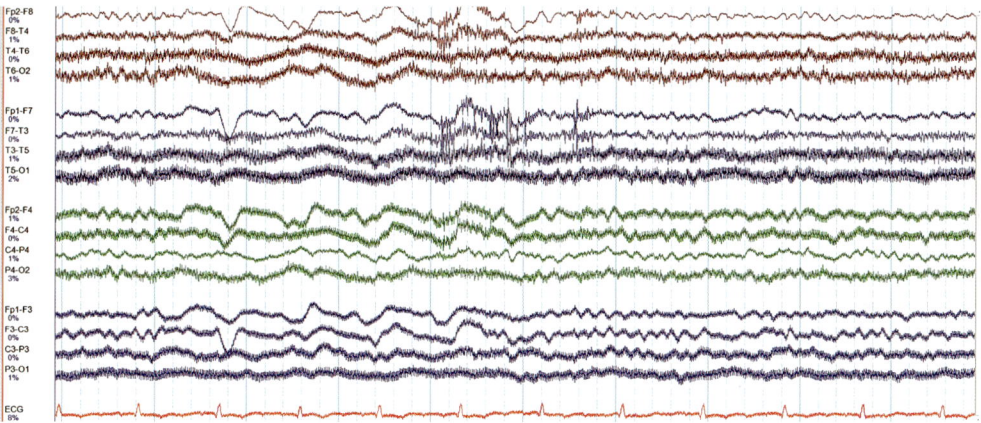

▲ 图 7-21 由于接地电极的高阻抗，50Hz 伪差广泛存在

尽量缩短电极线，将其扎成束，并最大限度地减少导线的移动，可以减少电干扰伪差。

3. 工具伪差

脑电图机不同部件的故障会产生伪差。由电极和导线引起的伪差已讨论。发生故障的放大器会产生高波幅噪声，可能会扭曲 EEG 波形。模数转换期间的混叠伪差和信号显示已在上文中描述。"阻塞伪差"是由于放大器饱和产生的，而"多路传输伪差"是由于仅对连接到放大器一部分通道进行采样而产生的[6]。

4. 环境干扰

EEG 记录在某些环境中特别容易干扰，如多种仪器（如呼吸机、心脏监护仪和输液泵）同时运行的重症监护室。

静电伪差是由电源电缆和靠近正在做脑电图患者类似源产生的，当两个导体彼此靠近时，一个导体中交变电位会在另一个导体中感应出极性相反的电势。人体就是一个导体。电缆、电线甚至靠近患者的人员移动都可能产生类似尖峰和慢波的静电假象[5、6]。静脉滴注可以通过每个点滴的运动以瞬变的形式引起静电假象[5]。

其他潜在的环境干扰包括电磁感应、移动电话、高频设备（如透热疗法）、主电源的突然电压波动、故障开关和医院传呼系统。

5. 植入式刺激器

诸如迷走神经刺激器、深部脑刺激器和脊柱刺激器之类的植入式医疗设备在刺激期间会产生伪差。其伪差往往是广泛和高波幅的，与癫痫样放电有些相似，精确放电间隔和不变的形态表明信号是由机器而不是大脑产生的（图 7-22A 和 B）。

二、伪差的识别

(1) 波形局限于单个电极或通道：从真实源记录的 EEG 信号应该遵循电生理学原理，如电压场和电偶极子。如果记录的信号不符合这些规则，人们需考虑伪差的可能性。例如，局限于单个电极而没有电场，就应该怀疑是伪差[6]，然而需记住眼睛和舌也是电偶极子，尽管他们的信号被归类为伪差。

(2) 在多个电极上可以看到波形，但是波形不遵循合理的电场：EEG 阅图者需研究电极的解剖位置如第 6 章所述，波幅在某一点最大，随着远离中波幅变小，具体取决于偶极子的方向。如果电场不遵循电生理规律，则很可能是一个伪差。同样，当某些电极跳过某一区域的非连续活动（如 Cz 和 T3 上的波形，但 C3 上没有）时，也应怀疑是伪差。

(3) 复杂波形的出现：阅图者需熟悉实践中经常遇到的各种波形。我们看到的大多数波形是单相、双相或三相的。肌肉伪差常是多相的，异常复杂形态应该要先怀疑是伪差。

(4) 相邻电极的交替多次反相：正如上文所讨论，在倾斜偶极子的情况下可以看到两次相位反转。然而，相邻电极中交替反相是相当不寻常的，应该要怀疑伪差。

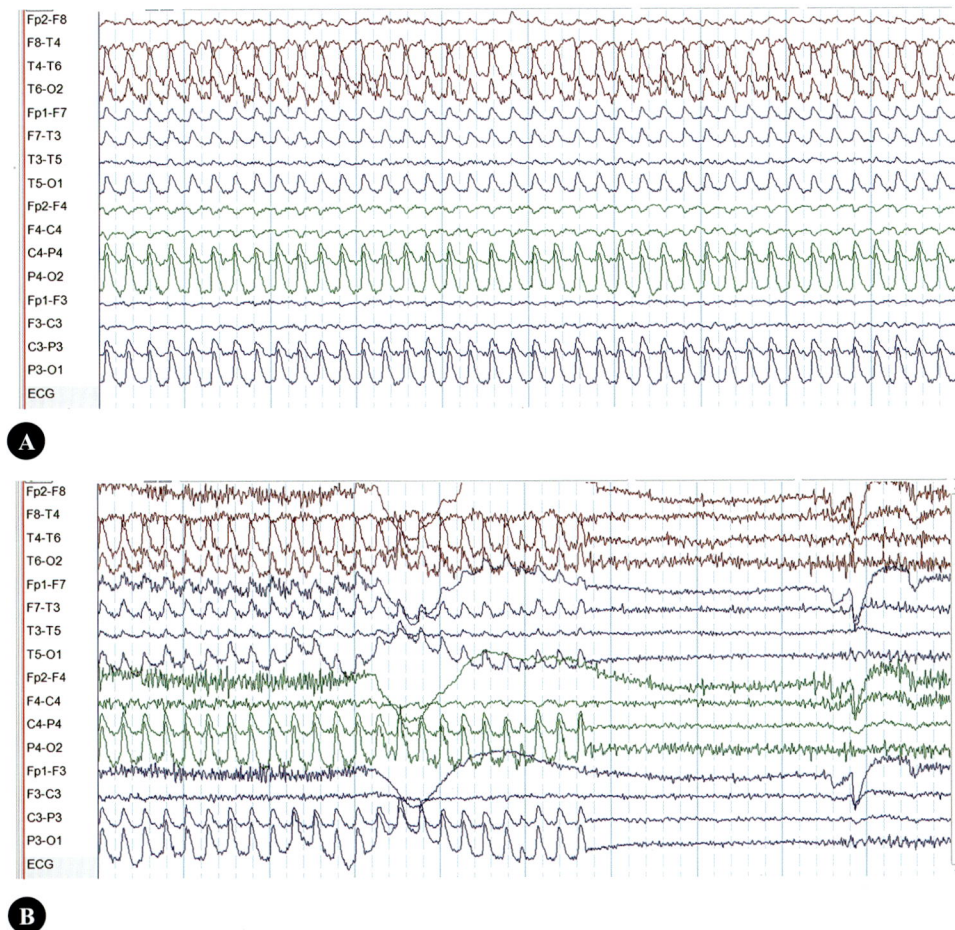

▲ 图 7-22　帕金森病患者深部脑刺激产生的伪差

A. 注意由深度脑刺激器产生的具有精确节律性的广泛规则伪差。B. 一旦设备关闭（中期），脑电图立即恢复到正常基线

(5) 非常高或非常低的频率：通常，我们感兴趣的脑电波出现范围为 1~70Hz。肌肉伪差频率要高得多。低于 0.1Hz 的极低频（次低频活动）可用于癫痫活动的定位。然而更常见的是，非常慢的频率代表汗液或运动伪差等伪差。

(6) 特定频率在特定区域的持续性，最好的例子就是 60Hz 的伪差，这可以通过持续高阻抗的电极看到。

(7) 精确的节奏和周期性：有节奏和周期性的脑电图模式很好辨认，但精确的周期性和节律性应考虑伪差的可能。

(8) 环境：在重症监护环境中记录的脑电图特别容易因各种干扰产生伪差，

"低平的" EEG，尤其是在昏迷状态下，首先要排除由环境干扰所致的伪差，因为一些机器和设备同时运行，这些机器产生的脑电图伪差并不少见。

(9) 模式识别：一些伪差显示出特有的形态和分布。眨眼伪差具有涉及额电极的特定形态，而水平眼球运动显示了头前部导联的不同形态。由于咀嚼肌活动和舌头运动的结合，咀嚼产生了非常典型的节律性伪差。肌源性伪差通常见于颞肌和额肌上的电极。ECG 伪差具有尖锐形态，与 ECG 通道中的 QRS 波群有锁时关系，脉冲伪差总是跟随 ECG 的 QRS 复合波，并且在颞动脉或枕动脉上可见。

三、伪差的排除

伪差的解决涉及 2 个层面，即技术人员和阅图者。技术人员应在记录过程中识别伪差，并采取措施解决或最小化影响。当阅图者怀疑伪差时，应该合理地调整导联设置和灵敏度等参数，以确认和消除伪差。

（一）脑电图技术人员

(1) 检查阻抗并重新凝胶化电极：电极上出现的 60Hz 伪差应提醒技术人员检查阻抗并纠正问题，同样，电极爆破和类似伪差的出现应该通过固定电极来处理。

(2) 让受试者放松：肌肉和运动伪差表明受试者紧张不安，脑电图技术人员应该与受试者交谈、解释、并试图让受试者放松。深呼吸通常是一种有效的放松方式。在焦虑和紧张的受试者中，可见反复眨眼和眼睑颤动，如果不能放松，可能需要贴上眼罩来遮住眼睛，减少眨眼。

(3) 检查电极和导线：出现异常和非典型波形，技师应立即检查电极（特别是接地和参考电极）和导线。如果怀疑光电效应伪差，在光刺激过程中覆盖特定电极可消除伪差，并可用作确认伪差来源的测试。相反通过遮盖眼睛来消除视网膜电图。如果遇到局限于单个电极的伪差，第一步是重新安放电极，如果不起作用，应该更换电极。在电极更换后，伪差的持续存在增加了插座箱连接产生伪差的可能性，电极引线销应换成没有伪差的另一个，如果伪差仍然在相同的信道中，它确认插座盒连接有故障，需要更换。

(4) 使用额外的电极：在链状电极末端出现的波形，会在没有电场的情况下造成大脑活动与脑外伪差的混淆，这可以通过应用脑外电极来解决，如应用眶上 / 眶下电极来检测眼球运动，应用颊面电极来测测舌运动。当出现节律性运动伪差（如震颤）时，在相关肌肉上应用一对表面电极可明确信号的来源。

(5) 检查环境和记录：外部装置和设备可能会产生周期性和节律性伪差。同样，来自各种设备的电干扰会产生大量伪差，技术人员应该仔细寻找这样的设备，检查伪差和发生器的同步性，并记录下来。在可能和安全的情况下，应尝试消除干扰源和人为因素（如电床或移动电话的开关）。

（二）脑电图阅图者

(1) 检查阻抗：阅图者应检查记录设置并寻找高阻抗电极，其将提醒阅图者注意涉及电极的伪差。

(2) 更换导联组合：如果之前使用双极导联，可以更换参考导联显示，并有助于识别局限于单个电极和不连续场的伪差，但要注意参考电极活化。

(3) 调整滤波设置：应用陷波滤波器应能消除 50/60Hz 伪差，提升低频滤波器以消除人为的慢波，如汗液。同样，降低高频滤波器设置将减少高频伪差，但要注意上文讨论的信号损失和失真波形产生的问题。例如，过滤 EMG 伪差会留下类似 β 的活动。

(4) 调整屏显：当存在周期性伪差时，压缩屏显（如从每页 10s 到每页 30s）将更清楚地突出周期性。

(5) 利用其他多道描记通道：其他信号如 ECG 和 EMG 通道，都有助于识别伪差。使用垂直光标，找出 ECG 的 QRS 复合波和 EEG 上看到伪差（ECG 和脉搏伪差）的时间关系。

(6) 查看同步视频：现代脑电图记录几乎总是伴随着同步视频记录。查看视频将提供非常有用的信息，如运动、患者触摸电极及附近的其他设备。

(7) 阅读技术人员标记：脑电图记录时脑电图技术人员是在现场。脑电图技术人员记录的观察结果非常有用。

第 8 章　正常变异
Normal variants

有几种脑电图（EEG）模式看起来可能异常，与癫痫样异常和节律性暴发有一些相似。历史上曾对这些模式进行过讨论和争论，现在普遍认为其是正常变异，没有临床意义。识别正常变异，以避免误解和误诊非常重要。

正常变异以阵发性节律模式或瞬变的形式出现。模式识别在变异的识别中起着重要的作用。读者需特别注意该模式的意识状态、位置、形态、波幅、频率、持续时间、节律性、反应性和演变。仔细研究其特征的组合通常可明确诊断。

一、节律变异

（一）α 变异

慢 α 变异的特征是次谐波频率（正常 α 的 50%）节律，与 α 节律相似，慢 α 变异也呈双枕分布，并具有反应性（图 8-1A 至 C），它通常与正常的 α 节律混合在一起，呈正弦或锯齿状[1]。随着眼睛睁开和闭合，慢 α 变异的反应与正常 α 节律完全一样，其是识别这种变异的最好方法。快速 α 变异具有超谐波频率，通常是正常 α 频率的 2 倍，人们经常看到它与正常的 α 节律交替出现[1]，其分布和反应性与正常背景 α 节律相同。

（二）青年后头部慢波

青年后头部慢波（posterior slow wave of youth，PSWY）模式常见于年轻人（18—30 岁）。它出现在与 α 节律混合的后头部区域，能被睁眼抑制，并随着困倦和睡眠而消失。通常，它的频率为 3～4Hz，经常可以看到 α 活动出现在慢波之上。慢波上升分支之前的最后一个 α 波波谷较基线以下的其他 α 波下降得更深（图 8-2），这些慢波随机出现或以半节律的方式出现。过度通气可促发这种现象，但光刺激没有影响[2]。

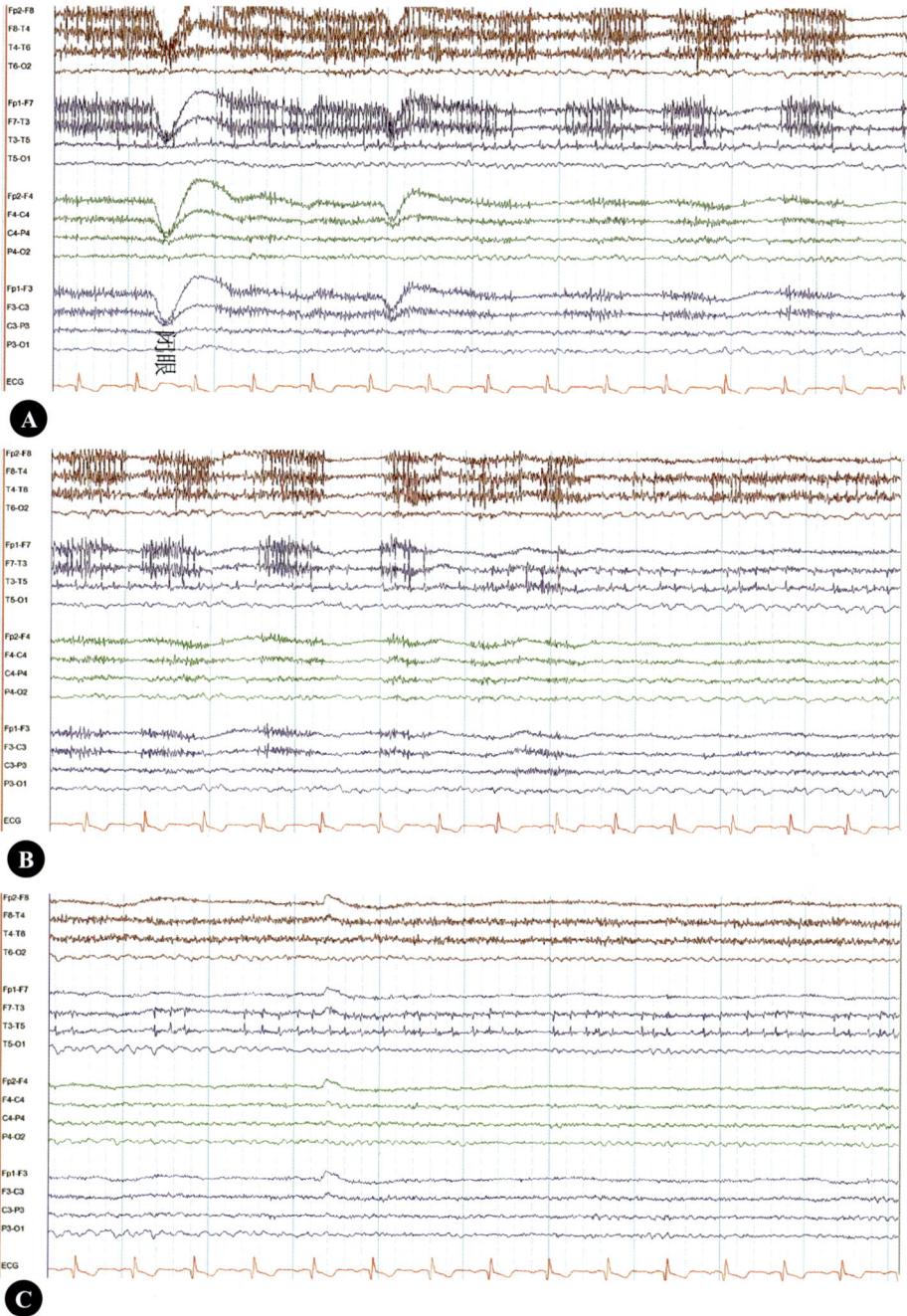

▲ 图 8–1 慢 α 变体

A. 注意枕区的 10Hzα 节律。慢 α 出现在时程末尾；B. 枕区可见 5Hz 的慢 α 活动，注意波形的 "锯齿状" 外观。C. 反应性，慢 α 随着睁眼而消失

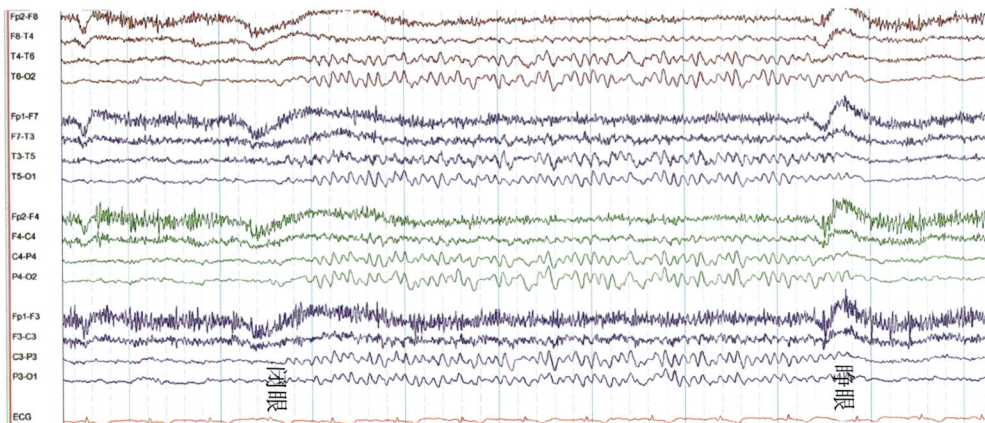

▲ 图 8-2　青年后头部慢波
注意形态特征和反应性

（三）后头部节律性慢波

后头部节律性慢波（闭眼时的头部节律性慢波活动）在闭眼后 2s 内出现，表现为在后头部区域持续<4s 的节律性双侧同步 δ 波（<4Hz）[3]。该节律随着睁眼而消失，它常是对称的，波幅是 α 节律的 2 倍。当受试者处于警觉状态并有视觉凝视时，这种节律最为明显[3]。这种变异始于儿童期（平均年龄 10 岁），但可能持续到成年期[3]。

（四）思睡期中颞区 θ 节律活动

该模式在年轻人中最普遍，也被称为精神运动变异，但也可以在儿童和老年人中看到。顾名思义，思睡期中颞 θ 节律（rhythmic mid-temporal theta of drowsiness，RMTD）常出现在思睡时以 5～7Hz 节律性 θ 活动形式出现的中颞区[1]。在 10% 的受试者中，该节律在清醒时出现，它有一个特征鲜明的轮廓和"缺口"的外观，中颞区最明显，电场可扩散至矢状旁和枕颞叶，典型的 RMTD 模式是双侧对称的，在 10%～27% 的受试者中也可能是单侧的[4, 5]。节律串常持续 1～2s，但偶尔会持续数分钟，易被误判为癫痫样节律（图 8-3）[4]，有无演变，是其与发作性节律的主要区分点（图 8-4A 至 F）。

（五）中线 θ 节律

中线 θ 节律（又称 Cigánek 节律），Cigánek 于 1961 年首次描述了该模式，其表现形式为在中央区域（Cz 电极）最大的一系列 5～7Hz 节律性 θ 活动，持续 4～20s，具有一种渐强和渐弱的外观[1, 6]。然而，该电场可能涉及额电极和矢

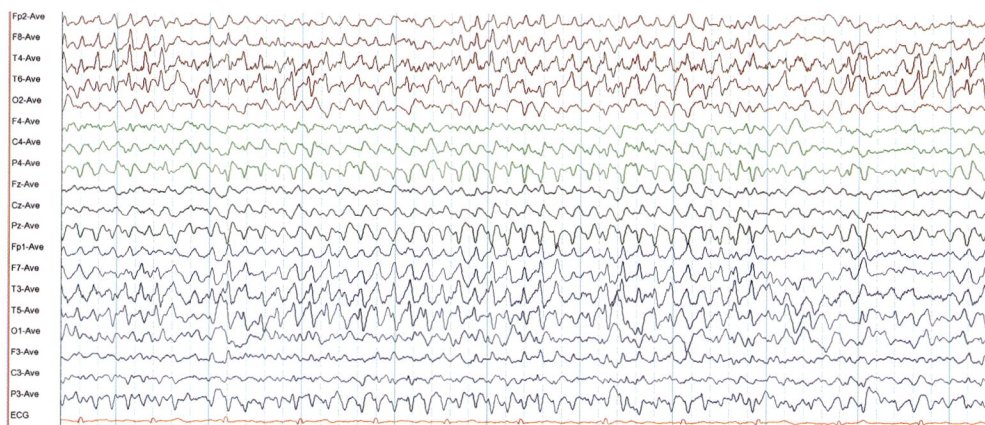

▲ 图 8-3　思睡期中颞区 θ 节律

本例显示的长时间 θ 节律没有演变的，其有助于将其与电描记图癫痫发作相区别。注意颞叶 θ 波的特征性"锯齿状"外观

状旁电极，从形态上看，它有一个尖尖的正弦曲线外观，它通常在清醒和困倦时出现，而在睡眠中消失[6]，对睁眼和其他刺激的反应是可变的。该模式在儿童和成人中都可以看到[6]。

（六）成人亚临床节律性放电

其常见于 50 岁以上的人，成人亚临床节律性放电（subclinical rhythmic electrographic discharges in adults，SREDA）是 5~7Hz 的尖形或正弦样节律性 θ 节律。在顶区和后颞区最明显，持续数秒到数，且没有演变特征（图 8-5）[7]。图 8-5 与颞叶癫痫发作模式（图 8-4）的比较突出了缺乏演变。SREDA 模式常是双向的，但也可能是不对称的，开始和结束可以是突然或逐渐的。在清醒放松、困倦、非快动眼睡眠、过度通气和光刺激时可以看到 SREDA[7]。受试者在 SREDA 期间保持无症状，无任何意识损伤或可见体征，在同一受试者的连续记录中，这种模式具有明显的刻板性[1]。

（七）额区觉醒节律

额叶唤醒节律在儿童从睡眠中唤醒时出现，并在儿童觉醒时消失。其特征为 6.5~8.5Hz 节律活动，主要涉及 F3 和 F4 电极，持续时间长达 20s[8]。混合频率的谐波引起节奏的尖锐或锯齿状形态[1]。

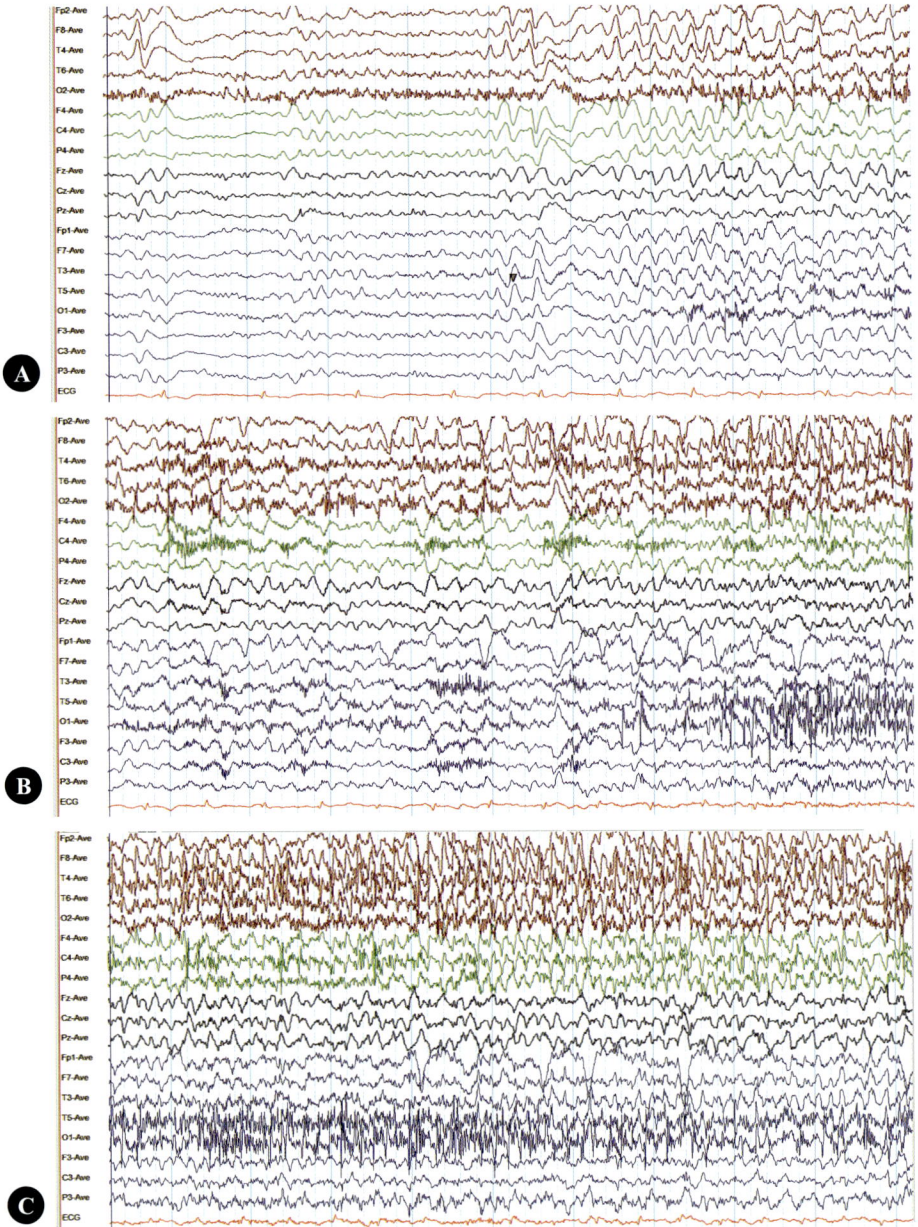

▲ 图 8-4　右侧海马硬化的内侧颞叶癫痫患者，一次局灶性起源扩散至全导放电的强直 - 阵挛性癫痫发作

说明了发作节律与思睡期中颞 θ 节律与成人亚临床节律性放电非节律性相比是如何演变的。A. 发作性发作，右侧颞叶起源的节律性 θ 活动，很快变为双侧发作；B 和 C. 注意发作间期的尖慢复合波，发作期起始为 F8T4 电极频率的演变。注意右侧颞侧节律的频率稳定增长，波幅增高

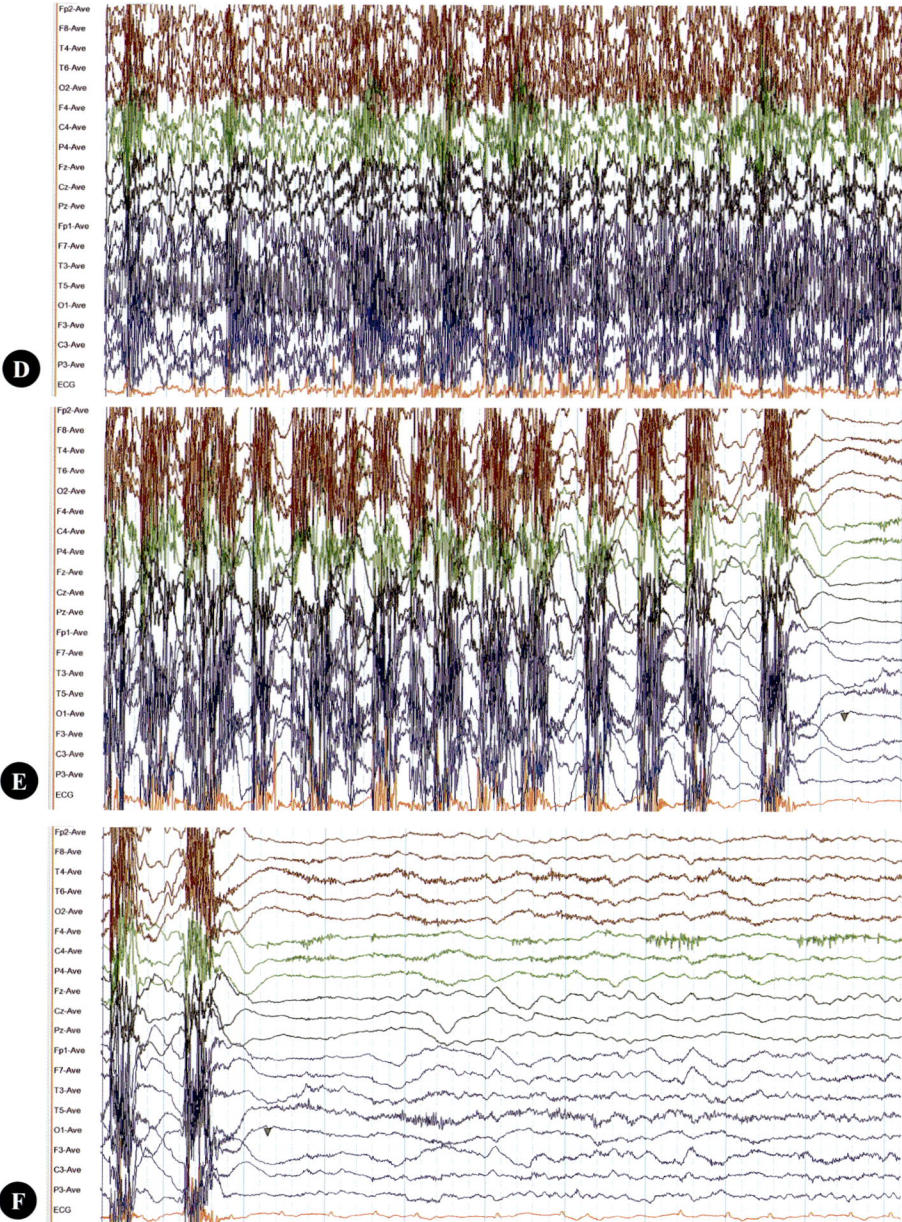

▲ 图 8–4（续）　右侧海马硬化的内侧颞叶癫痫患者，一次局灶性起源扩散至全导放电的强直 – 阵挛性癫痫发作

说明了发作节律与思睡期中颞 θ 节律与成人亚临床节律性放电非节律性相比是如何演变的。D. 癫痫发作的强直阵挛期，发作节律被肌肉和运动伪差所掩盖；E. 癫痫发作的末期伴有节律性阵挛活动；F. 发作抵消和发作后变化。注意最后 2 次阵挛性抽搐，然后是发作后抑制和减慢

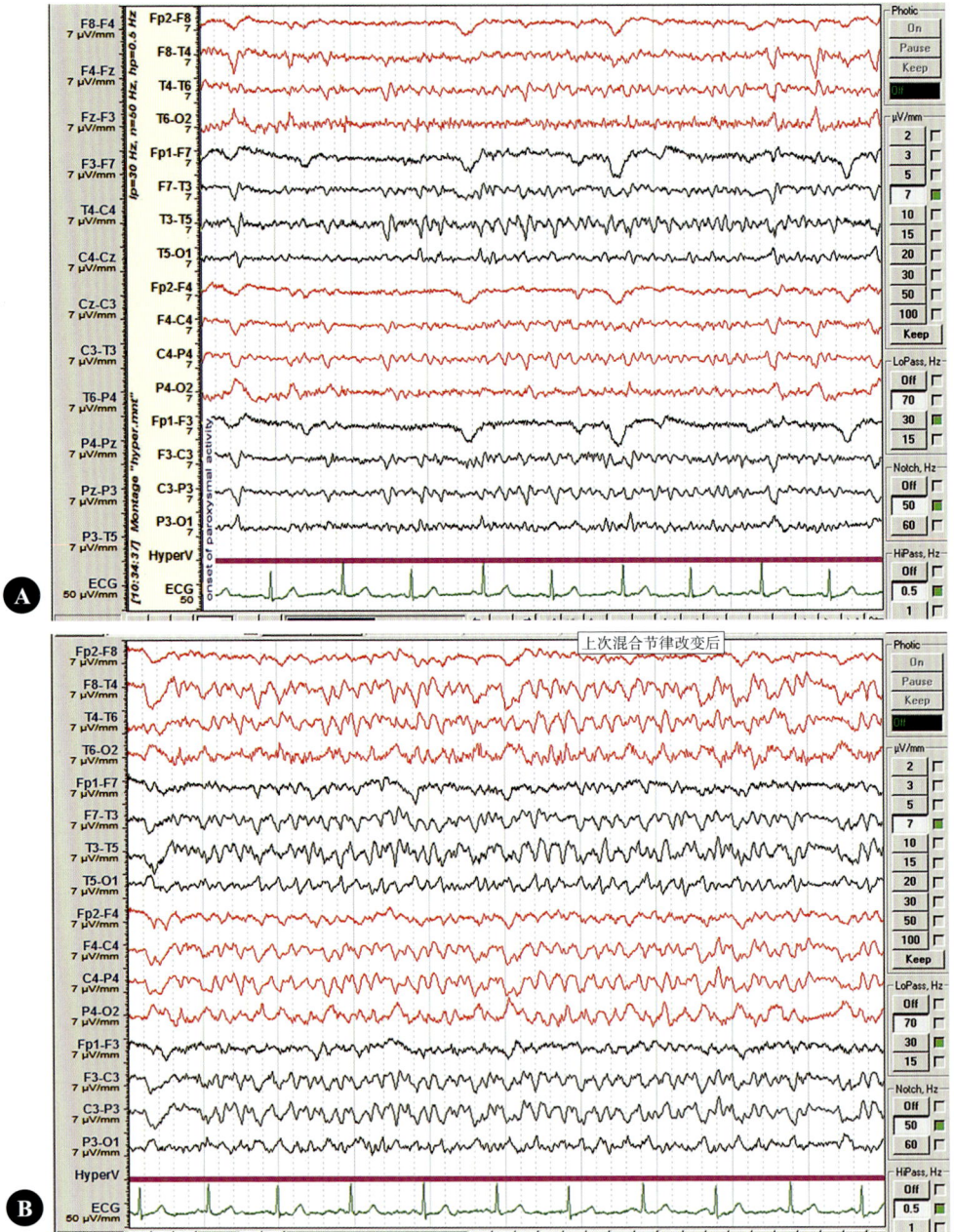

▲ 图 8-5　成人亚临床节律性放电

A. 发病的时间性过度通气时出现的颞部 θ 节律；B 和 C. 继而出现尖形 θ 节律，没有演变

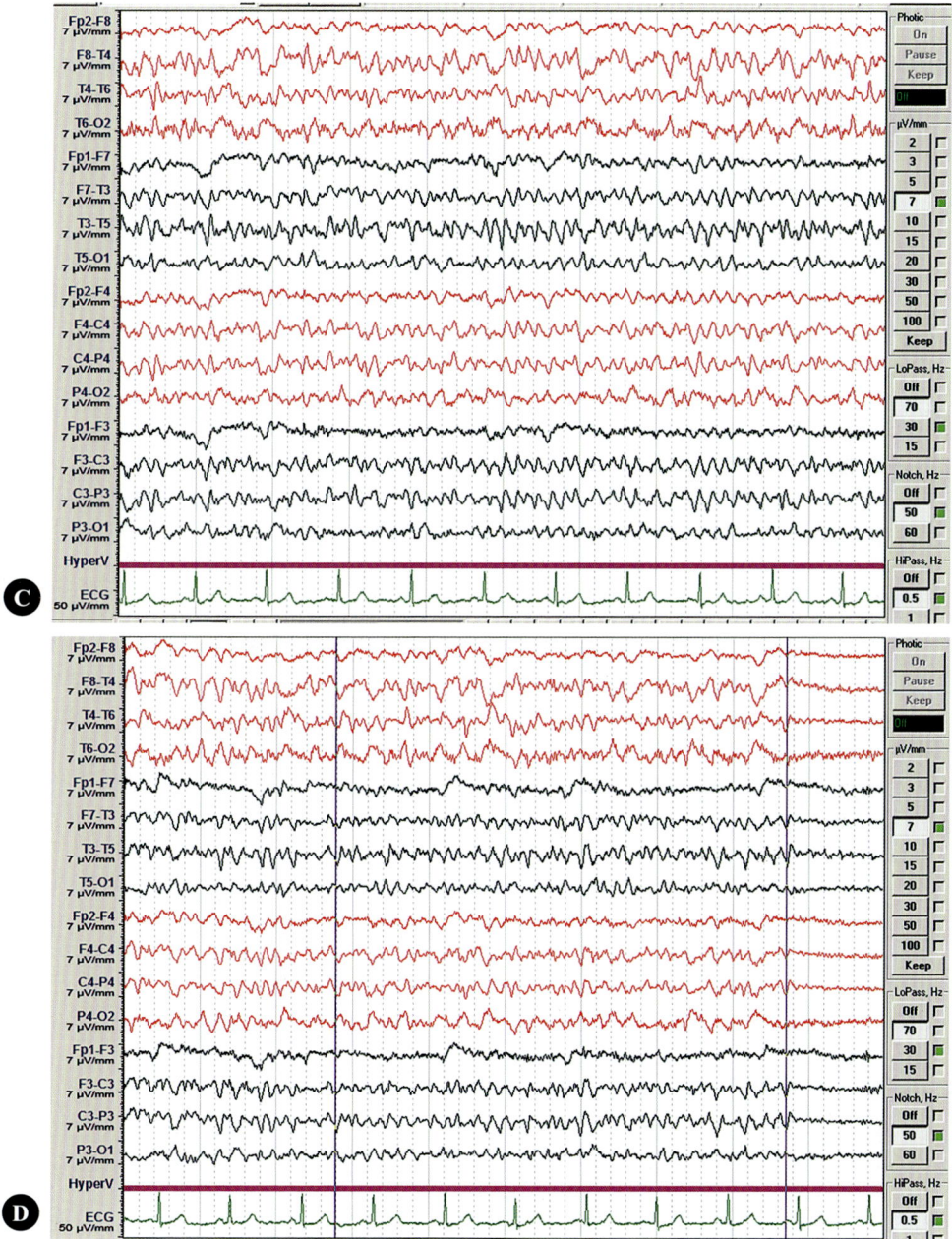

▲ 图 8-5（续）　成人亚临床节律性放电

B 和 C. 继而出现尖形的 θ 节律，没有演变；D. 突然消失

（八）催眠节律和思睡期超同步化慢波

该模式在儿童困倦和觉醒时可见。其表现为广泛的 3～4Hz 的高波幅慢波暴发，额中央区最明显。这种活动可以是持续性的，也可以是阵发性的[9]。在深度镇静下的成人中可见[10]。

二、波形变异

（一）14Hz 和 6Hz 正相棘波

14Hz 和 6Hz 正相棘波（又称 Ctenoids）模式在儿童和青少年的困倦和浅睡中可见，表现为单侧或交替性不同步出现。顾名思义，其尖峰为正向的弓形波，频率在 14Hz（范围 13～17Hz）和（或）6Hz（范围 5～7Hz）[11]。这种变异在参考导联上表现得最为明显（图 8-6），过度通气和光刺激能有效激活该变异[11]。

（二）6Hz 棘慢复合波暴发

幻影棘波变异的特征是 5～7Hz 棘波暴发，持续时间长达 1s 波幅非常低（<25μV），见于成人和儿童。其变异有两种不同的亚型，即 WHAM（清醒期、高波幅、前头部优势、男性）和 FOLD（女性、枕区优势、低波幅、思睡期，图 8-7）[12]，这两种类型都是良性变异，不应被误诊为癫痫样异常。

（三）良性散发性睡眠棘波

良性散发性睡眠棘波（BSSS）变异也称为小尖、小棘波和散发癫痫样睡眠瞬变。BSSS 模式在困倦和浅睡眠（第一阶段和第二阶段）中出现，并在慢波睡眠中消失，常出现在成人中。单个出现，单相或双相的棘波，低波幅（<50μV）和短持续时间（<50ms）（图 8-8）。偶尔可以看到波幅较棘波低的后行慢波，该分布是单侧或双侧的（独立或双同步的），颞区最明显[13]。

（四）门状棘波

在成年人困倦和浅睡眠期间可以看到门状棘波，从形态上看，门状是单相、负向棘波，孤立出现或以 6～11Hz 的频率成串（图 8-9）[1]，双侧独立，中颞区最明显，与癫痫样放电中的棘波不同，门状棘波不干扰背景，也没有后随慢波。

表 8-1 总结了本章中讨论的所有变体的关键特征。

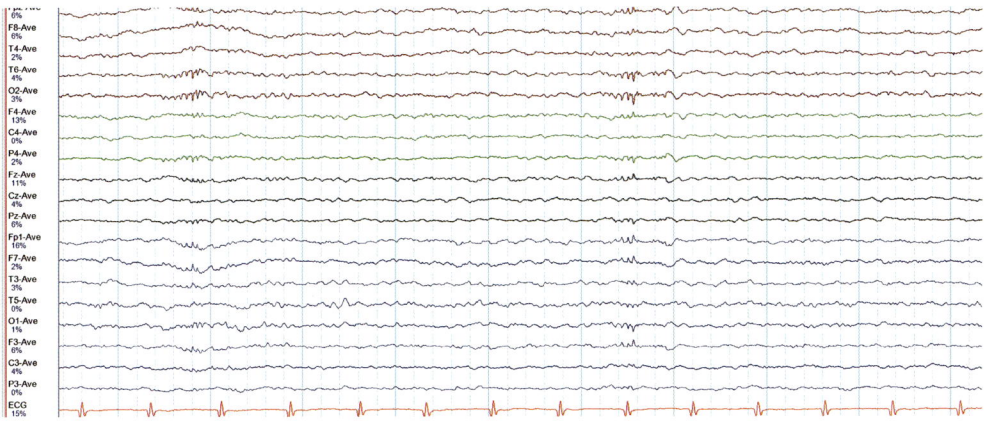

▲ 图 8–6　**14Hz 和 6Hz 正相棘波**

注意正相棘波在 T6 － O2 电极最明显

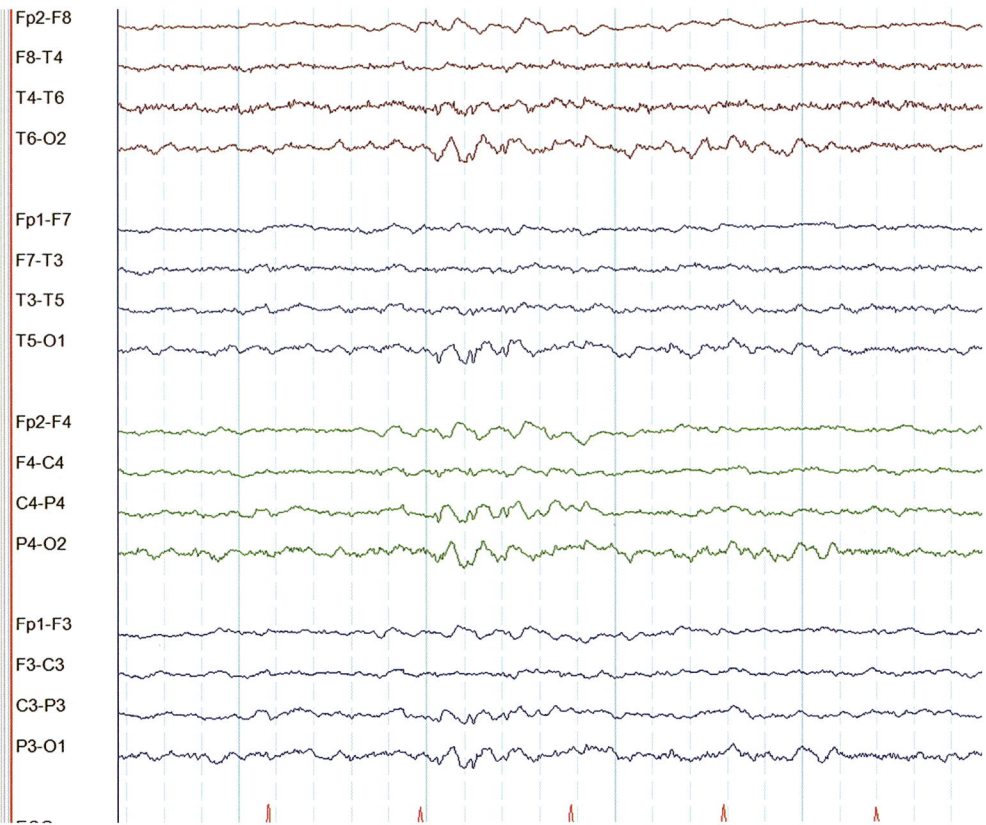

▲ 图 8–7　该脑电图显示了 **FOLD** 亚型（女性、枕叶优势、低波幅、思睡期）

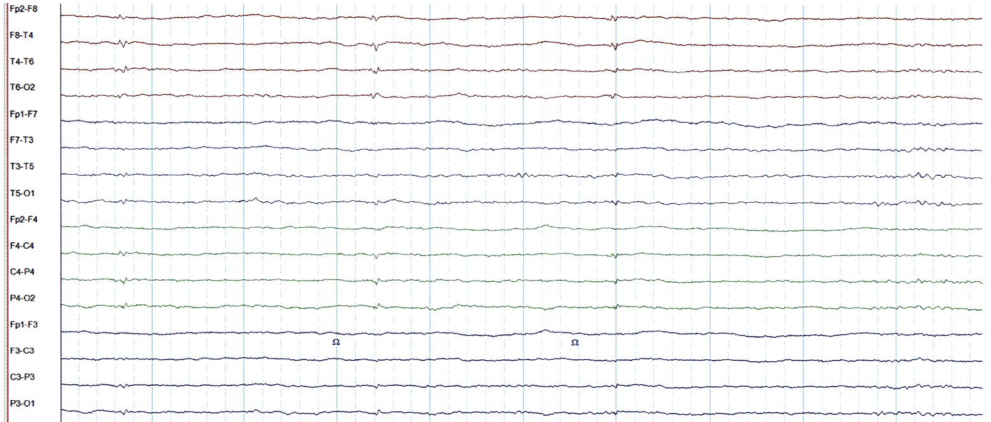

▲ 图 8-8　良性散发睡眠棘波

图中可见 3 个宽电场棘波

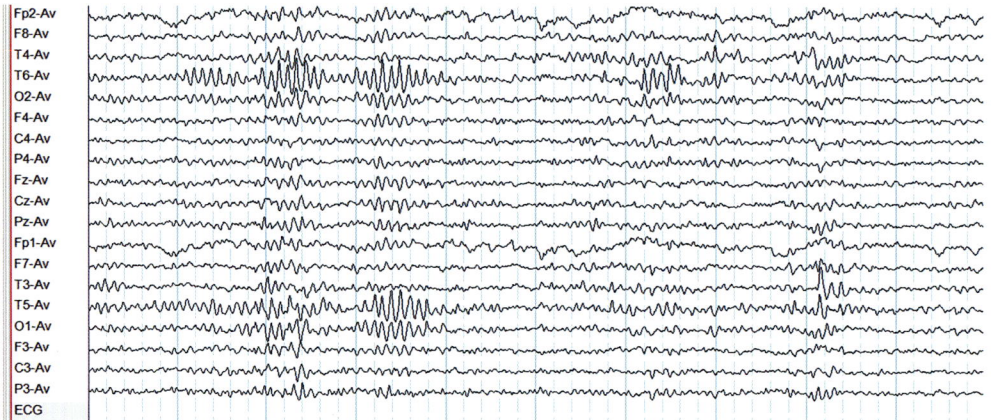

▲ 图 8-9　浅睡期双侧颞区的门状棘波

表 8-1 变体的关键特征

	年龄	阶段	分布	频率	形态	持续时间	反应性	出现方式	其他特征
慢 α	任何年龄	清醒	双侧枕叶	α节律的50%	缺口或正弦曲线	可变化	与α节律相似	与正常α节律混合或交替	
快 α	任何年龄	清醒	双侧枕叶	α节律的2倍	与α节律相似	可变化	与α节律相似	与正常α节律混合或交替	
PSYW	18—30岁	清醒	双侧枕叶	3~4Hz	慢波是θ波，δ波与α波的融合	可变化	与α节律相似	与正常α节律混合或交替	因过度通气而加重
Phi节律	儿童	清醒	双侧枕叶	<4Hz	单态和双同步	<4s	闭眼时出现，睁眼时消失	突然上升和下降	波幅为α波的2倍
RMTD	青年	困倦或松弛清醒	中颞区、双侧、独立、游走性	4~7Hz	有凹口的轮廓鲜明的	通常1~2s，偶尔数分钟	在深度睡眠中消失	逐渐上升和下降	
Cigánek节律	任何年龄	清醒和困倦	Cz中央最明显	5~7Hz	尖峰和正弦曲线	4~20s	在睡眠中消失	盛衰	
SREDA	>50岁	清醒、困倦和NREM睡眠	颞顶后部，单侧或双侧不同步	5~7Hz	尖峰和正弦曲线	40~80s	在过度通气和光刺激时出现	逐渐或突然	在录制过程中重复出现多次，在重复录制时持续出现

	年龄	阶段	分布	频率	形态	持续时间	反应性	出现方式	其他特征
FAR	儿童	从睡眠中唤醒	F4F3 额中央	6~8Hz	纺锤状的, 锋利的, 有缺口的	<20s	警觉时消失	盛衰	
HHS	儿童	困倦和觉醒	广泛	3~4HZ	高波幅, 超同步 可能有凹痕或尖波	几秒到几分钟	觉醒时消失	突然上升和下降	
14和6正尖峰	儿童和青少年	困倦和轻度睡眠	后颞最明显, 单侧或双侧	13~17Hz 和 5~7Hz	梳状, 正尖峰, 波幅<75μv	<1s	由过度通气和闪光刺激引发	突然	
幻影棘波	儿童和成人	清醒和困倦	广发性额部或枕叶最明显	5~7Hz	小尖峰<25μv, 波<40μv	<1s	在深度睡眠中消失	突然	2亚型: WHAM 和 FOLD
BSSS	青少年和成人	困倦和轻度睡眠	单侧或双侧颞叶最明显		波幅<50μv, 持续时间<50ms, 单相或双相		在慢波睡眠中消失	突然	
门状棘波	成人>30岁	困倦, 轻度睡眠, 放松清醒	颞前/颞中部最明显单侧或双侧独立	6~11Hz	单相波<1s 弓形尖峰, 无慢波, 60~200μv	<1s		突然	转移优势, 或单边优势

RMTD. 思睡期中颞区θ节律; SREDA. 成人亚临床节律性放电; FAR. 额叶唤醒节律; HHS. 催眠/催眠超同步; BSSS. 良性散发睡眠棘波

第三篇

异常脑电图
脑电图在癫痫等其他神经系统疾病中的临床应用
Abnormal EEG
Clinical applications of EEG in epilepsies and other neurological disorders

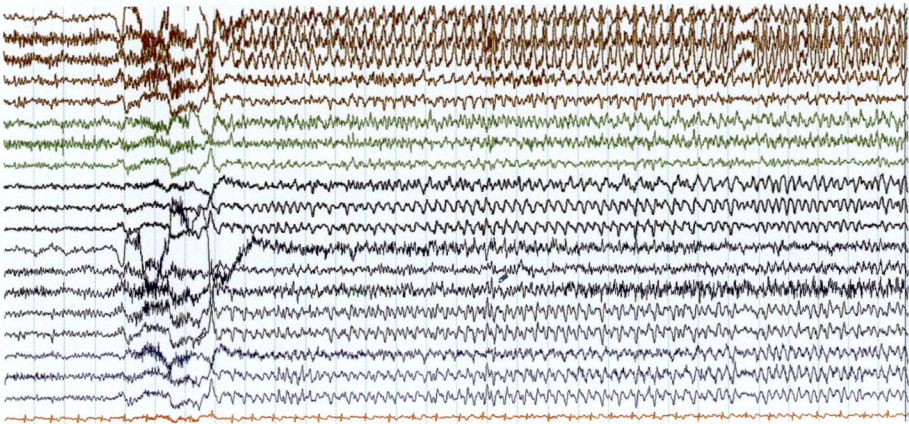

第9章　癫痫样异常波形的发作间期、发作期、发作期－发作间期连续体

The spectrum of epileptiform abnormalities Interictal, ictal, and ictal–interictal continuum

区分发作间期和发作期脑电图对新手来说有一定难度。发作间期的癫痫样放电是癫痫的"足迹"，它只是某阶段出现癫痫发作趋势的标志。相反，发作期癫痫样异常表明癫痫发作可能是临床发作，也可能是亚临床发作。发作期脑电图异常是癫痫发作的明确征兆。打个比方，如果发作间期癫痫样放电是火花，那么发作期的就是火焰。

最近，人们发现一个灰色地带，被称之为发作期－发作间期连续体。如果用火花和火焰做类比，发作期－发作间期连续体可以比作火花，在一些情况下极有可能发展成为发作期（火焰），重症监护室患者的脑电图上经常能捕捉到这一发作期－发作间期连续体。

一、发作间期癫痫样放电

（一）形态学

基于形态学发作间期癫痫样放电可以分为多种类型。尽管形态各异，所有癫痫样放电都具有相似的临床意义。根据潜在的癫痫综合征，分布可以是局灶性、多灶性或全面性。

1. 尖波：具有尖峰、持续时间为 70～200ms、波幅可变。上升支常比下降支陡峭，但也可能相反（图 9-1A）[1]，一般负相尖波多见。

2. 尖慢复合波：尖波（见上文）之后是慢波（图 9-1B）。

3. 棘波：是持续时间为 20～70ms 的波峰很尖波形，波幅可变（通常＞ 50μV）（图 9-1C）[1]。与尖波波形相似，上升支通常比下降支陡峭，一般负相棘

波多见。

4. 棘 – 慢波：棘波之后是高波幅慢波（图 9–1D）。

5. 多棘波（多棘复合波）：连续出现≥2 个棘波（图 9–1E）。

6. 多棘慢复合波：多棘波之后是明显的慢波（图 9–1F）。

在棘 – 慢波和多棘慢复合波中，负向波非常突出并且其波幅通常高于棘波或多棘波。在棘波 / 多棘波后看到一个非常小的波并不罕见，但其并不能使它成为棘 – 慢波或多棘慢复合波。

（二）诊断标准

脑电图医生的主要挑战是从背景中区分癫痫样放电。脑电图医生需非常谨慎，不要将轮廓清晰的背景活动和正常变异过度解读为癫痫样放电。要确定为癫痫样放电，需满足以下 7 个标准[2]。

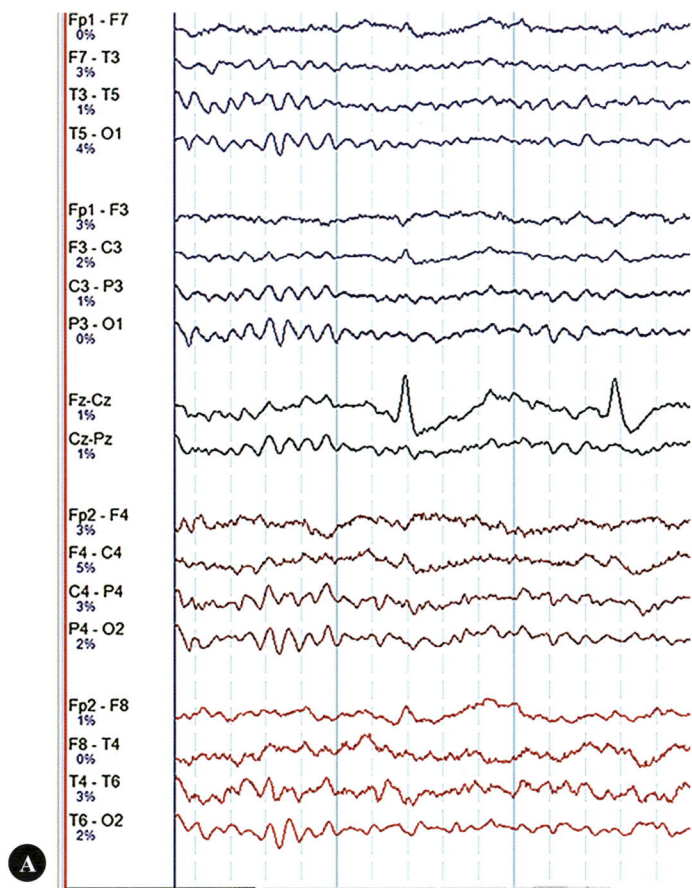

◀ 图 9–1　发作间期癫痫样放电

A. 尖波，Fz 上最明显

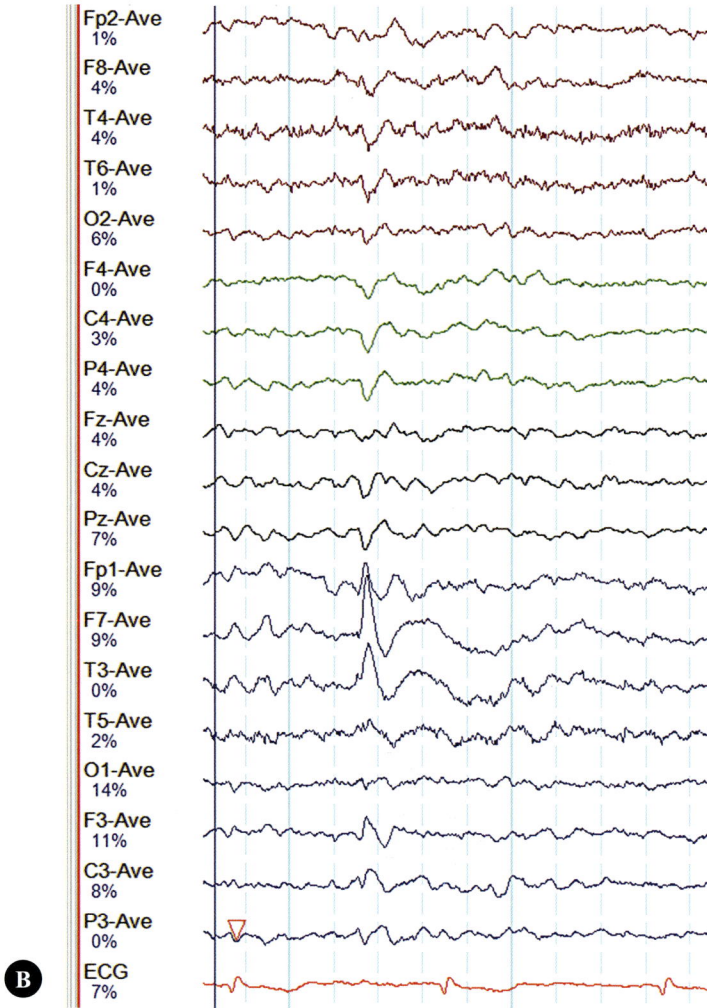

◀ 图 9-1（续） 发作间期癫痫样放电
B. 尖慢复合波。Fz 上最明显

1. 放电本质上是阵发性的，即脑电图波形突然从背景中出现，迅速达到峰值，然后突然终止。

2. 波形与背景活动明显不同，其波幅相对较高，明显突出于背景活动。

3. 癫痫样放电常具有不同于背景活动的频率。

4. 波形具有癫痫样放电的特征形态（见上文）。

5. 需有一个明显的电位差，可以通过多个电极来证实（图 9-2）。

6. 癫痫样放电一般是负向波，但并不绝对。

7. 癫痫样放电常具有不止一个位相，"位相"的概念已经在第 4 章中详细描述。

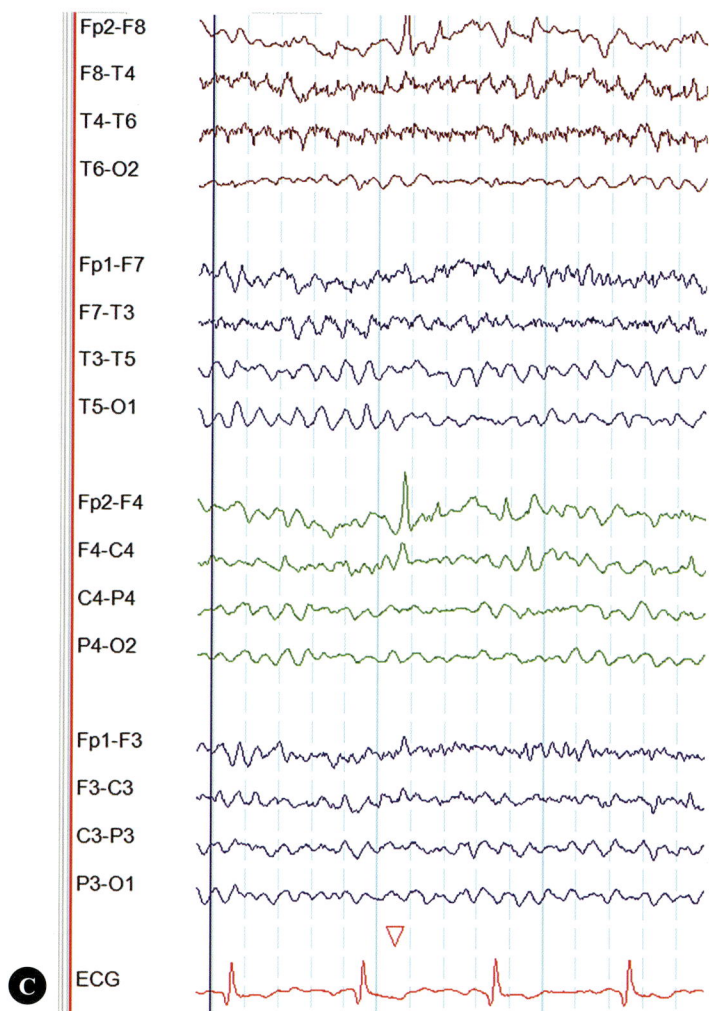

◀ 图 9-1（续）　发作间期癫痫样放电

C. 棘波。Fz 上最明显

最近，国际临床神经生理学联合会提出了鉴别癫痫样放电的 6 项标准[1]。

1. 具有尖锐或尖状的形态并且有双相或三相的波形。

2. 波形持续时间比背景活动更短或更长。

3. 尖波 / 棘波上升和下降支具有不同的斜率，从而导致不对称。

4. 尖波或棘波之后是慢波。

5. 放电干扰了背景活动。

6. 电压图显示了癫痫放电电源。

一项研究证实了以上标准，并发现满足 4 个或 4 个以上标准的诊断灵敏度为 96%、特异度为 85%、准确率为 91%[3]。

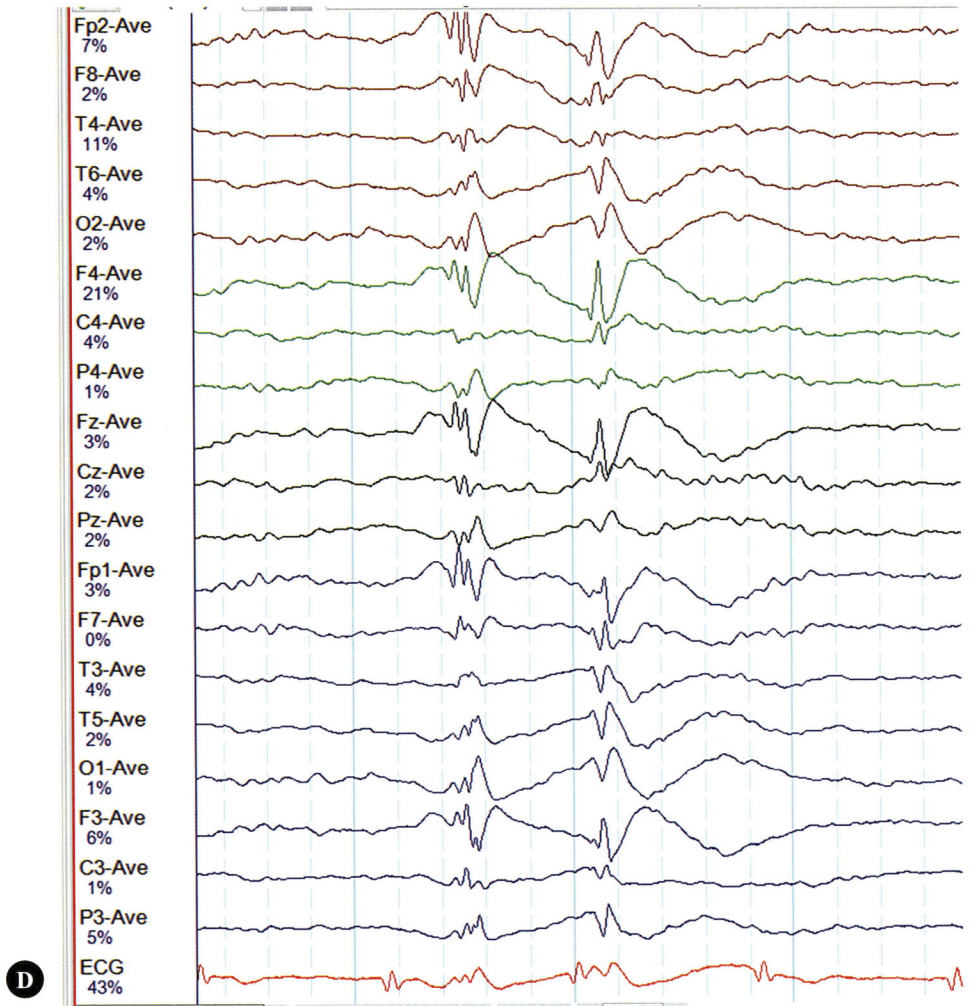

▲ 图 9-1（续） 发作间期癫痫样放电

D. 棘－慢波，注意第一个放电是多棘慢复合波，第二个放电是棘－慢波。Fz 上最明显

（三）临床意义

发作间期癫痫样放电在临床中非常有用，但与其他检查一样，检查结果应该结合临床和其他调查，以下为实际用途[1]。

1. 确诊癫痫。

2. 癫痫和癫痫综合征的分类。

3. 局灶性癫痫激惹区的定位。

4. 评估抗癫痫药物的疗效并指导抗癫痫药物的停药。

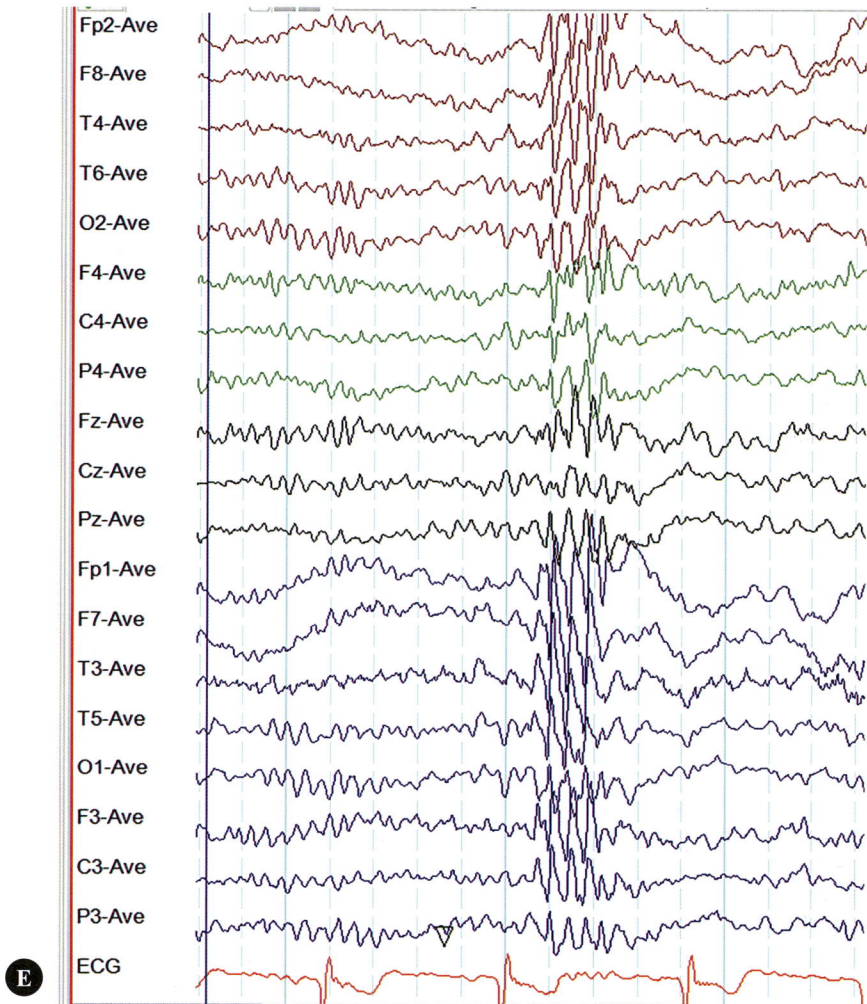

▲ 图 9-1（续）　发作间期癫痫样放电

E. 多棘波，Fz 上最明显

5. 为预后提供一定的指导。

常规门诊脑电图的准确率为 10%～50%，具体取决于包括队列特征和方法因素在内的很多变量[4]。此外，预测试可能对准确率有显著的影响，即纳入临床高度怀疑癫痫的患者会增加准确率。此外，可以通过重复测试、剥夺睡眠后记录、使用额外的电极、使用诱发试验及增加记录时间来提高准确率。在睡眠中更容易捕捉到发作间期癫痫样放电[5]。一些抗癫痫药物会降低准确率[6]。门诊脑电图检测发作间期癫痫样放电的灵敏度为 52%，而特异度为 96%[7]。需要强调的是，癫

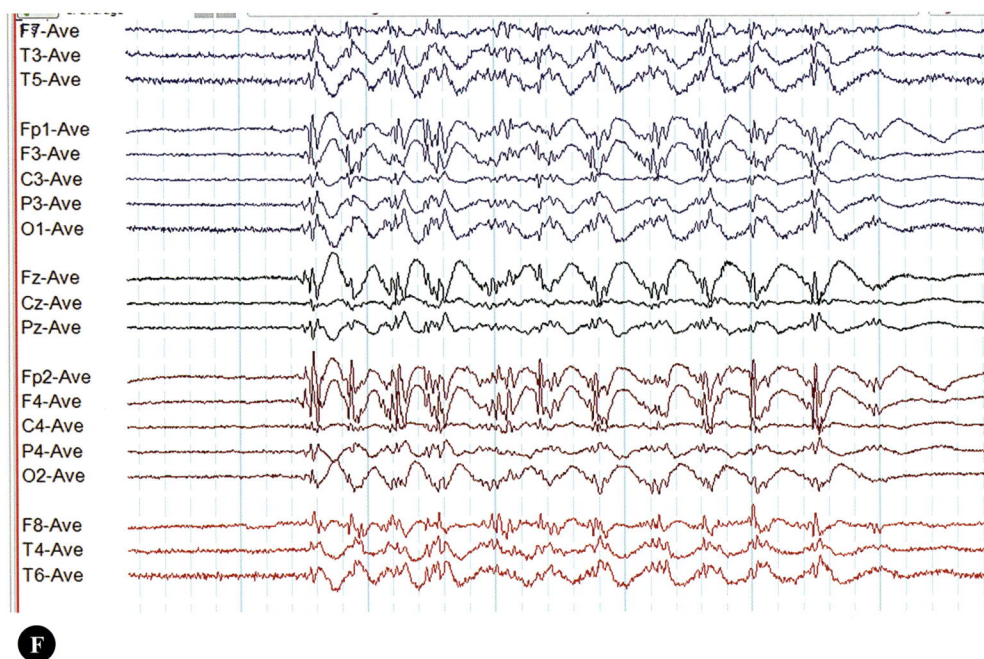

▲ 图 9-1（续）　发作间期癫痫样放电

F. 多棘慢复合波，Fz 上最明显

痫是一种有脑电图等检查支持的临床诊断，脑电图正常并不能排除癫痫的诊断。

　　根据脑电图发作间期癫痫样放电的分布，可将癫痫样放电分为全面性、局灶性和多灶性，有助于癫痫及癫痫综合征的进一步诊断分类。在所有特发性（遗传性）全面性癫痫中，都可见到全面性癫痫样放电，但一些特征有助于将该类疾病分成几个电临床综合征[8]。在局灶性癫痫中也可以看到同样的情况。例如，儿童良性局灶性癫痫表现出典型的发作间期脑电图特征[9]。

　　脑电图是癫痫手术诊断检查中不可或缺的工具。在与癫痫手术相关的局灶性癫痫中，已经定义了几个关键区域，包括激惹区、致痫区、临床症状产生区和功能缺损区[10]。发作间期癫痫样放电被概念化为激惹区[10]。它对癫痫病灶的定位仍然非常有用。用抗癫痫药物治好后，发作间期癫痫样放电仍然可能出现。最好用癫痫发作次数作为评估药物疗效的标志。然而，一项系统性综述报道提出，在特发性全面性癫痫（idiopathic generalized epilepsy，IGE）中，抗癫痫药物治疗后往往会降低癫痫样放电频率，并且这种降低与癫痫发作的控制情况和认知结局的改善相关[6]。相同地，一项 Meta 分析发现，伴有癫痫样放电的异常 EEG 预示着停用抗癫痫药物后癫痫复发率较高[11]。

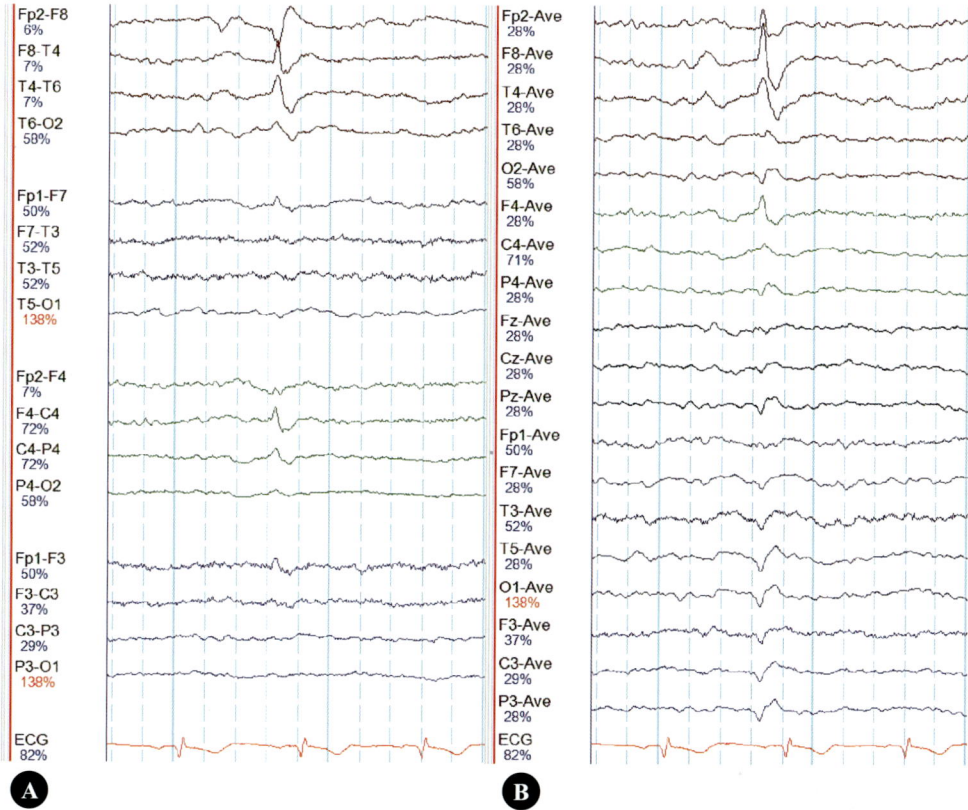

▲ 图 9-2　癫痫样放电的电压

A. 纵向双极导联，显示 F8 电极处的负相位反转。B. 电压场可以在平均参考导联图上清晰地可视化。在 F8 上可以看到波幅最高的尖波，表示磁场的"震中"。电场扩散到 T4、Fp2、F4 和 C4 电极。对于每次放电，波幅减小反映容积传导，其波幅差（电压梯度）对应于离电场的最大距离

　　发作间期癫痫样放电在几种情况下可提供有价值的预后信息。在首次无诱因癫痫发作后，出现癫痫样脑电异常预示着癫痫复发的风险显著增高[12]。在 IGE 中，全面性多棘波（发作间期的异常脑电图）是耐药性的标志[13]。IGE 中较高的癫痫样放电频率与自身较短的癫痫发作持续时间有关[14]。在接受颞叶切除术的海马硬化症患者中，术后脑电图出现发作间期癫痫样放电预示着停用抗癫痫药物后癫痫有可能会复发[15]。

（四）诊断误区

　　有大量记载发现在无癫痫人群中仍能捕捉到癫痫样放电，其患病率取决于

所研究的队列。一项研究报道称，0.5% 健康的飞行人员在体检期间出现了癫痫样放电[16]，而另一项基于转诊到脑电图实验室的研究报道为 12.3%[17]。在一项研究中，2.6% 无癫痫症状的精神病住院患者出现癫痫样放电[18]。抗精神病药物可能在其中发挥了一定作用。一项 Meta 分析发现，氯氮平能显著增加无癫痫的精神病患者癫痫样脑电图异常的风险（优势比 =17）[19]。此外，还有一个需要考虑的重要因素是癫痫家族史。一项研究报道了 6% 的青少年肌阵挛性癫痫先证者无症状一级亲属中存在癫痫样脑电图异常[20]。

有几种正常变异由于形态相似可能会被误诊为癫痫样放电。这些变异包括思睡期节律性中颞 θ 暴发、门状棘波、幻棘波和幻波，以及良性散发性睡眠棘波（见第 8 章）。对正常变异的过度解读会导致癫痫的误诊[21]。

癫痫的错误分类并不少见。由于存在局灶性和不对称性的癫痫样放电，全面性癫痫可能被误分类为局灶性癫痫，同样由于继发性双侧同步，局灶性癫痫尤其是额叶癫痫也可被误诊为全面性癫痫。"继发性双侧同步"现象会在第 10 章详细解释。

第 3 章描述了中线病灶引起一侧性癫痫样放电的诊断陷阱（图 9-3A 和 B）。大面积脑损伤导致癫痫发作的患者也可能在脑电图上出现对侧半球癫痫样放电的现象[22, 23]。

二、发作性癫痫样异常

我们观察到的脑电图发作形式取决于潜在的癫痫网络。全面性癫痫、局灶性癫痫和癫痫性脑病的发作规律将在后续章节中详细介绍，本章讨论了一些普遍规律。

节律性是发作性最主要的特征。可以在脑电图上识别出 4 种主要的发作模式，即重复性棘波或棘波放电、电衰减模式、全面阵发性快活动和不断变化的发作节律。发作的起始点提示癫痫发作的起始区域。在全面性癫痫中，发作的起始点是全面性的，即在同一时间点涉及双侧所有电极。在局灶性癫痫中，通常是在几个电极上先发作，然后才向周围扩散。例如，在左侧颞中叶癫痫发作中，发作开始出现在 F7T3 电极上。如果发作起始点在脑电图上不好定位，但是都局限在单个半球时，则称为"偏侧向发作"。有些情况下，肌电伪差的存在使得发作起始点并不清晰。

（一）非演变性和单形态重复性棘波 / 棘波放电

这种模式通常见于全面性癫痫（图 9-4）。如果脑电图模式伴有临床癫痫发

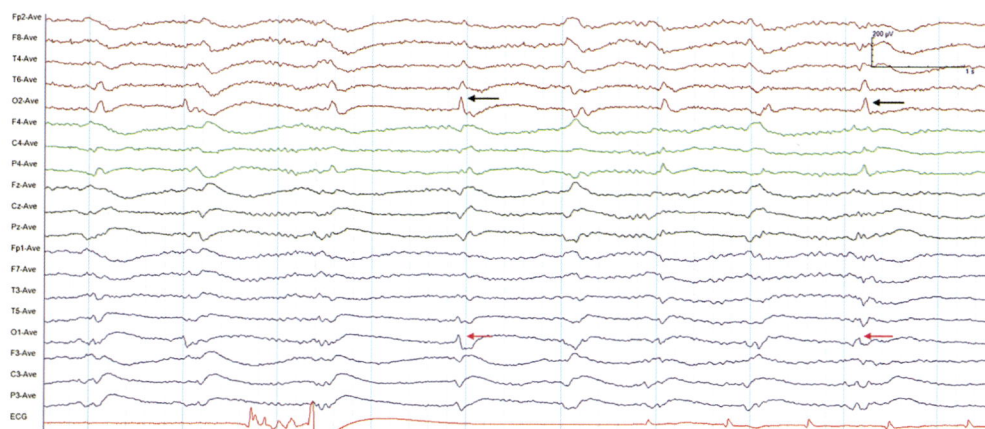

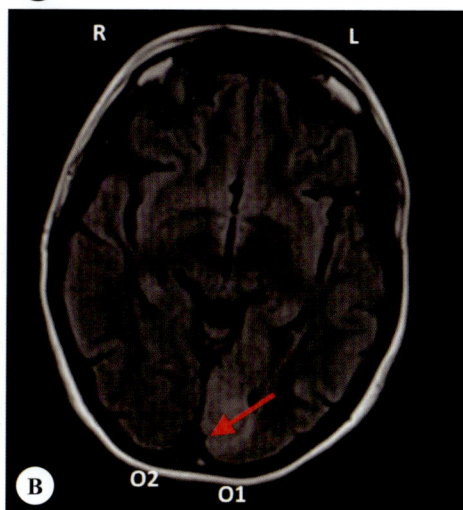

▲ 图 9-3 发作间期癫痫样放电的反常偏侧化

A. 在 O2（黑箭）和 O1（红箭）电极上看到尖波，O2 电极上的波幅更高，表明枕骨中线上的病灶更靠近 O2。B. 头部 MRI 显示左侧枕内侧区有病变。尽管致痫灶位于左侧，但右侧枕骨电极的"视野"最好，因此记录的波幅较高

作，无论持续时间长短，都很容易诊断为癫痫发作模式。难点在于当临床特征不明显或没有记录时，如何区分发作间期和发作期。在全面性癫痫的失神发作中，把发作时间≥3s 定义为重复性棘波放电。在重症监护脑电图中，把持续 10s 或更长时间的＞2.5Hz 的癫痫样放电视为癫痫发作。

（二）弥漫性电衰减模式

作为发作节律的弥漫性电衰减模式有两种形式：①全面性低电压（＜25μV）快波活动（＞15Hz）；②脑电活动的全面性衰减，但不伴有压倒性快波成分（图 9-5）[24]。这种发作节律与强直性和失张力发作有关，通常是在癫痫性脑病的情况下出现[24, 25]。弥漫性电休克模式的定义没有时间标准，通常持续时间很短暂，＜10s。

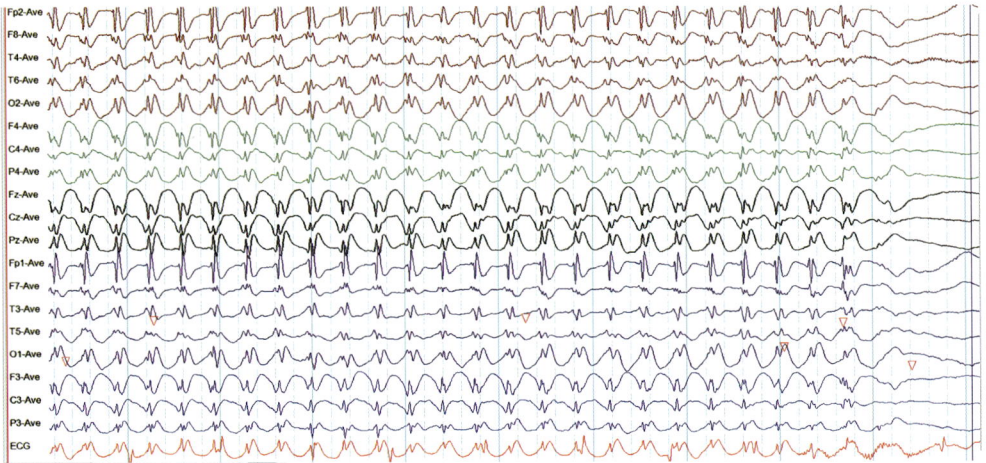

▲ 图 9-4 失神发作所示的发作节律的重复性棘波

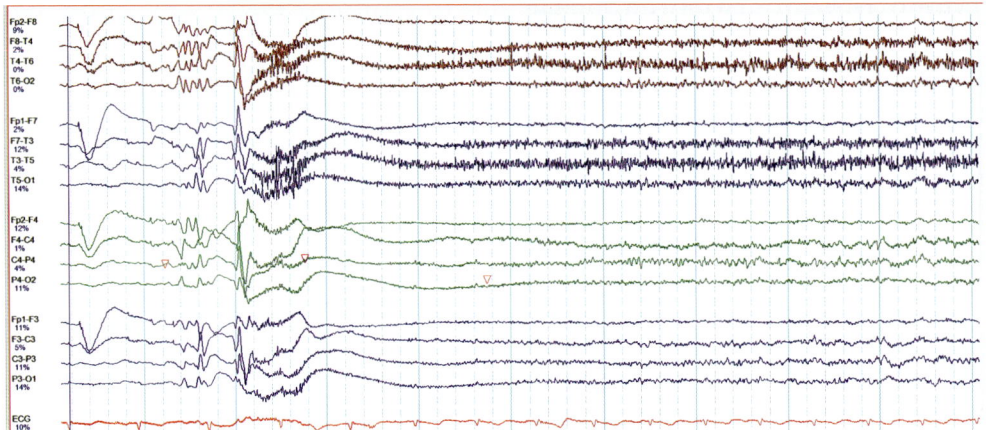

▲ 图 9-5 Lennox-Gastaut 综合征强直性发作的电衰减模式

（三）广泛性阵发性快速活动

广泛性阵发性快速活动（generalized paroxysmal fast activity，GPFA）通常与 Lennox-Gastaut 综合征的强直性癫痫发作相关，也可以在其他癫痫性脑病、局灶性癫痫和全面性癫痫中也观察到。从脑电图上看，GPFA 的特征是高波幅（100～200μV）、高频率（8～25Hz）的前中枢优势节律性棘波放电的全面性阵发性发作，持续时间≥1s，最常出现在 NREM 睡眠中（见第 12 章）[26-29]。通常，GPFA 是典型的全面性发作，但在某些情况下也会出现波幅不对称[29]。很难区分发作期和发作间期的 GPFA。强直性发作是 GPFA 的标志。然而，GPFA 发作的症状特征可能非常隐匿，如睁眼、眼睑颤动、头倾斜、眼偏斜、下颌张开和呼吸变化[26, 28]。在清醒状态下，癫痫发作时间往往更长（平均 6s，而睡眠中为 3s），并且更常出现临床上明显的癫痫发作症状（100%，而睡眠中为 47%）[28]。研究表明，在 GPFA 期间，肌电图通道上的亚临床强直活动没有明显的临床特征[30]。因此，在临床应用中，GPFA 可以被看作一种发作性节律，具有从亚临床到明显临床不同程度的症状。

（四）不断变化的发作节律

这种发作模式见于局灶性发作，它有两个关键要素，即癫痫发作和演变。识别脑电图上癫痫发作往往是一个挑战。它的特点是背景会发生变化，有时会很隐匿。有 5 种脑电图模式标志着癫痫发作[31]。

1. 局灶性棘波或尖波。

2. 任何频率的节律性活动。

3. 背景活动的衰减。

4. 基线直流偏移 / 低频活动。

5. 高频振荡。

发病后，发作节律一定会演变。从形态上看，发作节律可能由癫痫样放电、节律性频率（α、β、θ、δ、γ）或两者的混合组成。演变是指频率、形态和位置三个特征中一个或多个特征的连续变化。波幅的变化往往也提示发作模式的改变（图 9-6A 和 B）。脑电图上所需的诊断癫痫发作的演变时间有些武断。对于重症监护脑电图，持续≥10s 的不断变化节律被定义为脑电图癫痫发作，而小于 10s 则被称为"短暂潜在发作性节律放电 –BIRD"（见第 15 章）。

1. 频率变化

根据美国临床神经生理学会的标准，频率变化定义为频率在同一方向上连续 2 次或 2 次以上增加或减少≥0.5Hz，且每次变化持续 3 个或 3 个以上周期[32]。此外，每次变化持续时间＜5min[32]。例如，频率变化可以是 2Hz → 2.5Hz → 3Hz 或 3Hz → 2Hz → 1.5Hz。每次频率变化需至少持续 3 个周期。例如，3Hz 需持续≥1s，1.5Hz 需持续≥2s。

2. 位置变化

位置变化定义为有次序地扩散到 2 个或 2 个以上不同电极，每次变化持续 3 个或 3 个以上周期。此外，每次变化应持续小于 5min。例如，T4 首先出现 3Hz 的节律性活动，扩散到 T6 并持续≥1s，随后 C4 受影响并持续≥1s。

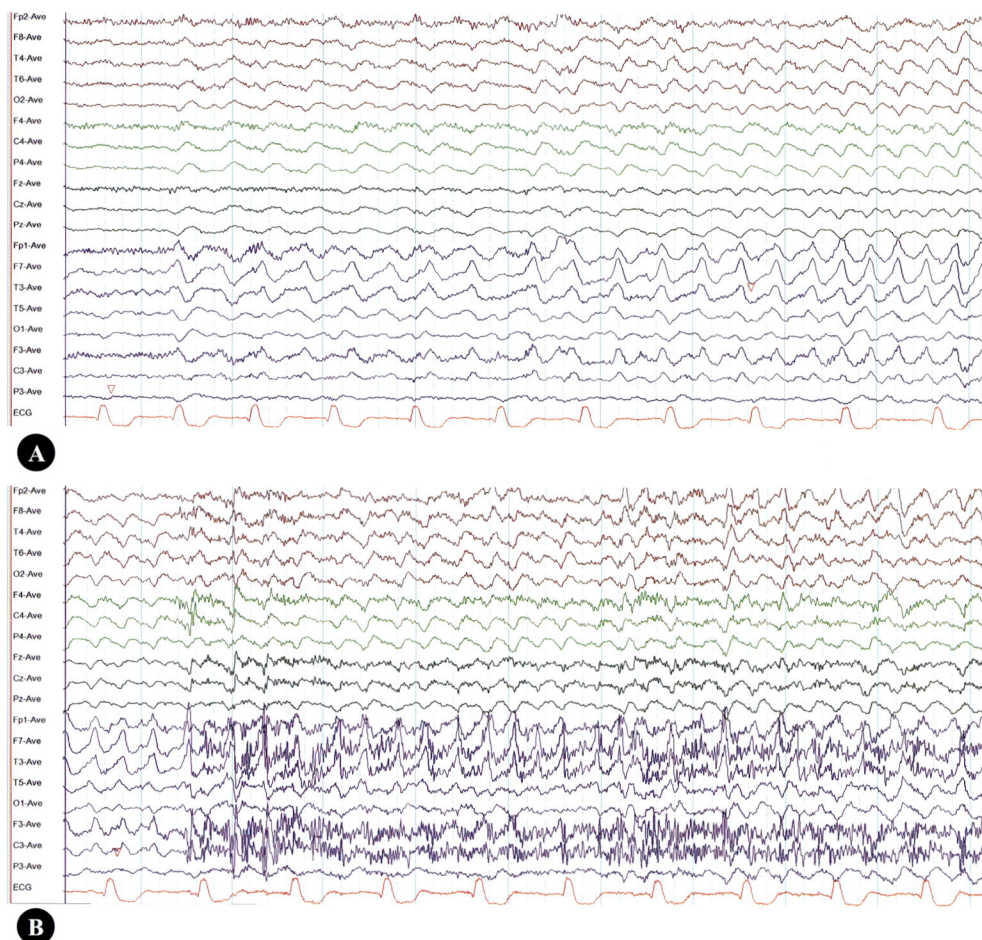

▲ 图 9-6　不断变化的发作节律

A. 左侧额颞发作（F7T3）。注意，起始时 2Hz 的节律活动在结束时变为 3Hz。形态也随着波幅的增加而变化。B. 节律性活动的频率进一步增至 4Hz 并且形态也发生变化。注意，活动逐渐扩散到其他电极

3. 形态变化

形态变化定义为连续变化 2 种或 2 种以上形态，每种变化持续 3 个或 3 个以上周期。此外，每次变化持续时间＜5min。

（五）诊断误区

"一侧性癫痫样放电"与实际放电部位存在不一致的情况 [32, 23, 33]。如果受累区域较小或较深，脑电图可能无法检测到发作节律。一项研究发现，只有 21% 的简单局灶性癫痫发作会有脑电图的可见变化 [34]。此外，肌肉和运动伪差可以

完全掩盖潜在的脑电图发作节律。因此，在排除没有明显发作节律但有症状的患者的癫痫发作时应小心谨慎。

三、发作期 – 发作间期连续体

发作期 – 发作间期连续体被认为是重症患者脑电图节律发作期和发作间期 / 脑病频谱的边界区域 [35]。该连续体包括几种节律性和周期性模式，如一侧性周期性放电、广泛性周期性放电、双侧独立周期性放电、一侧性节律性 δ 活动和广泛性节律性三角 δ 活动。将这些模式与单纯的脑病模式区分开来有一定难度。重症监护脑电图部分（见第 15 章）将详细讨论发作期 – 发作间期连续体。

第 10 章　遗传性全面性癫痫的脑电图
EEG of genetic generalized epilepsies

遗传性全面性癫痫（genetic generalized epilepsy，GGE）包括几种根据临床特征和脑电图特征诊断和分类的几种电临床综合征[1-3]。GGE 的 EEG 标志是双侧同步、对称性和全导性棘波（generalized spike-wave，GSW）放电。多棘波和多棘波放电也常见于 GGE。失对焦敏感（fixation-off sensitivity，FOS）、合眼敏感、光敏反应、癫痫样 K– 复合波 / 睡眠纺锤波和枕叶局灶性节律性 δ 活动（occipital intermittent rhythmic delta activity，OIRDA）属于 GGE 中描述的异常现象[4]。

一、发作间期与发作期异常

发作间期 EEG 异常被定义为"单发或阵发性的癫痫样放电，最多持续几秒"，而发作期节律包括"重复性脑电图放电，突发突止，其特征性变化至少持续几秒钟[5]"。亚临床发作指的是不伴有临床症状和体征的 EEG 发作模式[5]。然而，在失神发作中，很难区分发作间期和发作期癫痫样放电，因为这些放电表现出单形节律，几乎没有变化。因此，区分发作期和发作间期取决于活动持续时间和临床特征，尤其是放电时的意识障碍。研究人员使用了多种测试方法，包括反应时间和运动任务来研究尖波放电期间的认知和意识程度[6]。

关于定义失神发作的 GSW 阵发性持续时间，目前还没有达成共识。一些研究人员根据两个标准来定义失神发作：①伴有临床症状的任何持续时间全面性尖波活动；②即使不伴有临床相关症状，持续时间也＞2s 的 GSW。持续时间＜2s 且无临床体征的放电被认定为发作间期片段[7]。另一项研究认为持续时间≥3s 的 GSW 暴发，伴或不伴有临床症状视为失神发作[8]。

相反，肌阵挛性发作和全面强直 – 阵挛性发作（generalized tonic-clonic seizures，GTCS）表现出特征性 EEG 变化，与发作间期 EEG 异常的区别也很明显[4]。

二、发作间期异常

（一）棘慢复合波

1. 形态和波幅

Gibbs 等首次发表了对棘慢复合波的详细分析 [9, 10]。随后，更详细地分析揭示了棘慢复合波的三个组成部分（棘波 1、正相波和棘波 2）[11]。负性棘波 1 波幅低（25～50μV），持续时间短（10ms）。

第二个组成部分是 100～150ms 的正相波。紧随其后的是持续 30～60ms 的负性棘波 2，前部波幅最大。棘波之后的负性圆顶波持续 150～200ms（图 10-1）[11]。然而，与棘波 2 相比，棘波 1 出现的频率较低 [12]。

一项基于 24 小时动态脑电图的研究发现，96.4% 的全面性癫痫样放电是对称的。然而，仅在 24% 中观察到典型形态 [13]。

2. 地形图

通常，最大波幅出现在额中央区。通过使用三维（3-D）电位图，研究人员能够证明棘波波幅最大值位于额叶区域，涉及前部和中线电极 [14]。对脑电图进

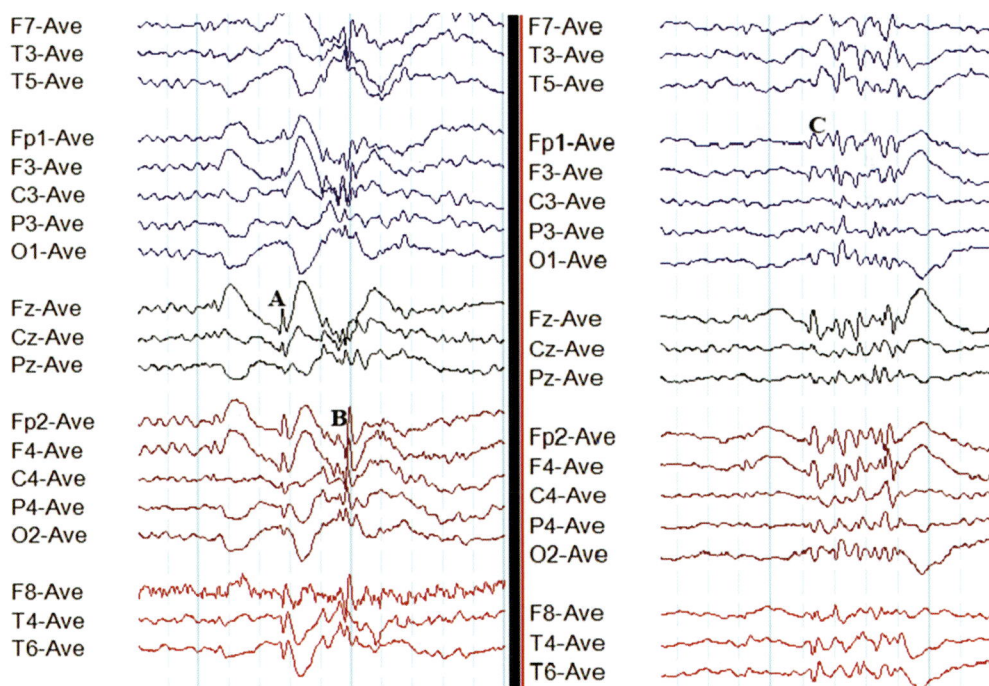

▲ 图 10-1　遗传性全面性癫痫发作间期典型的癫痫样放电
注意双侧对称和同步的棘慢复合波放电（A）、多棘慢复合波放电（B）和多棘波（C）

行定量分析，研究人员发现被诊断为 GGE 患者的前额区域活动增加[15]。失神发作时的电场最大值常在 Fz 电极检测到，并向外侧扩散到 F3 和 F4，向后扩散到 Cz 电极[16]。棘慢复合波的波幅最大值最常在额中央观察到（96.3%），其次是额叶（2.4%）和枕叶（1.3%）[13]。

使用定量 EEG 技术进行的研究进一步认识了地形图。青少年肌阵挛性癫痫（juvenile myoclonic epilepsy，JME）的癫痫样放电在 EEG 上源定位检测到眶额叶和内侧额叶皮层活动[17]。另一项使用三种源成像分析技术的研究发现，前扣带回皮质和内侧额回是 GGE 全面性棘波放电的主要解剖来源[18]。

3. 规律性

在 EEG 中，规律性是指波形形态相对一致[5]。GGE 中经典电图特征是规则且有节律的全导性棘波放电。然而，最近的一项研究报道称，60% 的全导性棘波发作不规则[13]。

4. 放电频率

Gibbs 及其合作者首次描述了失神发作的典型 3Hz 棘慢复合波活动特征[9]。通常，JME 可以看到 >3.5Hz 的快棘慢复合波活动[19]。青少年失神癫痫（juvenile absence epilepsy，JAE）的棘波放电频率（平均 3.25Hz）比儿童失神癫痫（childhood absence epilepsy，CAE）快，比 JME 慢[7]。在阵发性棘慢复合波发放中，频率并非始终不变。最初的频率稍快，然后变得更稳定、缓慢和有规律[20]。

5. 背景

一般来说，癫痫样放电出现在正常的 GGE 背景中[2]。在缓慢和无序的背景下出现全面癫痫样放电可能是癫痫性脑病[21, 22]。

（二）多棘波和多棘慢复合波

多棘波的特征是由两个或更多棘波组成，而多棘波复合体由多棘波和慢波组成[5]。在 GGE 中，多棘波通常以高幅值节律性暴发的形式出现，具有同步和普遍分布的特点（图 10-1）。

（三）光阵发性反应

这是一种异常反应，表现为闪光刺激期间产生棘波复合体、多棘波或多棘波放电[5]。光敏反应（PPR）受到几个混杂变量的影响，包括年龄、性别、种族、遗传学、抗癫痫药物使用、警觉状态（睡眠与觉醒）、睡眠剥夺和刺激技术。PPR 有三个等级：①闪光刺激后头部依赖性反应；②闪光刺激后头部非依赖性反应；③全面性光敏反应[23]。对光刺激反应定义为癫痫样放电持续时间超过刺激时间≥100ms 时的自我持续反应 [24]。PPR 最常在青少年肌阵挛性癫痫（83%）中检测到，其次是儿童失神性癫痫（21%）和 JAE（25%）[7]。然而，在 0.3%～4% 的无癫痫病史的成人中也可诱发 PPR [25, 26]。在无症状儿童中的检出率更高（14.2%）[27]。包括刺激技术在内的各种混杂因素影响，可能是文献报道结果差异较大的原因。

（四）合眼敏感

合眼敏感的特征是在闭眼后 1～3s 内出现癫痫样放电，并持续 1～4s。然而，当眼睛保持闭合状态时，放电不会持续全部时间（图 10-2）。光敏性和合眼敏感是相关的 [28]。

（五）失对焦敏感

由于注视和中心视力的消失引发的癫痫样放电（全面性或枕叶）是 FOS 的特征 [29]。这种异常需要与光敏性和闭眼敏感性区分。在 FOS 中，癫痫样放电在整个闭眼期间持续存在，并在睁眼时消失（图 10-2）[29]。要确认 FOS，应使用球面透镜、Frenzel 透镜或 Ganzfeld 刺激技术消除中心视力和注视 [30]。GGE 和枕叶癫痫中描述了 FOS [30]。在某些患者中，光敏性和 FOS 可能共存 [31]。

（六）癫痫样 K 复合波和睡眠纺锤波

广泛性癫痫样放电和 K 复合波（癫痫样 K 复合波）及睡眠纺锤波（癫痫样睡眠纺锤波）的重叠已被描述 [32, 33]。这种重叠产生了具有特征性形态和地形的复合波（图 10-3）[33]。最近的一项研究发现，其在 GGE 中很常见，65% 的患者表现出癫痫样 K 复合波，10% 的患者表现为癫痫样睡眠纺锤波 [34]。这些异常很可能表明，在 GGE 中微动静脉搏动与癫痫样放电存在联系 [34]。

（七）枕叶间断性节律性 δ 活动

OIRDA 的特征是 2～3Hz 的短暂单侧或双侧枕叶活动，规则、节律的正弦 δ 活动 [5]。深层睡眠和睁眼通常会减弱 OIRDA，而嗜睡和过度通气则使其更加突出（图 10-4A 和 B）[35]。约 1/3 确诊为 CAE 的患者中能检测到这种活动 [36]。OIRDA 经常被报道为 CAE 的 EEG 异常，但它并非癫痫所特有，它可以在脑病患者中观察到，尤其是儿童 [35]。

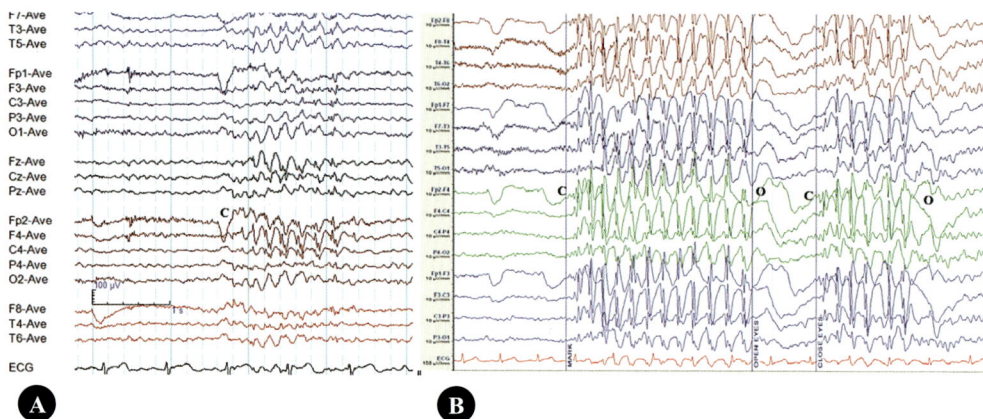

▲ 图 10-2　遗传性全面性癫痫患者的合眼敏感度和失对焦敏感

A. 闭眼后出现全面性棘波和多棘波放电（C）并在 1s 后逐渐消失，提示合眼敏感。
B. 闭眼时出现全面性癫痫样放电（C），只要闭眼就持续，睁眼时消失（O），表明失对焦敏感

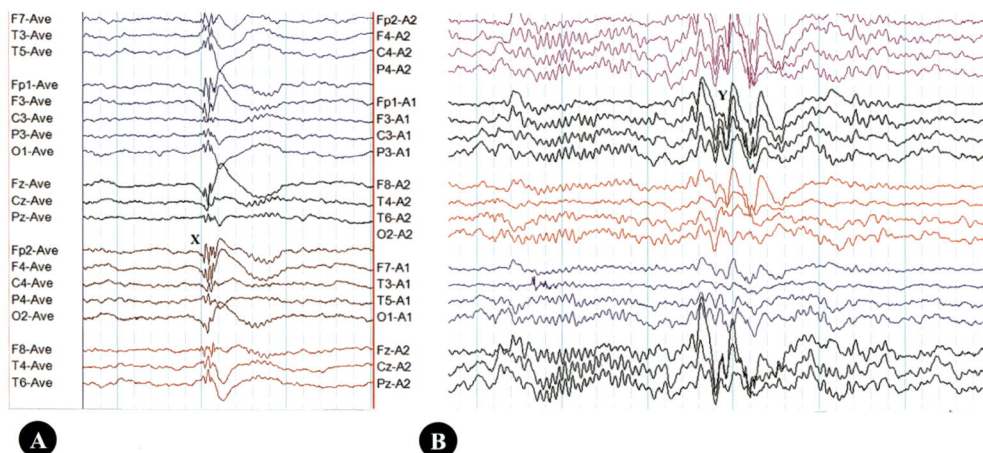

▲ 图 10-3　遗传性全面性癫痫的癫痫样 K 复合波和睡眠纺锤波

A. 多棘波在 X 处与 K 复合波重叠；B. 睡眠纺锤波中的广泛性棘波放电（Y）

三、发作期脑电图改变

（一）肌阵挛发作

肌阵挛性癫痫发作的 EEG 标志是 10～16Hz 高波幅、全导性多棘波活动及额中央明显[19, 37]。其典型放电之前可能有不规则的 2～5Hz GSW 活动，随后可能是 1～3Hz 的不规则慢波（图 10-5）[19, 37, 38]。EEG 发作可能比临床发作时间长几秒。

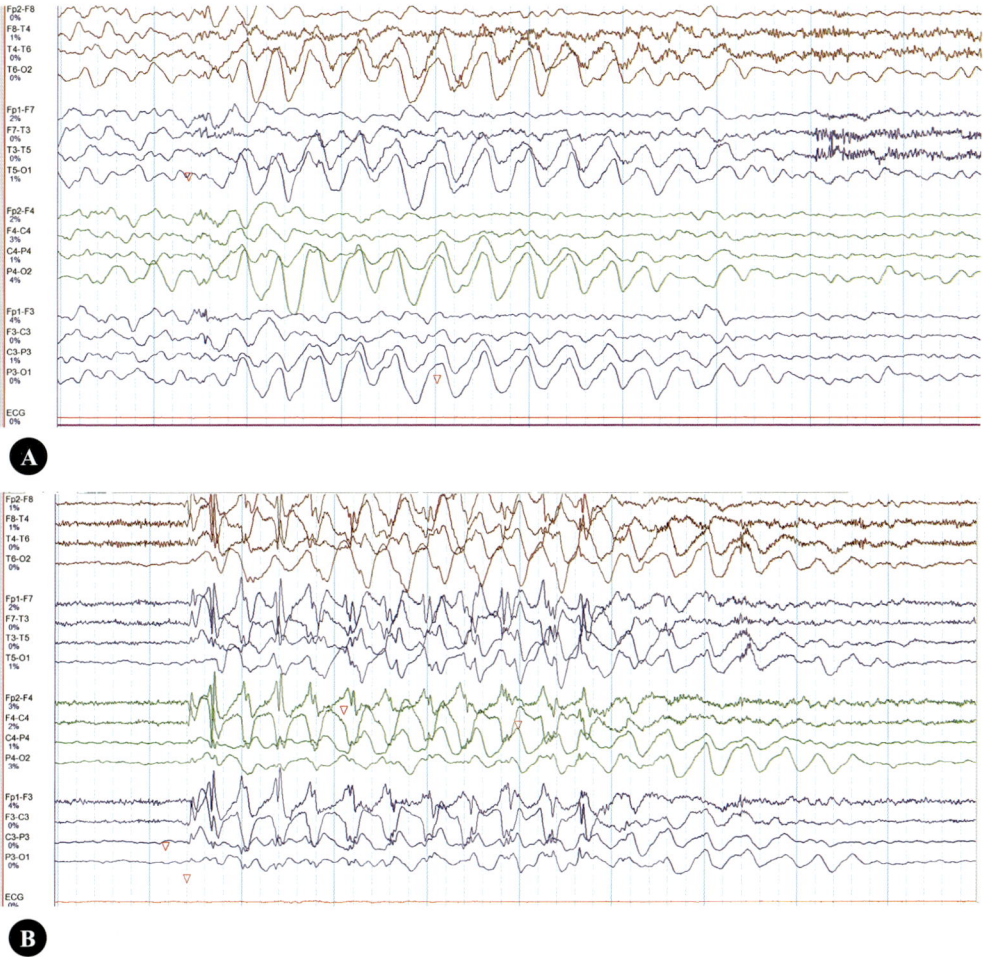

▲ 图 10-4　枕叶局灶性节律性 δ 活动

A. 诊断为儿童失神癫痫的儿童在过度通气期间的枕叶局灶性节律性 δ 活动。B. 在同一脑电图记录期间捕获的失神发作。注意癫痫发作的末端部分类似于 OIRDA

（二）典型失神发作

典型失神发作的标志是双侧、规则、对称和同步的 3Hz 棘慢复合波活动（频率 2.5～4Hz），有时与正常背景下的多棘波放电混合（图 10-6）[39, 40]。不同综合征存在一些差异。

发作初期不典型放电很常见。它可以是非全导性、棘波、多棘波或不规则放电，典型的 GSW 活动平均在 0.7s 后出现[7]。

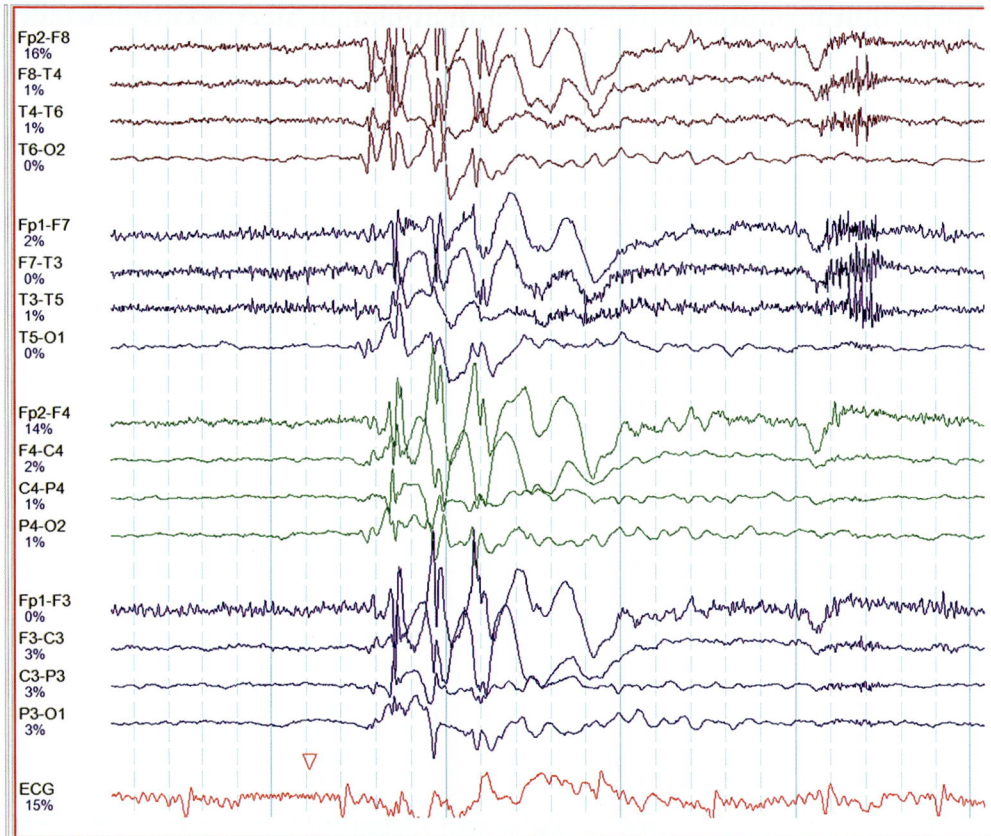

▲ 图 10-5　肌阵挛性发作的脑电图

广泛性多棘波活动之后是一些慢波

（三）肌阵挛失神发作

肌阵挛失神发作的特征是失神与强直性收缩相关，导致上肢逐渐抬高和节律性肌阵挛强直[2]。与典型失神发作相比，意识障碍不太明显。肌阵挛性失神发作和典型的失神发作都有相似的发作期 EEG 模式（图 10-7）[2, 41]。多导脑电图有助于证明发作期 EEG 与强直及肌阵挛活动的相关性。肌阵挛性失神发作常由过度通气引发，较少由闪光刺激诱发（14%）[41]。

（四）失神发作伴眼睑肌阵挛

伴有失神的眼睑肌阵挛、闭眼诱发的 EEG 发作 / 癫痫发作和光敏性是 Jeavons 综合征的主要特征[42]。有时，眼睑肌阵挛可能与失神癫痫发作无关[42]。发作性 EEG 常表现为持续 1.5～6s 的 3～6Hz 的全面性高波幅多棘波和多棘慢

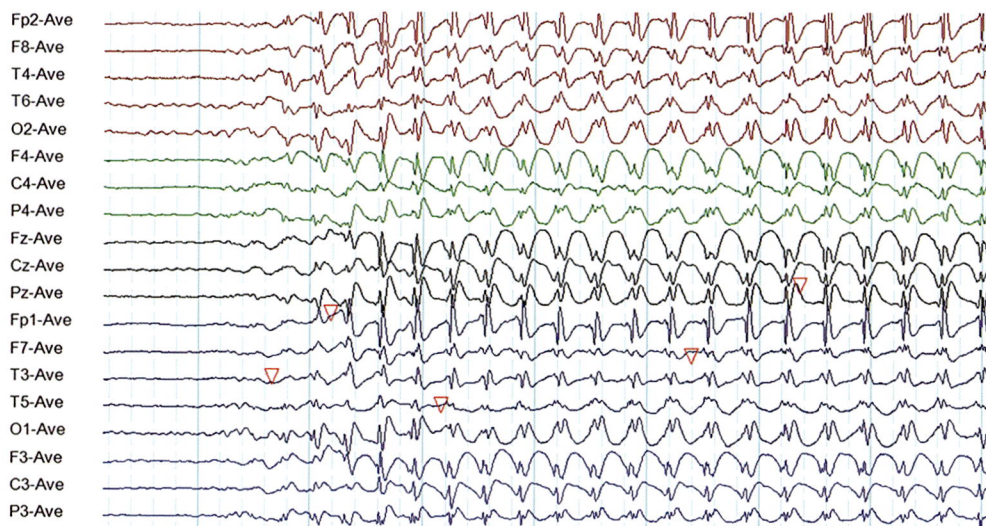

▲ 图 10–6　典型失神发作的脑电图

注意额中央最高值的广泛性、对称性、同步性和规律的 3Hz 阵发性棘慢复合波放电

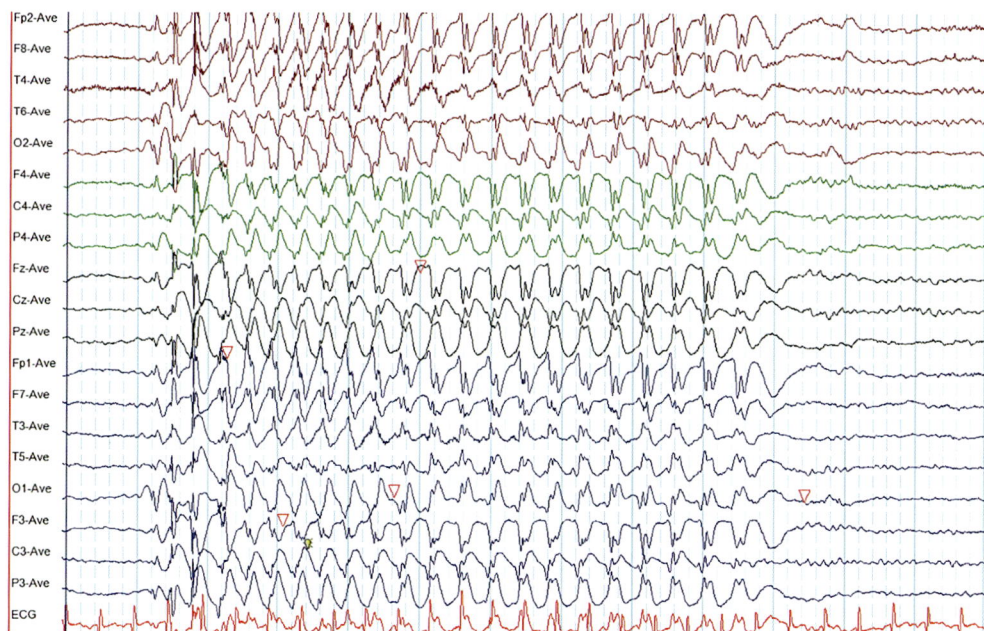

▲ 图 10–7　肌阵挛性失神发作的脑电图

请注意，棘波放电的发作类似于图 10-4 中所示的典型失神发作（该 EEG 屏显为每页 20s）

波放电（图 10-8）[42]。发作性放电发生在眼睑肌阵挛发作时或发作前[42]。通常，EEG 异常由闭眼、闪光刺激和过度通气触发[42]。失对焦敏感可能共存[42]。

（五）全面性强直阵挛发作

肌肉和运动伪差掩盖了 GTCS 期间的 EEG，除非让受试者使用肌肉松弛剂。全面性多棘波发作常标志着发作开始。无论有没有低电压，广泛的电衰减活动后都会叠加几秒钟的 20～40Hz 快波活动。强直相的开始与电压衰减同时发生。然后，全面节律性 α 活动（10～12Hz）随着波幅增加和频率降低而变化，并伴随整个强直期。随后，全面节律性 α 活动（10～12Hz）随着波幅增加和频率降低而变化，伴随着持续的强直相。当递减频率达到 4Hz 时，会出现重复的多棘波复合放电，并伴有肌阵挛。随着癫痫发作的进展，会出现周期性的多棘波放电，其间伴有背景抑制。阵挛终止会出现持续时间不等的全导脑电图抑制。逐渐恢复的标志是背景节律恢复，从不规则的全面性 δ 节律减慢到 θ 节律，最后是 α 节律[38]（图 10-9A 至 D）。

四、非典型脑电图

GGE 的典型 EEG 异常是全面性、对称性和双侧同步性癫痫样放电。然而，

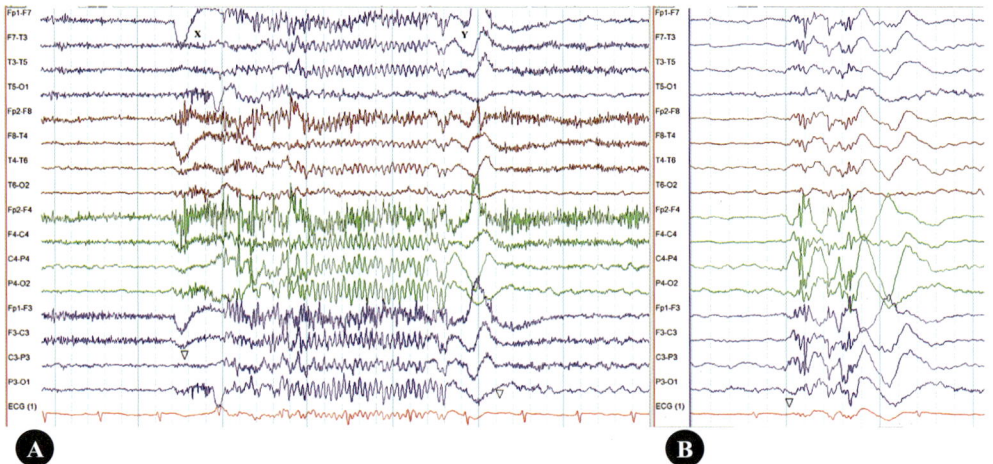

▲ 图 10-8　Jeavons 综合征伴眼睑肌阵挛的失神发作脑电图

A. 失神发作由 X 处闭眼触发。注意全面性快速多棘波活动（X 到 Y）。这种癫痫发作的症状特征是眼睑肌阵挛、颈部过伸和反应迟钝。B. 同一患者睡眠时记录到的发作间期全面性多棘波放电

文献中报道了非典型 EEG 异常，如局灶性放电、偏侧放电、不对称性和不规则放电[43-47]。在失神发作中，发现 50% 的初始放电是非全面性的[36]。

　　一项基于 24h 动态脑电图的研究量化了 GGE 中的非典型癫痫样脑电图异常[48]。该研究发现了 6 种非典型脑电图异常：①波幅不对称；②阵发性局灶性发作；③阵发性局灶；④局灶性癫痫样放电；⑤异常形态；⑥全导阵发性快节律（图 10-10 至图 10-14）。

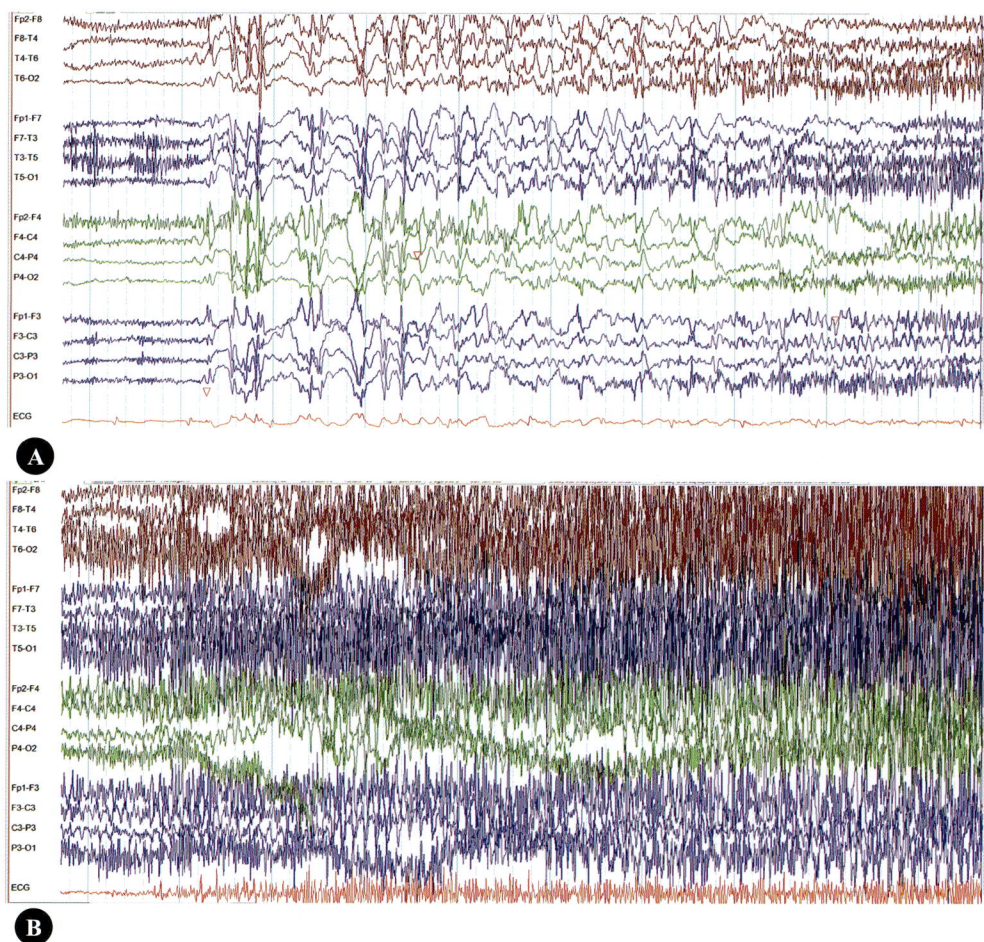

▲ 图 10-9　全面强直 – 阵挛发作的脑电图

A. 癫痫发作的特征是暴发全面性多棘波，随后是 12～13Hz 全面性节律性 α 活动的放电波，表明癫痫发作强直期的开始。B. 在强直期，发作节律不断变化，波幅不断降低，肌肉伪差开始掩盖脑电图节律。发作后全面 EEG 抑制也很明显

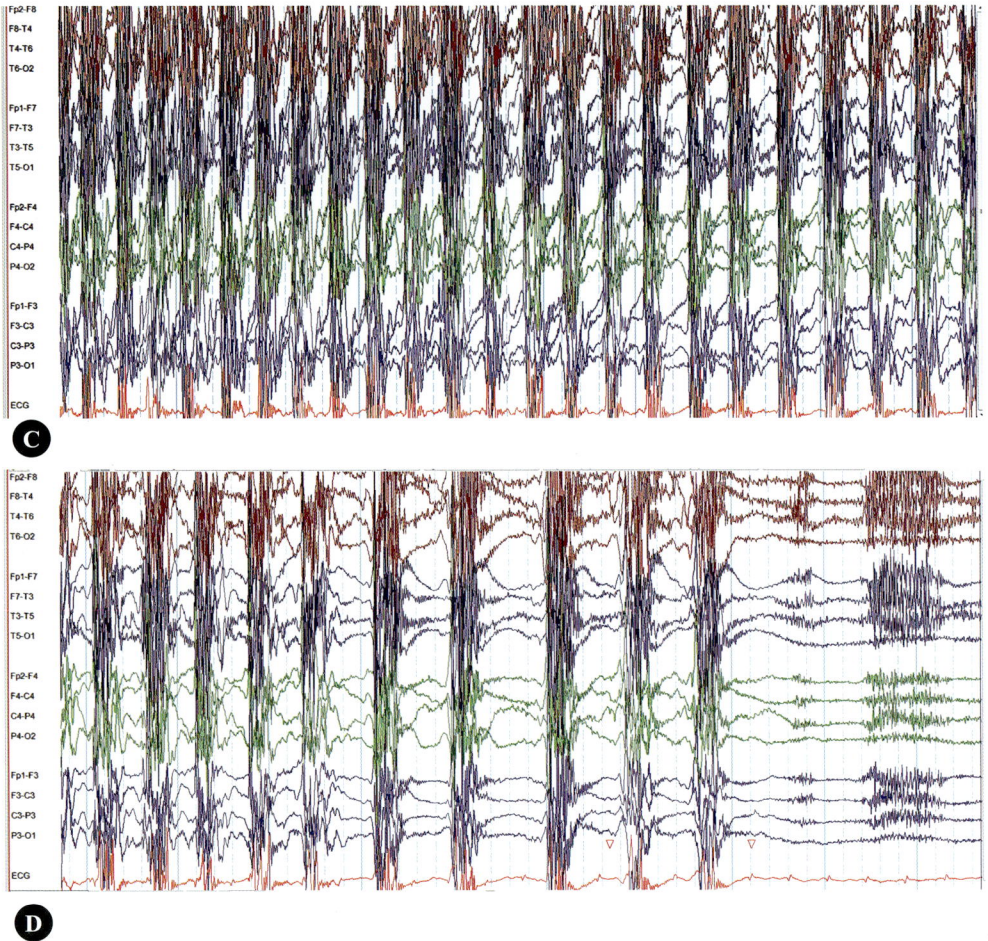

▲ 图 10-9（续） 全面强直 – 阵挛发作的脑电图

C. 癫痫发作阵挛期的特征是多棘波和伴有重叠肌肉伪差的放电波。D. 癫痫发作阵挛后期的特征是伴有重叠的肌肉伪差，发性多棘波阵，中间有背景抑制

结果发现 66% 的 GGE 患者在 24h EEG 记录中至少有一种类型的非典型异常。被诊断为 JAE 和 JME 的患者最常出现这些异常，其次是癫痫伴全面强直阵挛发作（generalized tonic-clonic seizures alone，GTCSA）和 CAE。最常见的是93.4% 的形态异常，其他非典型 EEG 异常包括波幅不对称（28%）、局灶性放电（21.5%）、局灶性起始（13.1%）、局灶性终止（8.2%）和全面阵发性快节律（1.9%）[48]。值得注意的是，非典型异常可能导致误诊和延误诊断[47]。

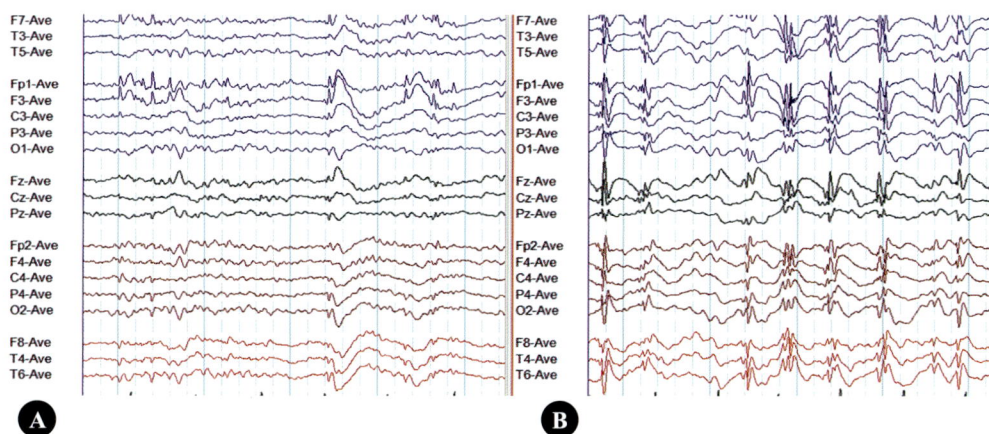

▲ 图 10–10　非典型癫痫样放电：波幅不对称

A. 注意左额叶具有较高波幅的不对称癫痫样放电。仔细观察，右侧有明显的低波幅同步癫痫样放电。B. 同一患者记录到的更对称的全面癫痫样放电

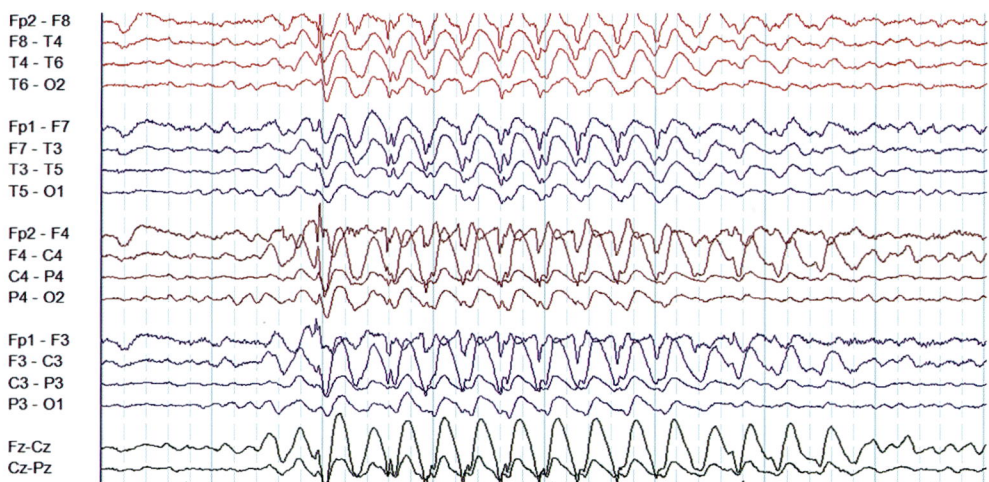

▲ 图 10–11　非典型癫痫样放电：局灶性发作和局灶性偏移

青少年失神癫痫的全面性棘波发作。注意左额区的病灶开始和偏移

五、影响脑电图的诱发因素

（一）觉醒、睡眠、睡眠剥夺和昼夜节律

　　GGE 的癫痫发作和癫痫样放电存在昼夜节律性变化。大量棘波活动在非快速眼动（NREM）睡眠中很普遍，但在快速动眼期（REM）睡眠中很少见[49]。

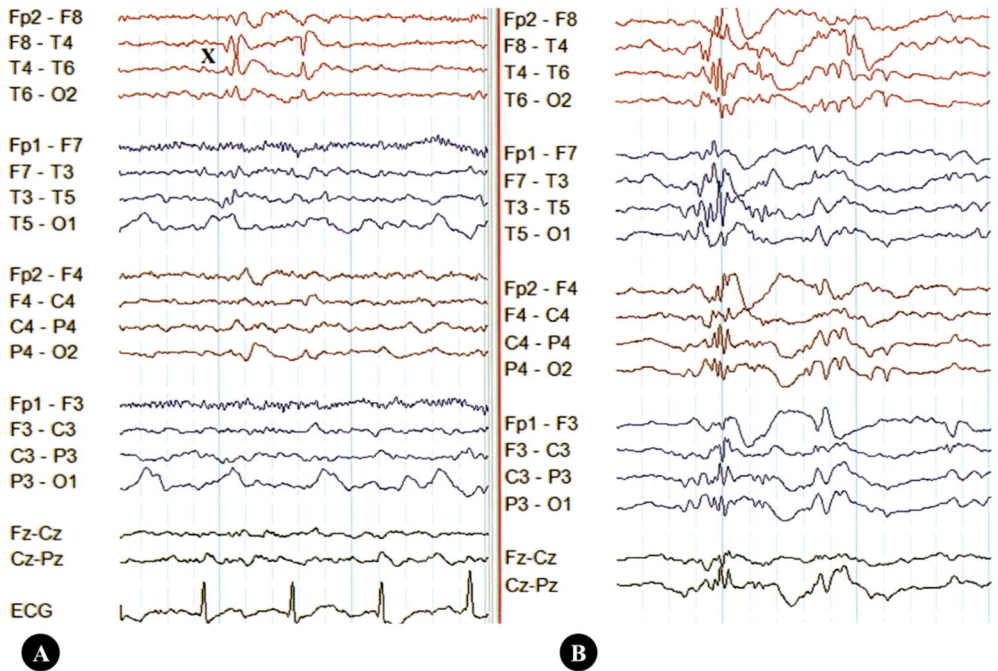

▲ 图 10-12　非典型癫痫样放电：局灶性放电

A. 注意右颞叶（X）的局灶性放电。B. 同一患者记录到全面性癫痫样放电

在 GGE 中，睡眠剥夺会显著增加睡眠和清醒时的棘波放电频率[50]。在 JME 中，上午做的常规脑电图（无睡眠剥夺）比下午做的异常率更高[51]。在 JME 中，睡眠脑电图中总能发现癫痫样放电[52]。

GGE 中的癫痫样放电似乎与睡眠 - 觉醒周期密切相关。一项基于 24h 动态脑电图的回顾性研究发现，4.6% 的患者出现与觉醒相关的癫痫样放电。所有在觉醒时出现癫痫样放电的患者均被诊断为 GGE。在 JME 中，在觉醒后 20～50min 检测到癫痫样放电[53]。

一项研究评估了 GGE 癫痫样放电产生过程中昼夜节律性和睡眠 - 觉醒周期的相互作用[54]。与清醒相比，NREM 睡眠期间癫痫样放电持续时间明显缩短，频率更高。当量化时，67% 的癫痫样放电在 NREM 睡眠中检测到，而 33% 发生在清醒状态。癫痫样放电的分布显示 2 个最常见的时间段（23:00 至次日 7:00 和 12:00—16:00）和 2 个最不常见的时间段（18:00—20:00 和 9:00—11:00）[54]。这些发现强调了诊断率与一天中的时间和睡眠 - 觉醒周期有关的可变性。能捕捉到异常 EEG 的最佳时间是 23:00 至次日 7:00。同样，在 EEG 记录期间记录自然

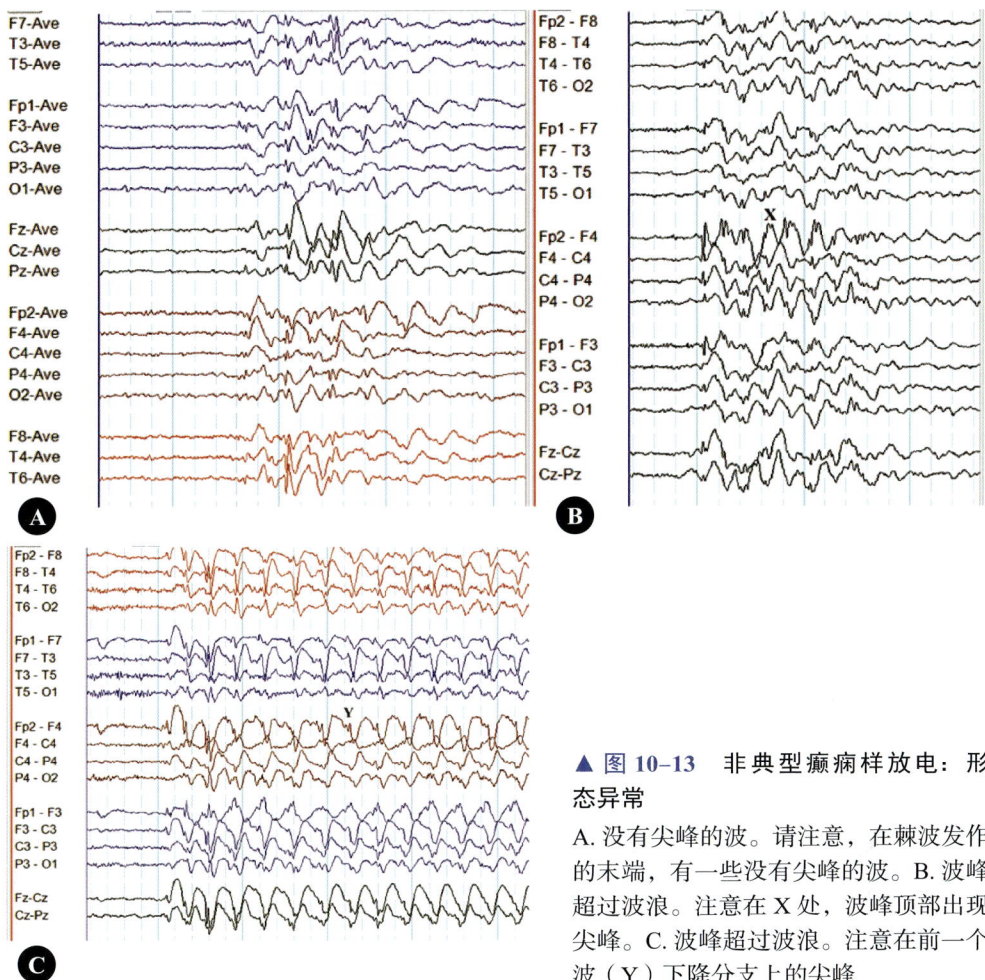

▲ 图 10–13　非典型癫痫样放电：形态异常

A. 没有尖峰的波。请注意，在棘波发作的末端，有一些没有尖峰的波。B. 波峰超过波浪。注意在 X 处，波峰顶部出现尖峰。C. 波峰超过波浪。注意在前一个波（Y）下降分支上的尖峰

睡眠可以显著提高诊断率[54]。因此，24h 动态 EEG 是 GGE 中非常有用的诊断工具。

（二）过度通气

通气过度是 EEG 中常用的一种诱发方式。换气过度诱发的 EEG 异常似乎取决于低碳酸血症的严重程度和脑血流量的减少[55]。

换气过度通常会诱发诊断为失神发作的儿童的发作期和发作间期脑电图异常[56]。在诊断为 JAE 和 CAE 的儿童（平均年龄 9.3 岁）中，67% 的患者因过度通气诱发失神发作[55]。在未治疗的儿童中，与 JME（33%）相比，换气过度诱发的失神发作在 CAE 和 JAE 中更常见（各为 87%）[7]。相比之下，在另一项

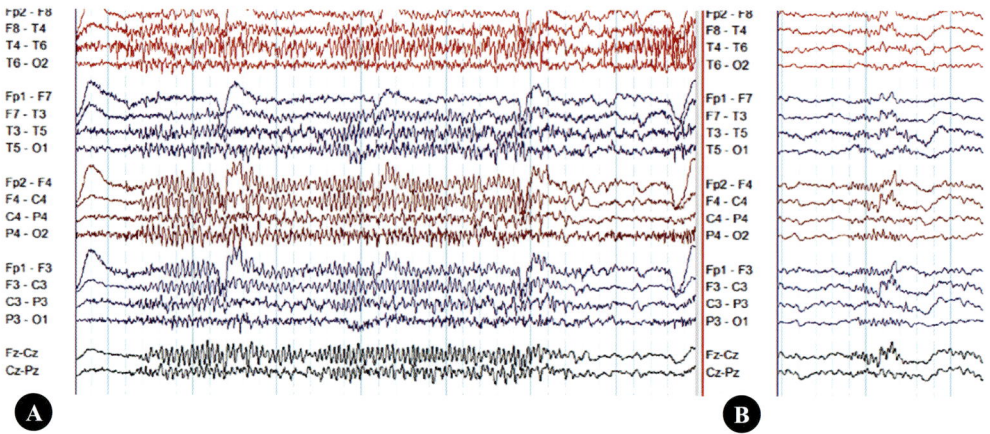

▲ 图 10-14　非典型癫痫样放电：全面阵发性快节律
A. 清醒状态下的一系列全面性快速活动。B. 睡眠期间的相似变化

主要涉及成人的研究中，在换气过度期间，没有全面性癫痫患者发生癫痫发作，只有 12.2% 的患者在发作间期癫痫样放电增加[57]。在接受治疗的 GGE 成年患者中，只有 12.3% 的患者出现过度诱发全面性棘波发作[13]。这些研究表明，换气过度期间，未经治疗的 CAE 和 JAE 患者更容易出现失神癫痫发作。

（三）光刺激

闪光刺激是 EEG 记录期间常用的诱发方式。与局灶性癫痫相比，全面性癫痫中更容易出现光阵发性反应。影响其因素包括年龄、性别、抗癫痫药物（antiepileptic drug，AED）治疗、觉醒水平、睡眠剥夺和刺激方式[4]。

（四）反射性诱发

在 GGE 中，有时会遇到特定刺激方式下诱发的反射性癫痫发作。在特有患者的 EEG 记录期间，使用特有刺激方式能快速捕捉到异常 EEG 的一种选择。

包括 GGE、症状性全面性癫痫和枕叶癫痫在内的多种癫痫综合征中均有涉及视觉刺激反射性癫痫发作的报道[58]。闪烁的灯光、图案、视频游戏和电视是常见的视觉触发因素。光敏性和模式敏感性都与电视和视频游戏诱发的癫痫发作有关。约 90% 的电图敏感患者也表现出光敏反应[59]。3D 电视和电影相对于 2D 电视和电影并不会造成更高的反射性癫痫发作风险[60]。

非语言的认知刺激，如思维和实践，可以诱发 GGE 的反射性发作。在一项涉及由空间任务、纸牌或棋盘游戏和计算触发的反射性癫痫的研究中，96% 的患者经历了 GTCS，之前常伴有肌阵挛性抽搐，而 68% 的患者在 EEG 上表现出全面性癫痫样放电[61]。另一项涉及 480 名患者的研究发现，神经心理学任务在 38 名患者中引起癫痫样放电，其中 36 名患者被诊断为 GGE[62]。心算和决策可能在易感个体中触发"心理改变"（思维相关）癫痫发作。与计划的运动任务（通常用手）相结合的认知活动与行为诱发的癫痫发作有关[63]。某些行为诱发的反射性癫痫发作在青少年肌阵挛性癫痫中特别常见[45, 62]。阅读、交谈和写作是可能引发反射性癫痫发作言语认知刺激的示例。据报道，反射性诱发可出现全面性癫痫和局灶性癫痫[63]。

六、不同综合征之间的脑电图差异

GGE 电临床综合征的发作间期脑电图异常

在 GGE 中已经描述了几种电临床综合征，如 CAE、JAE、JME 和 GTCSA。本章重点关注 4 种综合征，即 CAE、JAE、JME 和 GTCSA。值得注意的是，除了电临床综合征外，GGE 中的癫痫样异常还受多种因素的影响，包括性别、年龄、觉醒水平、刺激方式、EEG 记录技术和 AED 治疗[4]。

1. 儿童失神发作发作间期 EEG

CAE 常见于儿童，EEG 特征是"从正常背景中出现的全面性、同步的、对称的 3Hz 棘慢复合波"[2]。>90% 的病例可以见全面性棘慢复合波，主要发生在困倦和睡眠中[7]。发作间期多棘波常发生在困倦和睡眠中[7]。在不同人群中 26% 的患者中检测到多棘慢复合波[64]。在未治疗的 CAE 儿童中，只有 21% 表现出光阵发性反应，而 87% 的患者出现过度通气诱导的失神发作[7]。在 20%～30% 的 CAE 受试者中观察到 OIRDA[8、36]，其中 40% 的受试者有缺损表现[36]。

2. 青少年失神发作发作间期脑电图

JAE 发病于青少年时期（12—17 岁）。失神发作不太常见，但肌阵挛在 JAE 中比 CAE 更常见。与 CAE 相比，在 JAE 中，GTCS 更常先于失神发作[2]。在所有患者中都可以见到间断癫痫放电和多棘波，主要发生在困倦和睡眠中[7]。

3. 青少年肌阵挛性癫痫的发作间期 EEG

JME 患者常在青春期（12—18 岁）首次发作。典型的症状学特征是肌阵挛性癫痫发作，主要累及手臂。GTCS 比失神更频繁[2]。睡眠不足和饮酒是癫痫发作的潜在诱因。癫痫发作，特别是肌阵挛，经常发生在从睡眠中醒来后[19]。

JME 的典型 EEG 异常是全面性多棘波和多棘慢复合波[19、38]。发作间期 EEG 特征是 3～6Hz 的不规则棘慢复合波和多棘慢复合波[28]。局灶性 EEG 异常很常见[45]。PPR 见于大多数患者[7]。JME 中报道了合眼敏感和 FOS[45]。

4. 单纯全面强直阵挛性癫痫发作的发作间期脑电图

这种情况的特点是 GTCS 发生在觉清醒或随机时间。中位发病年龄（18 岁）明显大于 JME 和 JAE[65]。发作间期 EEG 显示与其他 GGE 综合征相似的全面性多棘波、多棘慢复合波和棘慢复合波。平均棘慢复合波频率为 3.6Hz。癫痫样放电的出现次数显著低于 CAE、JAE 和 JME[66]。

七、GGE 综合征的失神发作特点

（一）GSW 放电频率

在所有 GGE 综合征中，GSW 活动的初始频率更快。在下一个阶段，放电变得更有规律，并且频率降低 0.4～0.6Hz。在 CAE 和 JAE 的终末期，频率再次降低[20]。失神发作的第一秒期间，GSW 的最高中值频率在 JME（3.5Hz）中。JAE（3.25Hz）和 CAE（3Hz）的速度略慢[7]。在 JME 中，广泛棘慢复合波往往更快（＞3.5Hz）[19, 38, 67]。最近一项基于 24h EEG 的研究发现，GSW 频率的中值为 3.3（CAE）、3.1（JAE）、3.8（JME）和 3.5（GTCSA），但差异在统计学上并不显著[66]。

（二）癫痫样放电的形态和持续时间

CAE 和 JAE 表现出相似的 GSW 放电形态。在 JME 失神发作中，多个棘波出现在慢波之前或重叠，形成压缩的"W"[20]。JME 和 JAE 的多棘慢复合波比 CAE 更常见[7]。CAE 和 JAE 的 EEG 发作持续时间比 JME 更长[20, 68]。JAE 的 EEG 失神发作持续时间最长，而 GTCSA 的 EEG 发作持续时间最短[66]。

（三）放电的特点

失神发作常表现出同步性、节律性、有规律和有节律性的发期作 EEG 模式。在无序放电中，规律的节律活动被中断的因素：①发作节律的短暂（＜1s）中断；②不同频率和（或）形态的波形（图 10-15）[7]。JME 发生无序发作放电的可能性是 CAE 的 110 倍，JAE 发生的可能性是 CAE 的 8 倍[7]。它还受到基础方式、觉醒状态和年龄的影响[7]。不规则和无序发作也见于 GTCSA，尽管频率较低[66]。

表 10-1 总结了四种主要 GGE 综合征的关键 EEG 差异。

八、全面性棘慢复合波的基础网络机制

目前，癫痫被认为与脑网络异常相关。该概念反映在当前的国际抗癫痫联

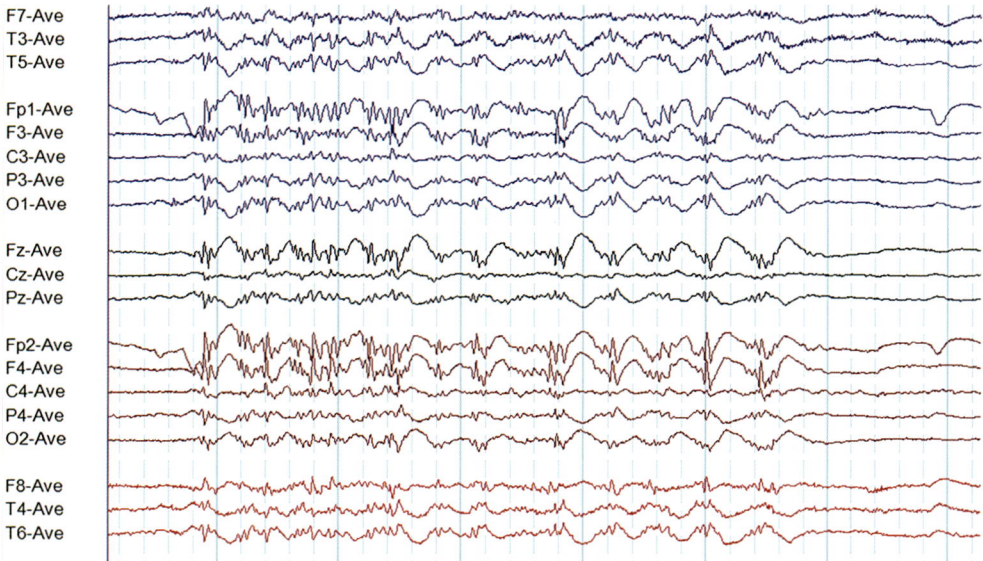

▲ 图 10–15　青少年肌阵挛性癫痫患者全面性癫痫样放电的无序（不规则）发作

注意这种阵发性发作混合了多棘波和多棘慢波放电，频率和形态各异

盟术语中，该术语将全面性癫痫发作定义为涉及皮质和皮质下双侧网络的癫痫发作[1]。因此，在 GGE 中，癫痫发作活动起源于癫痫网络内的某个点，然后迅速参与双侧分布的网络通路[1]。

一些动物和人体实验突出了额叶和丘脑在全面性棘慢复合波的形成和传递中的重要性。在大鼠模型中，失神发作起源于躯体感觉皮层，然后迅速扩散到丘脑[69]。在其开创性工作中，Bancaud 和 Talairach 记录了内侧额叶皮层刺激的全面性棘慢波放电[70]。最近，新的 EEG 技术为 GGE 中潜在的癫痫网络通路提供了有趣的见解。

（一）高密度脑电图与声源定位

一项基于失神发作时的高密度 EEG 的研究表明，棘波放电起源于背外侧额叶和眶额区，随后快速传播并形成固定模式[71]。

高密度 EEG 数据的电源分析并揭示了失神发作期间通过腹内侧额叶网络的慢波和棘波传播的额颞网络[72]。

（二）MEG/EEG

一项联合脑磁图（magnetoencephalography，MEG）/EEG 研究描述了失神癫痫的前额叶 – 岛叶 – 丘脑网络[73]。在 JAE 中，棘波放电起始于局灶性皮质区

表 10-1　不同综合征脑电图的特征差异					
	参考文献	CAE	JAE	JME	GTCSA
GSWD 频率（Hz）	66	3.3	3.2	3.9	3.6
不规则和无组织发作	7	最不常见	比 CAE 多 8 倍	比 CAE 多 110 倍	NA
多棘波的 GSWD 片段百分比	7	A: 0, D: 13%, S: 40%	A: 0, D: 12%, S: 24%	A: 50%, D: 50%, S: 50%	NA
光敏反应	7	21%	25%	83%	NA
过度通气时的失神发作	7	87%	87%	33%	NA
阵发性发作的平均持续时间（s）	66	2.8	4.6	3.2	2.5
总棘波密度	66	+	+++	+++	+
全面发作的密度	66	+	+++	+	+
多棘波和多棘慢波放电密度	66	+	+++	++	+
单纯 GSWD 的密度	66	++	++	+	+

CAE. 儿童失神癫痫；GSWD. 全面棘波放电；GTCSA. 单纯全面强直阵挛发作；JAE. 青少年失神癫痫；JME. 青少年肌阵挛癫痫；NA. 不详；A. 清醒；D. 思睡；S. 深睡眠；+++. 最高值；+. 最低值；++. 中间值；单纯 GSWD. 仅包含棘波放电的片段发作（无任何多棘波或多棘慢波放电）；密度指每小时 EEG 记录的癫痫样放电持续时间（s）

引自 Sadleir LG, et al. EEG features of absence seizures in idiopathic generalized epilepsy: Impact of syndrome, age, and state. Epilepsia 2009; 50(6):1572–1578. Seneviratne U, et al. Can EEG differentiate among syndromes in genetic generalized epilepsy? J Clin Neurophysiol 2017; 34(3):213–221.

域，随后参与默认模式网络，如同步 MEG/EEG 数据所示[74]。

（三）同步 EEG 和功能 MRI（EEG-fMRI）研究

　　EEG-fMRI 是一种使用血氧水平依赖性对比度测量癫痫样放电期间局部脑激活的非侵入性技术[75]。最近的一项评论型综述得出了 GGE 中 EEG-fMRI 发现的

3 个关键特征：①丘脑的激活；②皮层区域的激活，特别是额叶；③默认模式网络的抑制[47]。

（四）经颅磁刺激和 EEG 联合研究

经颅磁刺激（transcranial magnetic stimulation，TMS）和 EEG 的联合研究是一种新兴的非侵入性技术，具有研究大脑功能连通性的潜力[76]。最近描述了一种使用 TMS-EEG 研究 GGE 患者的方案[77]。然而，TMS-EEG 主要用在局灶性癫痫患者网络连通性的研究[78]，而 GGE 的评估仍处起步阶段[79]。

（五）图论和脑电图

图论是研究大脑连通性的数学概念。它从节点（大脑区域）和边缘区域（连接）的相互关系来描述网络[80]。图论越来越多地被用作分析癫痫网络的工具。一项研究报道了青少年肌阵挛性癫痫患者额叶棘波放电的局部连通性增加[81]。另一项基于图论的使用 EEG 数据的研究发现，GGE 患者与其未受影响亲属的网络拓扑结构相似[82]。

由于这些研究存在各种局限性，因此得出结论时应谨慎。不同研究中的方法有很大的差异。特别是，EEG-fMRI 研究的研究方式、数据采集和分析方法各不相同。此外，大多数研究是基于全面性棘波活动。在 GGE 中，还存在其他 EEG 异常，并且这些异常的基础网络机制可能不同。尽管存在这些局限性，但越来越多的人支持这样的假设：棘波放电起源于皮质病灶，并迅速扩散到丘脑，随后进入皮质 – 丘脑 – 皮质回路，导致在 GGE 中观察到典型的全面性棘波活动[83]。

九、诊断工具

常规门诊 EEG、睡眠剥夺门诊 EEG、短期门诊视频 EEG、住院视频 EEG 和 24h 动态 EEG 是常规临床实践中用于诊断和分类癫痫的常用工具。结果受几个变量的影响，如年龄、AED 治疗、癫痫的预测试概率、使用的诱发方式、记录的长度和觉醒状态[4]。

在常规门诊 EEG 中，发作间期癫痫样放电的发生率约为 28%[84]。根据一项系统综述，首次发作后，癫痫样放电的平均发生率为 29%[85]。连续 EEG 似乎可提高诊断率[86]。一项基于门诊短期视频 EEG 的研究发现发生率为 17.2%[87]。然而，在本研究中，22% 的患者接受了测试，临床诊断为心因性非癫痫性发作，降低了癫痫样放电的发生率。住院患者视频脑电图监测具有较高的发生率（癫痫发作 43.5%，发作间期癫痫样放电 43%）[88]，但该测试昂贵，可用性有限。

睡眠 EEG 可以被认为是最有效的诊断工具，因为 67% 的全面性癫痫样放电发生在 NREM 睡眠中[54]。睡眠剥夺似乎进一步增加了这种发生率。睡眠剥夺后，全面棘波放电密度在睡眠和清醒状态下频率均上升，在 NREM 睡眠阶段 1 和 2 记录的频率最高[50]。尽管文献中的结果有所不同，但睡眠剥夺似乎使癫痫样放电（局灶性和全面性）的发生率增加了约 30%，超过了睡眠对其的影响[89]。

使用多种诱发方式提高了 EEG 的诊断率。一项研究报道了一种记录了 4～6h 的视频脑电图方案，该方案结合了几种诱发方法，如睡眠剥夺、神经心理激活（语言和实践）、过度通气、闭眼、闪光刺激、睡眠和觉醒[90]。在 85.8% 的患者中检测到发作间期癫痫样放电，而 54.9% 的患者在记录期间有癫痫发作[90]。其高诊断率可能是因为受试者均为确诊 GGE 患者。然而，这项研究证明了结合多种诱发方式来提高诊断率的重要性。

最近的研究表明，24h 动态脑电图对于诊断和分类 GGE 非常有用[54]。其诊断灵敏度比常规脑电图高 2.23 倍[91]。动态脑电图记录非常有效有几点原因；① 2/3 的癫痫样放电出现在睡眠 EEG 记录中，而动态 EEG 是捕获自然睡眠并提高诊断率最实用的方法[54]。② GGE 中的癫痫样放电表现出一天中的时间依赖性，具有 2 个常见时间段（23:00 至次日 7:00 和 12:00—16:00）和 2 个不常见时间段（18:00—20:00 和 9:00—11:00）。常规门诊患者 EEG 可能会错过最重要的第一个常见时间段（23:00 至次日 7:00）。而 24h 门诊脑电图则涵盖这两个峰值。③它比住院视频脑电图便宜 4 倍[92]。④家庭式动态脑电图比医院住院监测更方便，更容易被患者接受[93]。

十、诊断误区

（一）无癫痫患者误诊为全面性癫痫

从晕厥到心因性非癫痫性发作的阵发性疾病都可能被误诊为癫痫。在全科诊所和门诊诊所，误诊率高达 20%～30%[94, 95]。当一个非癫痫性疾病患者接受脑电图检查时，可能会出现癫痫样异常并发生误诊。研究表明，普通人群中 0.5% 的健康成年人在 EEG 中出现癫痫样异常[25]。在健康学龄儿童中，EEG 中全面性棘波活动的发生率为 0.9%[96]。癫痫样放电在癫痫患者的后代中更常见（37%）。6%JME 先证者的健康一级亲属表现出典型的全面性癫痫样放电[97, 98]。因此，在癫痫诊断时要记住 EEG 异常的临床相关性。

（二）全面性癫痫误诊为局灶性癫痫

非典型症状包括局灶性癫痫样放电，可能导致 GGE 的延迟诊断和误诊。在研究中，误诊率可高达 91%，平均诊断延迟时间为 6～15 年[47]。因此，一些患者可能接受了不适当的 AED（如卡马西平），可导致某些癫痫的恶化[47]。

（三）局灶性癫痫误诊为全面性癫痫

1. 继发性双侧同步

Tukel 和 Jasper 在报道一系列矢状旁病变的患者时提出了"继发性双侧同步"一词，这些患者的脑电图显示了双侧同步的暴发性棘波复合体[99]。与 Penfield 一起，假设"皮层可以向皮层下放电，并引起继发性双侧同步放电[99]。"随后，一项立体脑电图研究报道称，刺激额叶内侧区域会诱发双侧同步和对称的棘波放电[70]。

Blume 和 Pillay 提出了继发性双侧同步放电的 3 个诊断标准：①≥2s 的进入时间；②局灶性诱发棘波与双侧同步放电具有不同的形态；③来自同一区域的诱发棘波和局灶性棘波具有相似的形态[100]。这是一种罕见的现象，发生在 0.5% 接受 EEG 检查的患者中，最常见于额叶病灶（图 10-16A 至 C）[100]。

2. 额叶癫痫的"伪双侧同步放电"之谜

在额叶癫痫中，发作间期的癫痫样异常范围从局灶性到双侧同步放电不等。在额叶癫痫的手术中，9% 的患者出现双侧额叶独立的发作间期癫痫样放电，而 37% 的患者出现双侧同步放电[101]。头皮 EEG 记录的癫痫样放电代表容积传导和皮质 - 皮质传播的总活动。皮质 - 皮质传播引起具有时间滞后的非同步放电。然而，小的时间滞后可能无法通过视觉检查来识别，并且可以被解释为同步放电[102, 103]。因此，可以认为额叶病灶，尤其是位于中线的额叶病灶，可以产生双侧额叶癫痫样放电，其"伪双侧同步放电"会被误认为是真正的 GGE 双侧同步放电。计算机辅助分析[104] 或特定的重新剪辑（参考 - 剪辑）[103] 可用于检测电极的时间滞后，并证明双侧放电不是真正同步的，而是从单个病灶产生的。调整脑电图的走低速度也是一种有用的操作，它可以检测两个独立导联上看似同步放电的时间差（图 10-17 和图 10-18）[105]。

（四）正常变异误诊为全面性痫样放电

6Hz 正相暴发是极低波幅梳状波的全面性对称棘波放电的暴发[106]。这种暴发通常很短暂，但在极少数情况下可持续 4s[106]。它的波幅最大值可以在前部或后部[107]。这种变异，尤其是最大值在后头部的类型，常出现在困倦中并且在

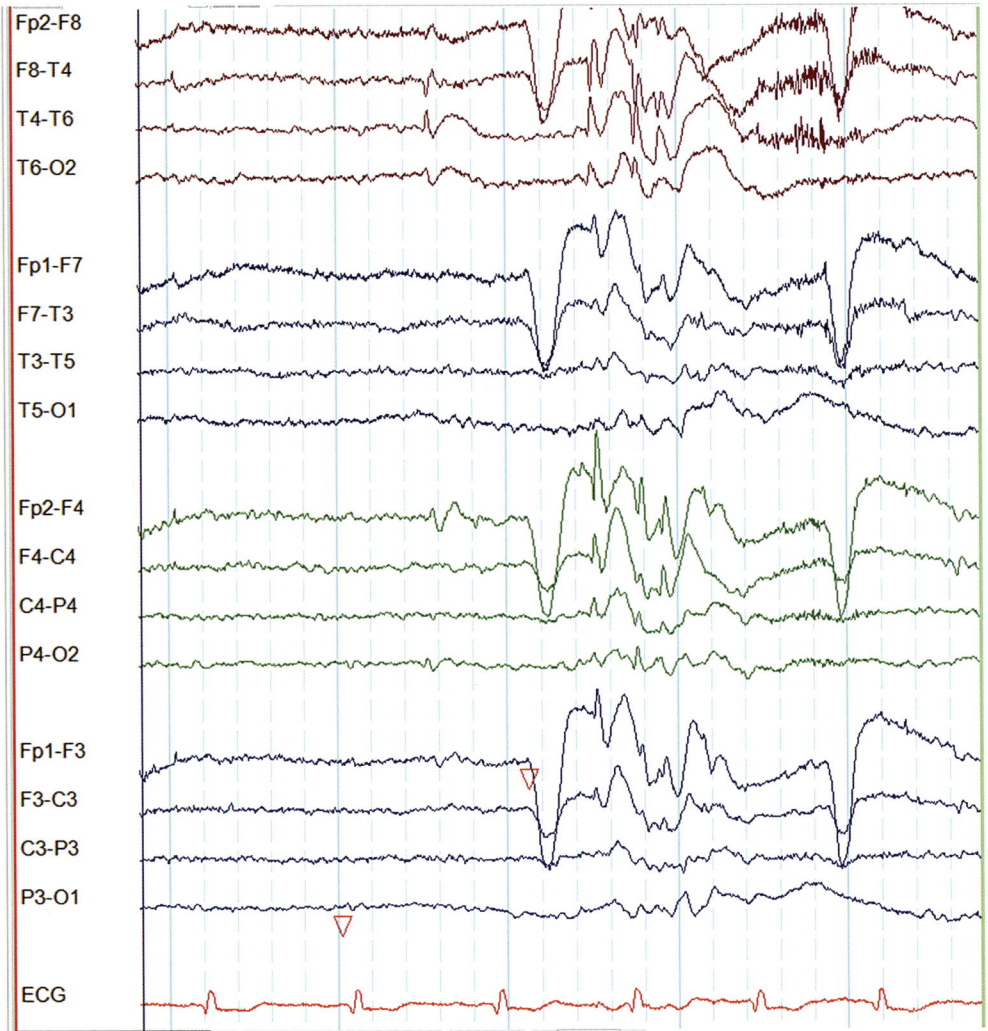

A

▲ 图 10-16　继发性双侧同步放电

A. 纵向双极导联。在 T4 时观察到负波反转的局灶性放电，随后暴发全面性棘波和多棘波放电

深度睡眠中消失。它的典型频率为 6Hz，范围为 4～7.5Hz[107]。梳状波的成分在大多数情况下 <25μV，在 5% 情况下 >75μV[107]。这是一种良性变异，无临床意义。

14Hz 和 6Hz 正相暴发是一种良性变异，最常见于青少年早期，随着年龄的增长而变得不常见。这些尖波的极性为正性，突发时间 <1s，在困倦和浅睡眠

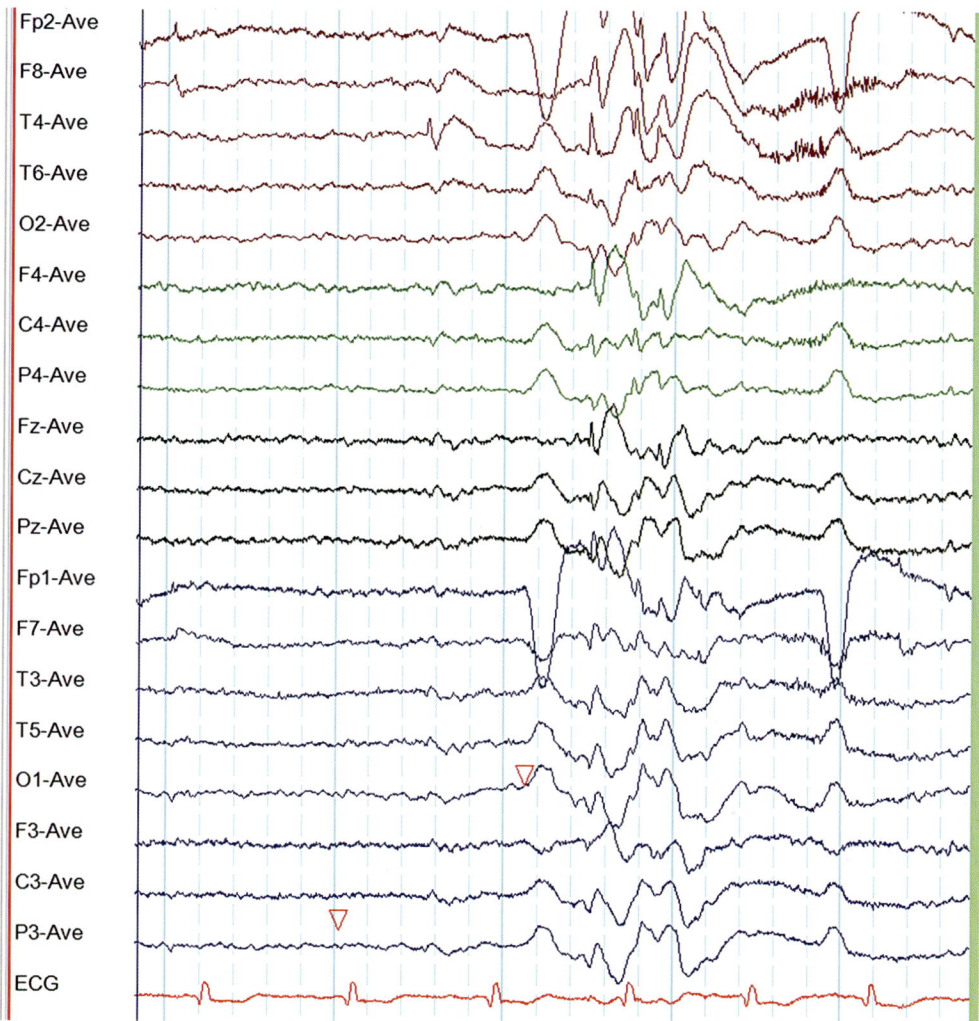

B

▲ 图 10-16（续） 继发性双侧同步放电

B. 相同的 EEG 片段出现在共同参考导联上。仔细观察可以发现全面性放电的幅度不对称

时呈单侧或双侧分布，后头部明显[106]。这可能会被误认为是多棘波，仔细分析极性、频率和分布会有助于明确诊断。

　　在成年人困倦和浅睡眠期间可以看到小而尖的棘波（良性的零星睡眠棘波）。它在深度睡眠中会消失。棘波通常是双相的，具有低波幅（＜50μV）和短暂的持续时间（＜50ms），并且后面不会跟随慢波。这种棘波出现形式很零散，在单

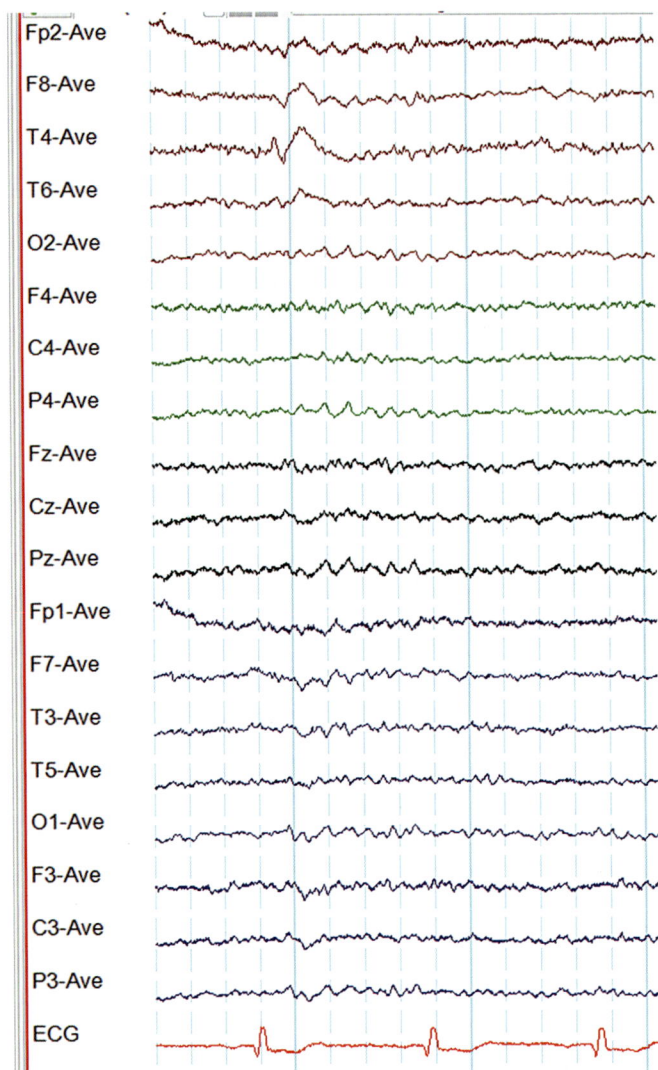

◀ 图 10-16（续） 继发性双侧同步放电

C. 在同一 EEG 记录期间捕获的发作间期癫痫样放电，在 T4 处出现波幅最大的局灶性癫痫样放电，并且与 A 和 B 中所示的进入时的放电具有相似的形态

侧或双侧的颞叶最为突出[106]。

总结

正如本章所强调的，GGE 有几个典型的 EEG 特征。对出现的不典型特征应引起重视，避免误诊，尤其是局灶性改变。在 EEG 记录过程中使用诱发试验，如睡眠剥夺、闪光刺激、过度通气、FOS 和反射触发可以帮助提高诊断率。一

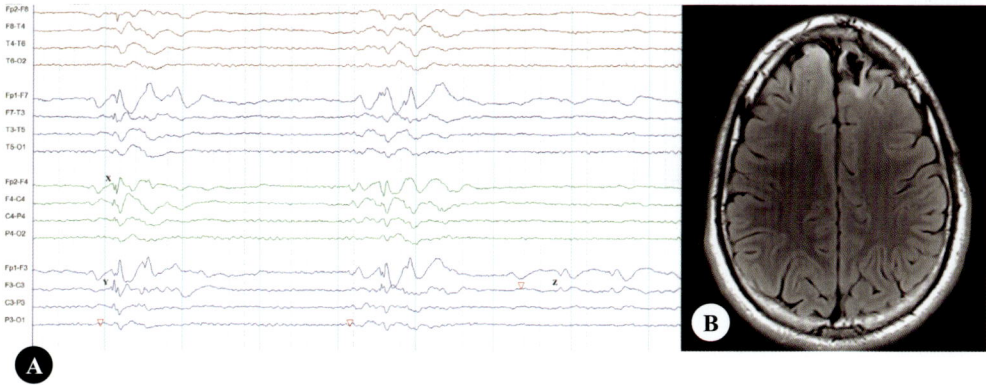

▲ 图 10-17　额叶癫痫的伪双侧同步放电

该患者左侧额叶脑脓肿术后出现癫痫发作。A. 在纵向双极导联中，双侧额叶多棘波放电（X，Y）是同步的。然而，在 Z 处的 F3 电极上出现明显的局灶性尖波放电。B. MRI 可以看到左侧额叶的脑软化灶

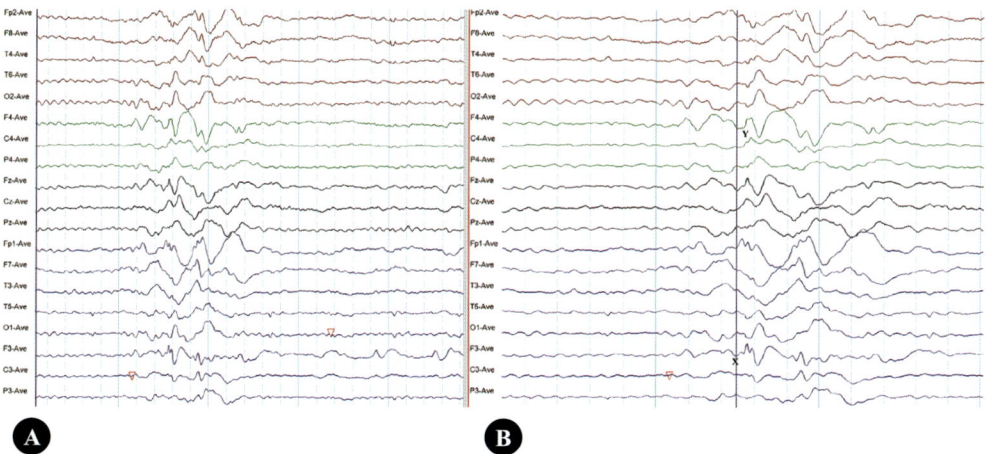

▲ 图 10-18　额叶癫痫的伪双侧同步放电

A. 这个参考导联显示了与图 10-17 相同的活动。双侧额叶出现了癫痫样放电。注意累及 F3 和 C3 的局灶性放电（EEG 屏显为每页 10s）。B. 当屏显变成每页 5s 时，很明显癫痫样放电首先出现在左侧的 Fp1 和 F3（X）处，然后才是右侧（Y）的活动，这证实了伪双侧同步放电

些 EEG 特征有助于区分电临床综合征。然而，要注意这种差异也受到其他混杂因素的影响，包括性别、年龄、觉醒状态、诱发试验、技术因素和 AED 治疗。

　　本章基于出版物：Seneviratne U，Cook MJ，D'Souza WJ. Electroencephalography in the diagnosis of genetic generalized epilepsy syndromes. Front Neurol 2017；8：499.

第 11 章　局灶性癫痫脑电图
EEG of focal epilepsies

目前国际抗癫痫联盟（International League Against Epilepsy，ILAE）的立场文件里提供了癫痫分类的 3 个层次的框架 [1]。第 1 层是根据癫痫发作分为局灶性发作、全面性发作和未知的发作。根据癫痫发作的分类，第 2 层由癫痫类型组成为全面性、局灶性、全面性合并局灶性及不明分类。第 3 层癫痫类型分为癫痫综合征。与这些层次并行的是癫痫的病因，从结构、遗传、免疫、代谢、感染到未知。癫痫症状学、脑电图和神经影像学在此分类中发挥着至关重要的作用。

对所有局灶性癫痫类型的详细讨论将超出了本书的范围。因此，本章讨论了临床实践中常见的局灶性癫痫类型。

一、内侧颞叶癫痫

内侧颞叶癫痫（mesial temporal lobe epilepsy，MTLE）最常见的病理是海马硬化（hippocampal sclerosis，HS），其他原因包括创伤和感染后的肿瘤和神经胶质增生。家族病例也有描述。一些患者具有以 HS 和其他种病变为特征的双重病理。HS 相关 MTLE 患者常有早期诱发事件史，如儿童期（常在 5 岁之前）热性惊厥、创伤、缺氧和脑部感染 [2]。那些抗癫痫药物治疗难治的患者是癫痫手术（前颞叶切除术）的候选人。早期识别难治性患者非常重要，在这些患者中，癫痫手术优于长期药物治疗 [3]。

典型的癫痫发作症状包括先兆、随后的行为停止、意识改变和局灶性无意识（复杂部分性）癫痫发作形式的自动性。局灶性至双侧强直阵挛（继发全面性）癫痫发作和癫痫持续状态是罕见 [4]。96% 的患者会出现先兆症状，最常见的是腹部内脏感觉（恶心、紧张、上腹胃气上升感），其次是恐惧、焦虑、沮丧、味觉和嗅觉。消化系统自动症（重复咂嘴、咀嚼、吞咽）和自动行为（采摘、摸索）是典型的，还可能出现自主神经表现，如瞳孔扩张、心动过速和勃起。

选择的神经影像学检查是磁共振成像（magnetic resonance imaging，MRI），以证明海马硬化的证据。发作间期氟脱氧葡萄糖 – 正电子发射断层扫描（FDG-PET）也可用于证明同一区域一致的低代谢。在术前检查中，需要进行神经心理学测试，以了解记忆、智力和语言缺陷。通常，MTLE 中情景记忆而不是语义记忆受到损害。言语记忆缺陷通常偏向优势半球，而非语言记忆缺陷则表明非优势颞叶受累。

典型的间期脑电图特征是前颞区明显的页相尖波或尖慢复合波（F7/F8，图11–1）。其他非特异性间期表现包括不规则的颞区慢波和颞区间断性节律性 δ 活动（图 11–2）。

在长期监测中，部分单侧 HS 患者可见独立的双侧前颞叶放电，但其不被认为是癫痫手术的禁忌证。然而，应该记住 HS 是可以累积双侧的。

间断性癫痫样放电可能减弱或停止，导致癫痫发作。在发作期脑电图中，发作常以脑电图活动的局灶性或一侧性衰减为标志。在典型的发作节律中，节律性 θ 活动出现在前颞区，随后波幅逐渐增加，频率逐渐降低，同时传播到其他电极（图 11–3A 至 D）[2]。

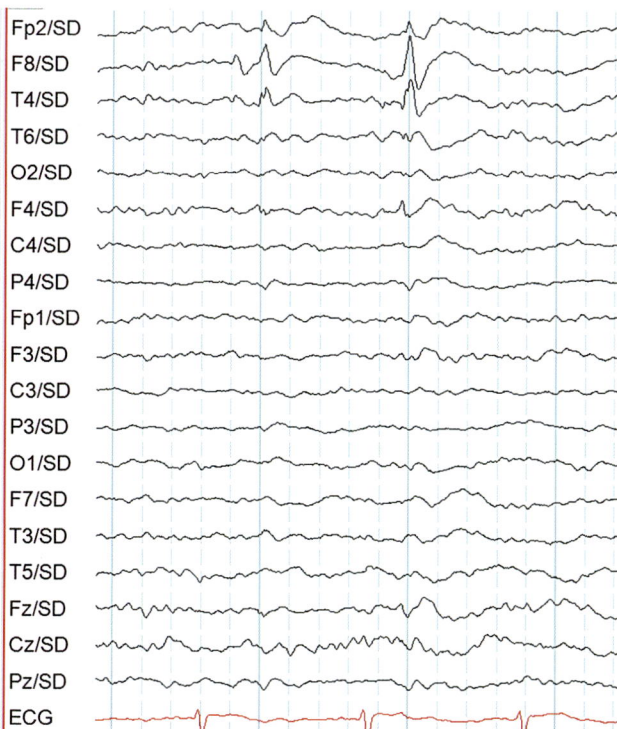

◀ 图 11–1　右内侧颞叶癫痫伴海马硬化的发作间期癫痫样放电

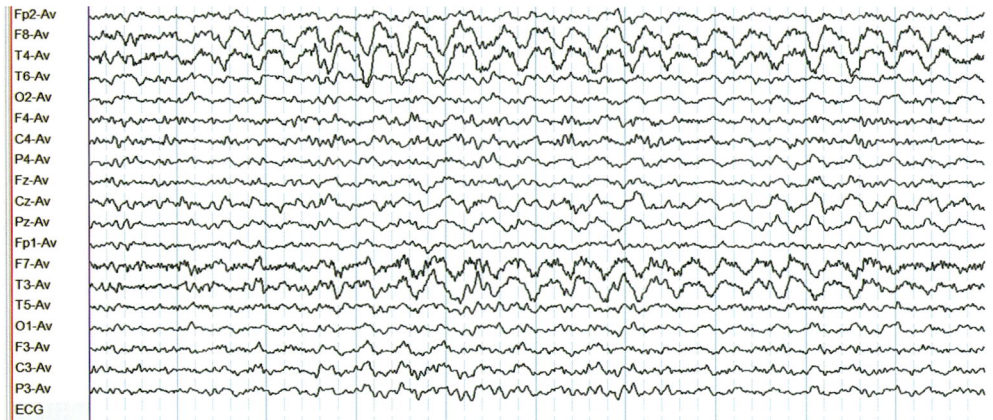

▲ 图 11-2 颞叶间歇节律性 δ 活动（双侧）

虽然典型的癫痫发作模式是节律性 θ 波活动，但已描述了节律性 α 和 δ 的癫痫发作（图 11-4A 至 C）[5]。发作期放电绝大多数仍局限于前部和内侧区域，偶尔也会出现半球性和非局部放电[5]。中位时间 10s 后，传播到对侧半球的概率＜50%。临床癫痫发作先于头皮脑电图发作的发生率为 53%[5]，还描述了其他几种发作性节律，如重复尖峰、广泛的 θ 波和"开始 – 停止 – 开始现象"。发作后期的局灶性慢波具有较高的定侧价值。

二、颞叶新皮质（外侧）癫痫

颞叶新皮质癫痫（neocortical temporal lobe epilepsy，NTLE）的癫痫发作源自颞叶的外侧新皮质。潜在的病理包括皮质发育畸形、肿瘤、神经胶质增生和血管畸形。约 60% 的患者会出现先兆，如听觉、眩晕、精神现象和腹部内脏感觉，但味觉和嗅觉很少见。失神（静止无应答）常是癫痫发作 10s 内的第一个症状，也是最早的征兆[6]。其次，全面强直 – 阵挛性发作癫痫在 NTLE 中比在 MTLE 中更常见，NTLE 的癫痫发作持续时间较短。

发作间期癫痫样放电与 MTLE 无显著差异，但一侧性慢波和癫痫样放电在 NTLE 中更为频繁[7]。放电常在颞叶前部和中颞叶处最大（图 11-5A 和 B）。

据报道，与 MTLE 相比，早期发作节律更慢（2～5Hz）且更广泛（一侧性颞叶与前颞区）[8]。然而，最近研究报道了相互矛盾的结果。一项研究发现，49% 的癫痫发作中有节律性 θ 节律（图 11-6），而在 NTLE 癫痫发作中有 22% 节律性 δ 波和 15% 的更快的节律（β 波）[9]。

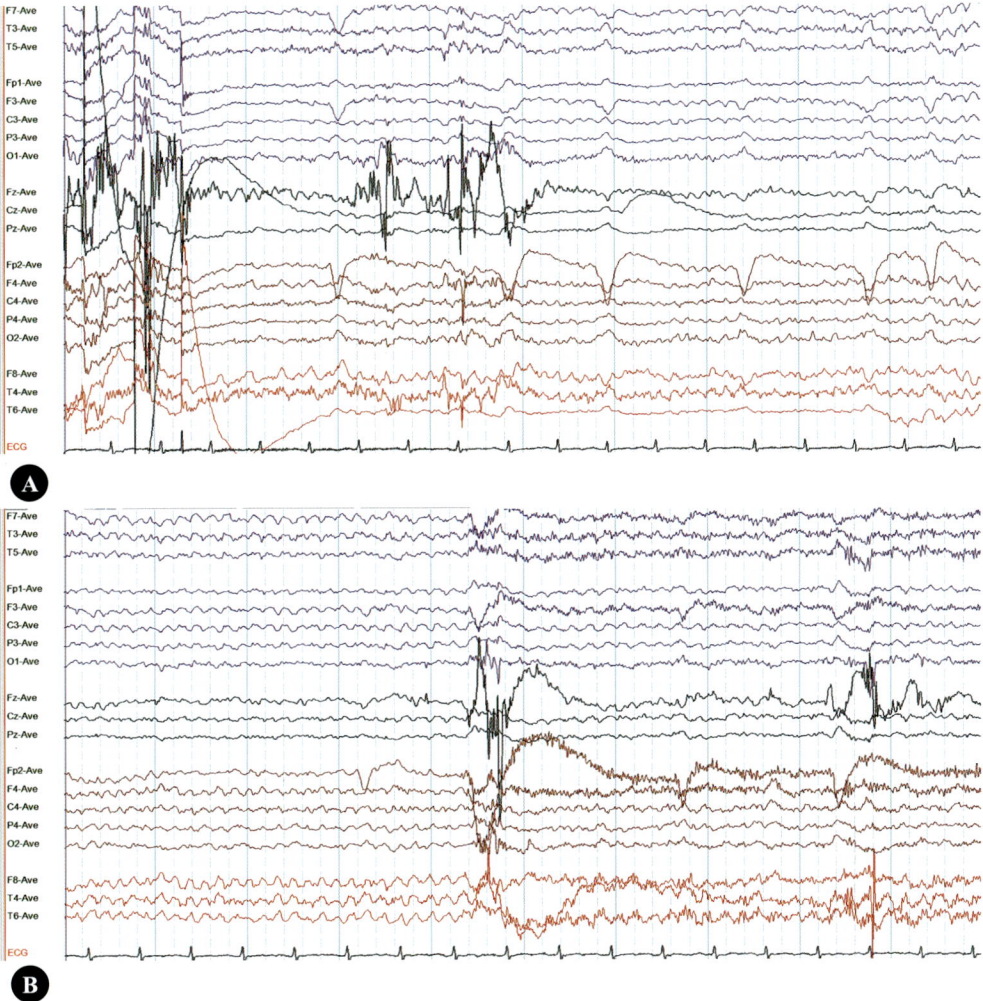

▲ 图 11-3　右内侧颞叶癫痫伴海马硬化症患者的"发作时的募集节律"

A. F8T4 电极上有节律性 θ 波活动的初始发作。B. 不断变化的节律：节律 θ 在结束时减慢

三、额叶癫痫

额叶是一个复杂的区域，有着丰富的皮层，因此发作时产生了广泛的症状学。肿瘤、皮质发育畸形、血管畸形（包括海绵状血管瘤）和创伤后神经胶质增生是常见病因。遗传性额叶癫痫是罕见的，常染色体显性遗传夜间发作性额叶癫痫是一个典型的例子。

在解剖学上，它被分为以下几个区域：中央前区（外侧和内侧）、运动前区（外侧和内侧）、额叶前区（背外侧、腹外侧、额极）和眶额区。在不同的症

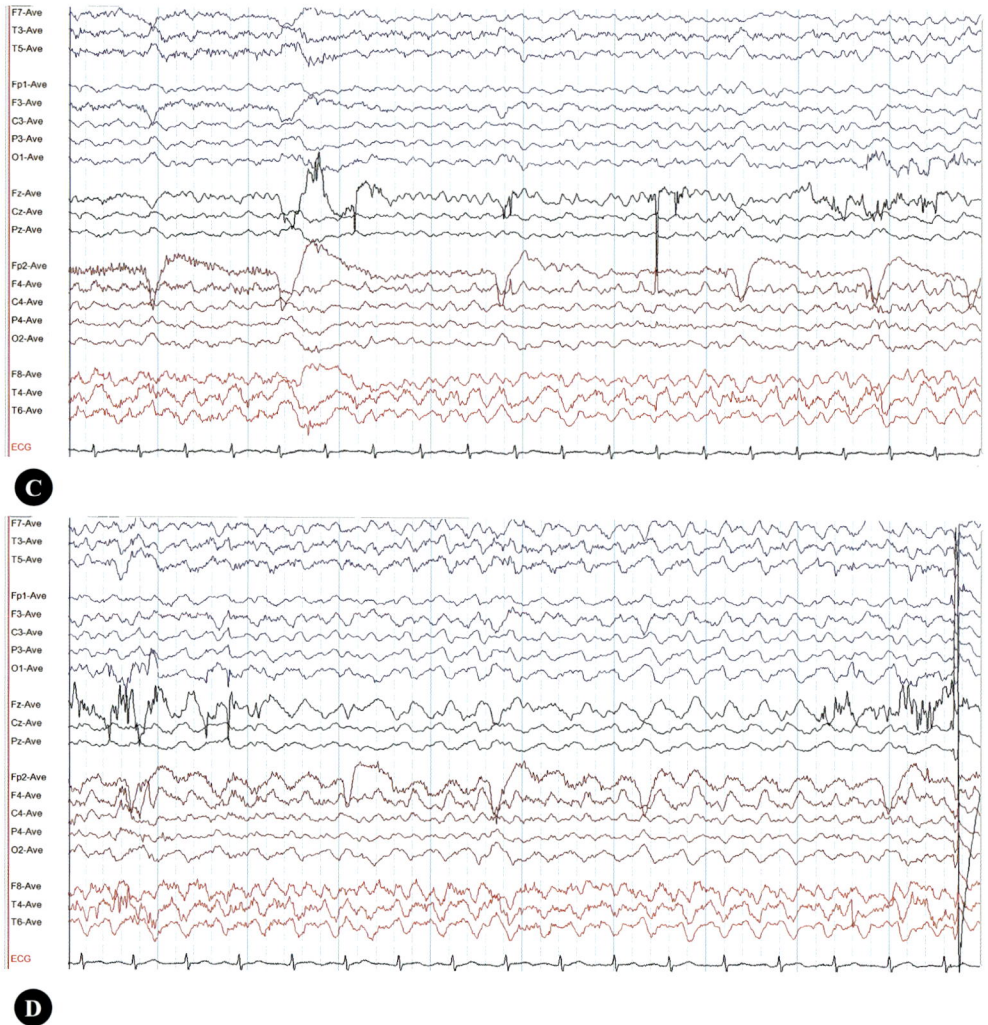

▲ 图 11-3（续） 右内侧颞叶癫痫伴海马硬化症患者的"发作时的募集节律"

C. 进一步演变：在 F8T4T6 逐渐增加的节律幅度。D. 随着向左半球的传播，节律的进一步演变

状学表现中，额叶起源的癫痫发作有一些明显的共同特征。癫痫发作通常是短暂的，突发突止，并具有二次聚集和快速继发的趋势。运动表现非常频繁，而发作后意识模糊的却很少。无意识的复杂手势和包括过度运动的行为特别典型。双侧不对称强直性发作是额叶内侧辅助运动区癫痫发作的标志。某些控制运动的区域癫痫发作时患者不会有明显的身体动作，又叫运动不能性癫痫发作。更详细的症状学不在本书讨论。

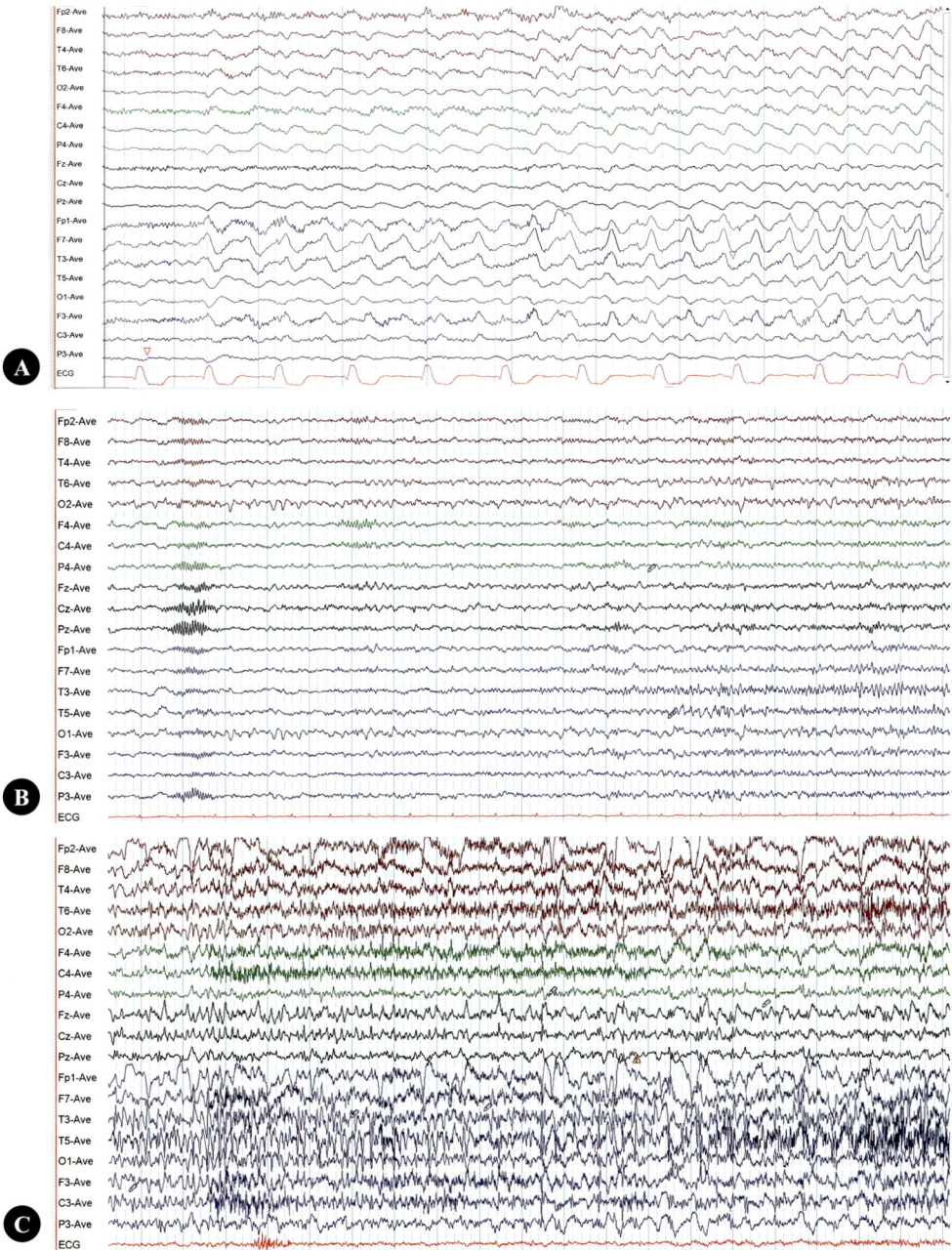

▲ 图 11-4　颞中叶癫痫发病伴非 θ 频率

A. 左侧颞叶癫痫伴海马硬化患者的活动节律。注意在 F7T3 电极上有节律性的 δ 活动。
B. 左侧颞叶内侧癫痫伴海马硬化的发作性伴节律性 α 频率。C. 注意，不断演变的发作
性节律和时间基础被压缩到每页 30s

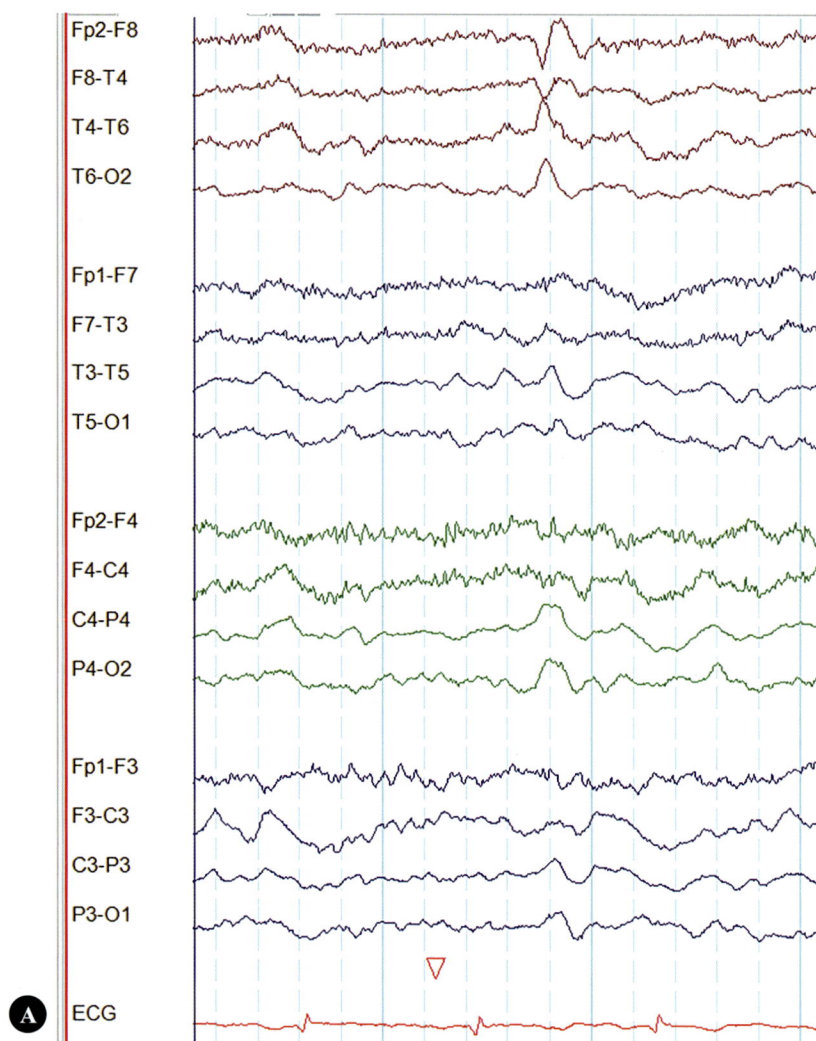

▲ 图 11-5 外侧颞叶癫痫的发作间期癫痫样放电

A. 在纵向双极导联上的 T4 电极上的尖锐波的负相位反转

  高达 40% 的患者未出现局灶性癫痫样放电[10]。癫痫样放电的范围往往是广泛、双侧的，有时类似于全面型癫痫。局灶性放电更常见于额叶外侧病灶[10]。如前所述，额叶中线病灶可能出现与发作间期癫痫样放电部位不一致的情况。癫痫样放电以棘波、棘慢波、尖波、尖慢波、阵发性快波等形式表现。清醒时的节律性中线 θ 波活动可能是一个有用的标记。

  运动活动常发生在额叶癫痫发作的早期，因此发作初期脑电图经常被肌肉

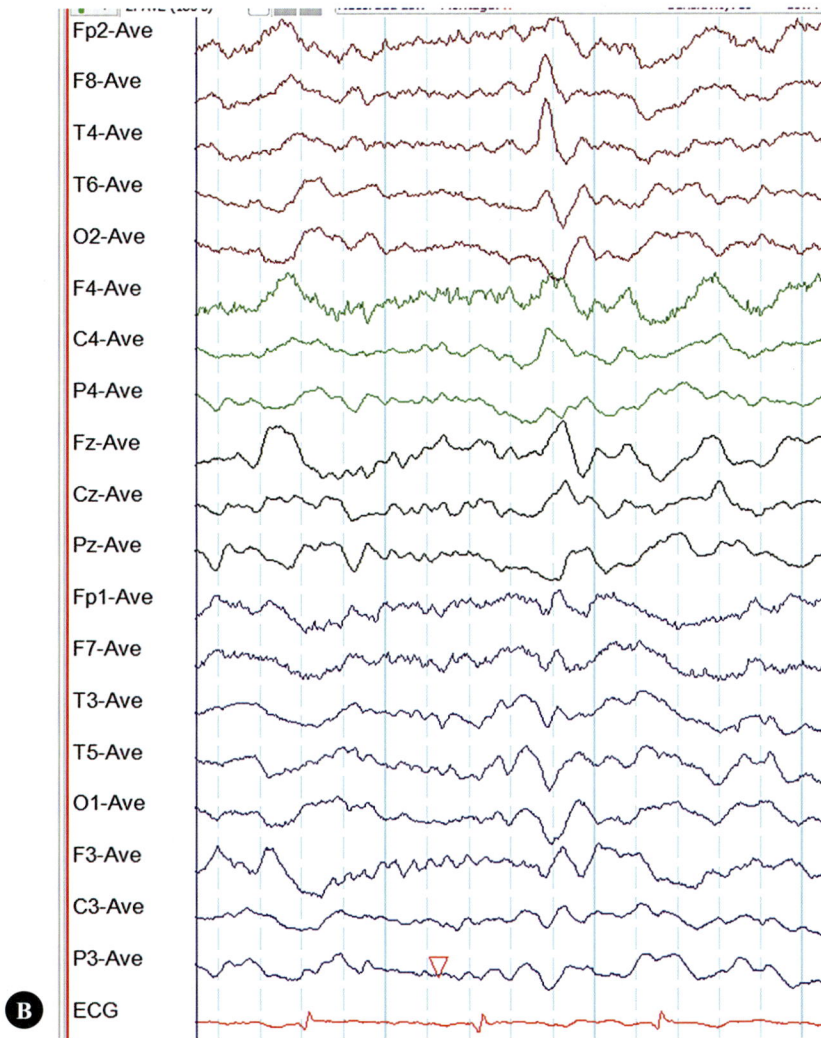

▲ 图 11-5（续）　外侧颞叶癫痫的发作间期癫痫样放电

B. 在平均参考导联上显示的同一段脑电记录符合 T4 上的波幅最大值。患者的 MRI 脑部扫描显示右侧颞中回的局灶性皮质发育不良

伪差掩盖。额叶内侧癫痫发作时，典型的发作节律以反复尖波、节律性快活动和节律性 δ 活动为特征。在额叶内侧癫痫发作期间，在额中央导联中可以看到双侧低电压快波活动，常先于高波幅的尖波（图 11-7A 和 B）。

四、顶叶癫痫

顶叶癫痫的典型先兆特征是对侧感觉障碍，表现为麻木、刺痛、热感或疼

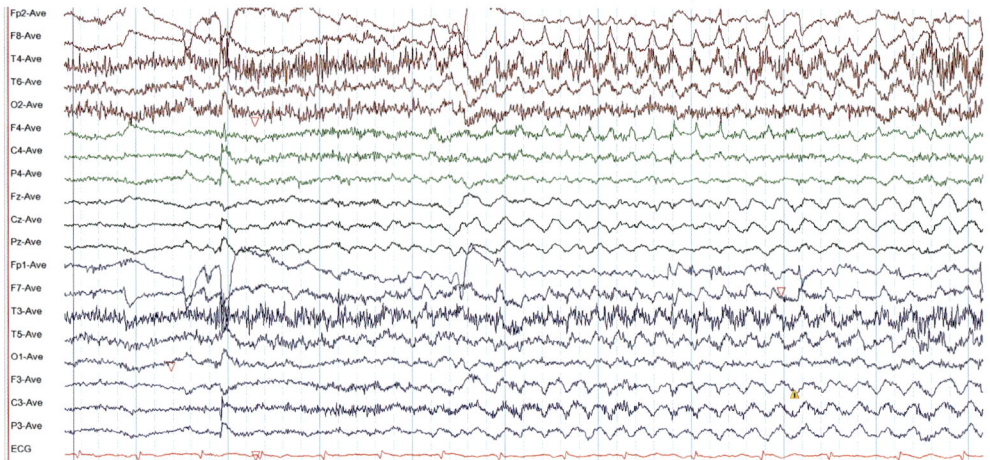

▲ 图 11-6　图 11-5 中讨论的患者癫痫发作的发作节律
注意发作时在 T4 上有节律性活动

痛。很少有耳、眼、口以外的体感。先兆可以是同侧或双侧的[11]。其他先兆包括体像障碍、运动觉、眩晕感和视觉先兆，特别是当顶叶后内侧皮层的楔前叶区域受累时。其他癫痫表现通常是由于癫痫样放电活动的传播，包括运动性发作、偏转性发作、过度运动性发作和自动症发作[11]。

　　发作间期癫痫样放电可见于额顶叶、顶枕叶、颞顶叶、额中央顶叶或后脑区域。31% 的患者为继发性双侧同步[12]。发作时的定位不准确，仅 10% 患者能准确定位[13]。顶叶癫痫的错误偏侧和错误定位众所周知，大多数患者最终可能需要进行侵入性颅内脑电图监测来划定癫痫发作区域。

五、枕叶癫痫

　　枕叶癫痫的病因包括皮质发育畸形、肿瘤、创伤、血管畸形（如 Sturge-Weber 综合征）、脑卒中、代谢性疾病（如线粒体疾病、乳糜泻）、神经退行性疾病（如进行性肌阵挛癫痫）和遗传[14]。特发性全面性癫痫可能与特发性枕叶癫痫有重叠的特征。

　　关键的症状学特征是幻视。至今描述了 3 种类型的视幻觉：①初级幻觉，如闪光、斑点、斑片；②中级幻觉，如几何形状（万花筒效应、星星、圆圈等）；③ 复杂幻觉，如物体、人类、动物[15]。视觉皮层产生的初级幻视以闪光、斑点或斑片为特征，旋转很少见。阴性症状包括黑矇、偏盲和暗点。由于这些特征，枕叶癫痫可能被误诊为偏头痛。初级视幻觉可以在初级视觉皮层之外的舌回和

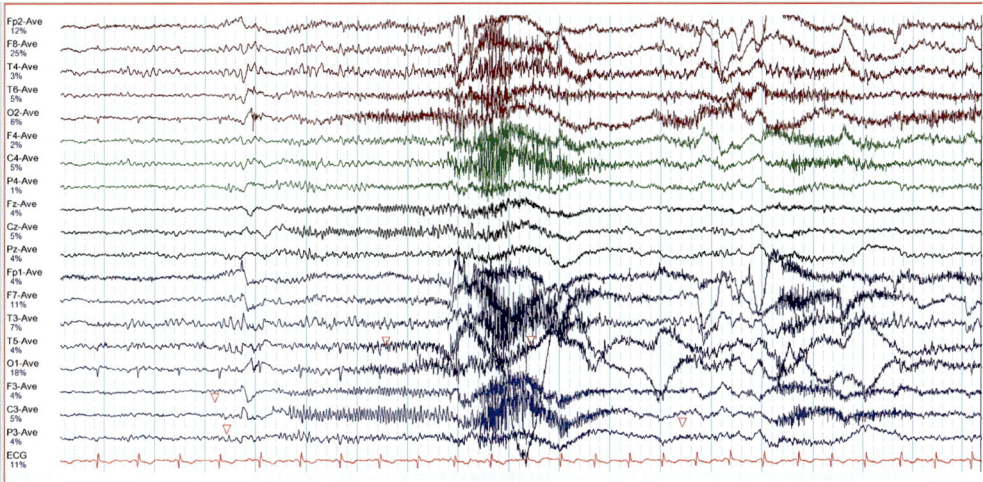

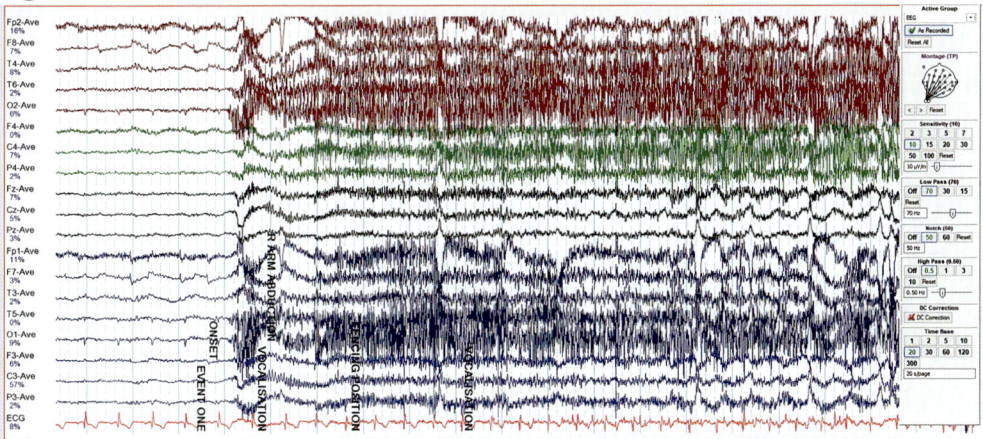

▲ 图 11-7　由左侧辅助运动区引起的不对称强直性癫痫患者内侧额叶癫痫的发作节律
A. 注意到在睡眠中捕获的轻微发作中涉及 F3C3 电极的律性快波活动。B. 一种典型的不对称紧张性癫痫发作。发作的特征是直流电转移（慢波），随后在左额中央区快波活动。发作性节律的进一步演变大多被肌电伪差所掩盖

梭状回产生。中级幻觉主要产生于初级幻觉起源之前的右半球胼胝体下枕叶皮层[15]。更复杂的视觉幻觉源自枕颞叶皮层。运动幻觉（运动的视觉错觉）通常局限于外侧枕叶皮层和枕颞叶交界处。枕叶癫痫的其他表现包括眼球震颤、强直性斜视和眼睑痉挛。癫痫发作向前和向上传播会引起额外的症状学，如感觉、运动和复杂部分发作。

非连续的阵发性枕叶棘波是枕叶癫痫的脑电图特征。枕叶癫痫，特别是特发性枕叶癫痫，可出现光阵发性反应和失对焦敏感。发作节律可能表现为反复棘波或不断发展的快节律。

3 种特发性枕叶癫痫在儿童期尤其重要。Gastaut 型特发性枕叶癫痫发病年龄约为 3—15 岁（平均 8 岁），伴有短暂的初级幻视、强直性斜视和眼盲。脑电图显示枕叶棘波和失对焦敏感。特发性光敏性枕叶癫痫与视觉刺激（包括视频游戏）引发的反射性癫痫大致相同。脑电图显示枕叶光敏反应。Panayiotopoulos 综合征于 3—6 岁开始，表现为自主神经发作和自主神经癫痫持续状态[16]。

六、岛叶癫痫

岛叶被认为是大脑的第五叶，位于侧裂深处，被额叶、顶叶和颞叶所包围。它与大脑的几个关键区域有着广泛的联系。在解剖学上，岛叶分为前部和后部两部分，由岛叶中央沟隔开。岛叶前部由三个短回（前回、中回和后回）和一个副回组成，而岛叶后部由两个长回（前回和后回）组成。

岛叶癫痫复杂的症状学反映了其丰富的体感、运动、内脏感觉、内脏运动、自主神经和听觉功能表征和联系。最常见的先兆通常是双侧的躯体感觉，并且可能会感到疼痛。与来自初级感觉皮层（顶叶）的体感先兆相比，岛叶先兆通常涉及更大的区域，并且不遵循典型的杰克逊癫痫。体感先兆通常位于岛叶后部。内脏感觉（腹部感觉、胸闷、喉咙收缩、窒息）、内脏运动（打嗝、恶心、呕吐）、植物性/精神（呼吸困难、焦虑、恐惧）先兆和过度运动性癫痫发作提示岛叶前部发作。此外，岛状癫痫中还存在不对称强直性癫痫发作、同侧眨眼、前庭/听觉先兆和自主神经紊乱[17, 18]。

由于其位置较深，岛叶癫痫在表面脑电图上可能不会显示任何发作间期癫痫样放电。当它出现时，可以从额叶、颞叶和中央导联记录放电。岛叶前部病灶与 Fp1/Fp2、F7/F8、C3/C4、T3/T4 和 T5/T6 电极间期的癫痫样放电相关，而岛叶后部病灶显示与 T3/T4、T5/T6 和 F7/F8 电极相关[19]。发作初期脑电图可能被肌电和运动伪差掩盖。发作可表现为一侧性放电，常见于额叶、颞叶和中央区，但也可以是双侧的。发作节律可能以低电压快波、节律性棘波、节律性 α 波或节律性 δ 波的形式出现，伴有偏侧发作或双侧发作，以同侧发作为主。

七、伴有中央颞区棘波的儿童良性癫痫（Rolandic 癫痫）

这种儿童癫痫综合征值得在局灶性癫痫的范畴下讨论。发作常为 2—13 岁，癫痫发作常在青春期前或青春期间缓解[20]。尽管患者的神经心理特征常报告为正常[20]，但详细测试可能会发现缺陷。癫痫发作的特征是一侧的面肌抽搐、手臂或腿部的半阵挛活动、单侧口周麻木、言语停止、喉音和唾液分泌过多，常发生在睡眠中或醒来后。癫痫发作通常是短暂且不频繁的。尽管可能发生继发性全面性癫痫，但癫痫持续状态很少见。80% 的患者出现发作后神经功能缺损[21]。

（一）发作间期脑电图

发作间期癫痫样放电表现出某些典型特征，有助于读者在正确的临床背景下确认诊断。

(1) 尖波和尖慢复合波的形态：尖慢复合波的特征是具有明显的高波幅（＞200μV）负相尖波，前面是低波幅（＜10μV）正波，随后是突出的正波（波幅高达负相尖波的 50%）和负相慢波，其幅度小于负尖波（图 11-8）[22]。在受试者的整个脑电图上，形态和地形保持一致。

(2) 分布：最明显的尖波位于中颞叶（T3/T4）、高中央叶（C3/C4）、低中央叶（C5/C6），偶尔也出现在顶叶（P3P4）区域[21, 22]。其放电部分在症状发生区的同侧或对侧。双侧独立及双侧同步癫痫样放电并不罕见。

(3) 区域：通常会发现切向偶极子在中央或中央颞叶具有最大负性，在额区具有最大正性（图 11-8）。该偶极子被认为位于 Rolandic 区域脑沟下部的源头。

(4) 反应性：在这种情况下，睡眠会激活癫痫样放电。随着非快速眼动睡眠，放电的幅度、分布范围和频率会增加并变得具有周期性。相反，对侧手部

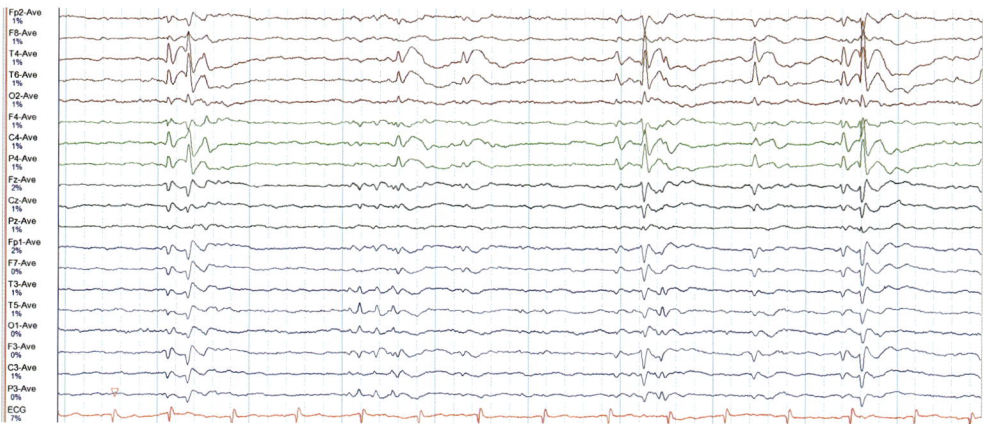

▲ 图 11-8 良性 Rolandic 癫痫中典型的发作间期性癫痫样放电

运动可能会减弱放电[22]。

（二）发作期脑电图

主要有以下 4 种癫痫发作期脑电图模式：①低波幅快波或节律性棘波的波幅增加而频率减少；②尖波和棘波的波幅和频率都增加；③节律性 θ 活动的波幅增加而频率减少；④局部衰减但遵循①～③三种模式中的任何一种[23]。

需要强调的是，典型的 Rolandic 尖波可能出现在从未经历过癫痫发作的完全健康的儿童。中央颞叶棘波也可见于一些癫痫性脑病及 Rolandic 区的结构性病变。因此，这一脑电图发现的意义应始终在临床背景下进行解释。

第 12 章　发育期癫痫性脑病的脑电图
EEG of developmental and epileptic encephalopathies

发育期癫痫性脑病通常出现在儿童时期，但随着儿童长大，最终会在成人癫痫门诊出现。持续的癫痫活动被认为是患者认知、发育和行为障碍的一个因素。潜在的病因多种多样，包括从遗传原因到结构原因。对这一类别中的许多综合征详细讨论超出本书范围。本章以婴儿期发病的 2 种综合征（West 综合征和 Dravet 综合征）和儿童期发病的 2 种综合征 ［Lennox-Gastaut 综合征（Lennox-Gastaut syndrome，LGS）和 Landau-Kleffner 综合征］为代表性举例。

一、West 综合征

（一）临床症状

West 综合征又称婴儿痉挛症，通常始于婴儿期，其特点是癫痫性痉挛、高幅失律（脑电图）和精神运动迟缓三联征。癫痫性痉挛可以是屈肌和（或）伸肌，表现为单侧、双侧对称或双侧不对称分布[1]。一些患儿在童年后期会继续发展为 LGS。

（二）发作间期脑电图

发作间期脑电图的标志是高幅失律，其特点是高波幅（＞300μV）、杂乱无序的慢波背景，常与两个半球的非同步多发的尖波和棘波混合，在 NREM 睡眠期间最为明显和突出（图 12-1）。

（三）发作期脑电图

最常见且最早的变化是高波幅，以颞区为主的广泛性慢波，伴或不伴有叠加的快波活动。在慢波之后可能会出现弥漫快波活动或电衰减反应（图 12-2）。广泛性慢波后伴随电衰减是最常见的模式，而广泛性尖慢波后伴随电衰减相对少见。慢波、快节律或电压降低也可以单独发生[1]。阵发性高幅失律模式在癫痫性痉挛发作之间往往会减弱。

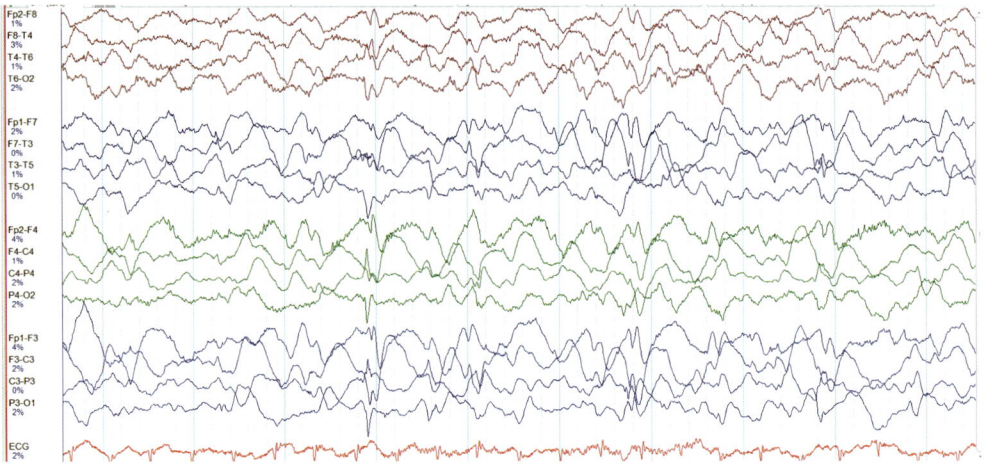

▲ 图 12-1　West 综合征中的脑电图的高幅失律

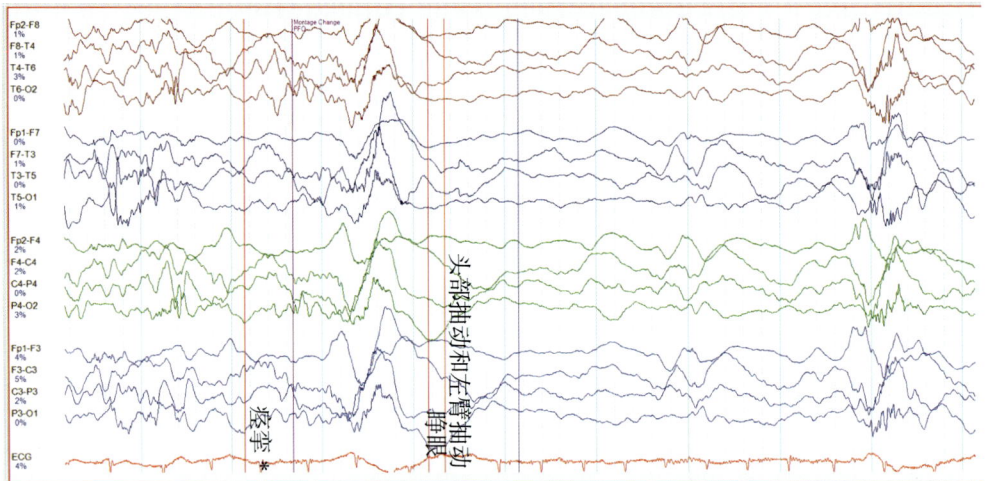

▲ 图 12-2　West 综合征中以全导慢波为特征的痉挛发作脑电图

二、Dravet 综合征

（一）临床症状

Dravet 综合征又称婴儿严重肌阵挛性癫痫，是一种罕见的癫痫性脑病，其癫痫发作常始于婴儿期，5—8 月龄时。70%～80% 的病例已发现 SCN1A 基因突变。第一次癫痫发作常是由疫苗接种或发热触发，但比通常的热性惊厥持续时间更长，并以单侧或全面阵挛活动为特征。在第一次癫痫发作前，发育通常是正常的，但之后会减慢。首次癫痫发作后会出现反复发作的多种癫痫类型，包括简单部分性、复杂部分性、肌阵挛性、阵挛性、全面强直阵挛性、非典型失神、失张力性、强直性（罕见）及癫痫持续状态，这些发作常由发热触发。苯妥英钠、卡马西平和拉莫三嗪可能会加剧癫痫发作。该病的长期预后较差，而且癫痫发作通常具有耐药性。

（二）发作间期脑电图

在早期阶段，脑电图背景可能正常或表现为慢波。在某些情况下，闭眼会触发中央区域和顶区的节律性 θ 波活动[2]。可以看到以额中央区为主的阵发性广泛棘慢波和快多棘波放电。此外，还有局灶性和多灶性棘波和多棘波[2]。脑电图光敏性反应（无论是否伴有临床事件）较为常见。一些患者表现出热敏感性。癫痫样放电在 NREM 睡眠期间变得更加活跃。

（三）发作期脑电图

发作期脑电图模式取决于癫痫发作类型。肌阵挛性癫痫发作伴有短暂（<10s）的全导棘波放电，额中央区波幅最高，随后是慢波。非典型失神发作节律表现为 2~3.5Hz 不规则、广泛慢棘慢波（slow spike-wave，SSW）放电[2]。强直性发作在 Dravet 综合征中并不常见，如果出现，其发作期节律可表现为广泛性快波活动、电衰减反应，或者快速募集节律[2]。

三、Lennox-Gastaut 综合征

（一）临床症状

LGS 综合征又叫小发作变异型癫痫，是一种严重的儿童脑病，其特征为以下三联征：①多种癫痫发作类型；②清醒时的广泛性慢棘慢波（SSW）和睡眠中的阵发性快波；③认知和行为障碍。典型的发病年龄为 1—8 岁，强直性发作是最常见的，其他癫痫类型包括非典型失神、失张力性、肌阵挛性、全面强直阵挛性和局灶性癫痫发作。非惊厥性癫痫持续状态很常见，常具有耐药性并且发作非常频繁。

（二）发作间期脑电图

1. 背景脑电图通常有不同程度的频率变慢，高达 90% 的患者会出现广泛性频率变慢[3]。

2. SSW 活动是 LGS 的特征性电生理标志，表现为由尖波、棘波或多棘波

后跟随一个表现负相慢波组成的复合波，频率为 1.5~2Hz（图 12-3）[3, 4]。SSW 以孤立放电或阵发性连续发放的形式出现。放电通常为全面性且双侧同步，以额区或额中央区波幅最高。同一阵或不同阵放电的频率、形态和波幅存在变异，半球间波幅不对称亦不少见。NREM 睡眠期间 SSW 活动显著增加。光刺激和过度通气通常对 SSW 活动没有影响。

3. 约 18% 的患者可见局灶性和多灶性癫痫样放电[3]。

（三）发作期脑电图

1. 强直性发作：强直性发作表现为轴性（头部和躯干）、四肢（特别是手臂）或全身受累。广泛性阵发性快波活动（generalized paroxysmal fast activity，GPFA）和电压衰减是与强直性发作相关的特征性脑电表现（见第 9 章）。其特征在 LGS 中表现为 4 种主要发作期节律[3]：①无其他活动的广泛电压降低反应（图 12-4）；② 15~25Hz 的 GPFA，波幅逐渐增加；③ GPFA 为 10~15Hz，无波幅演变（图 12-5）；④ GPFA 后的电压衰减。

2. 非典型失神：与儿童失神癫痫的典型失神相比，非典型失神的意识障碍是部分性、进行性的。其持续时间往往较长，发作起始都较缓慢[5]。自动症较少见，而非典型失神发作期间肌张力的降低或增加更为常见[5]。此外，与典型失神相比，非典型缺勤癫痫发作较少由过度通气和光刺激触发。发作期脑电图的特点是广泛性、高波幅、1.5~2.5Hz SSW 放电（图 12-6A 和 B）。与发作间期 SSW 相比，发作期节律的波幅更高、更对称、更规则、持续时间更长，但其形态和节律性不及典型的癫痫发作[4]（图 12-6C）。

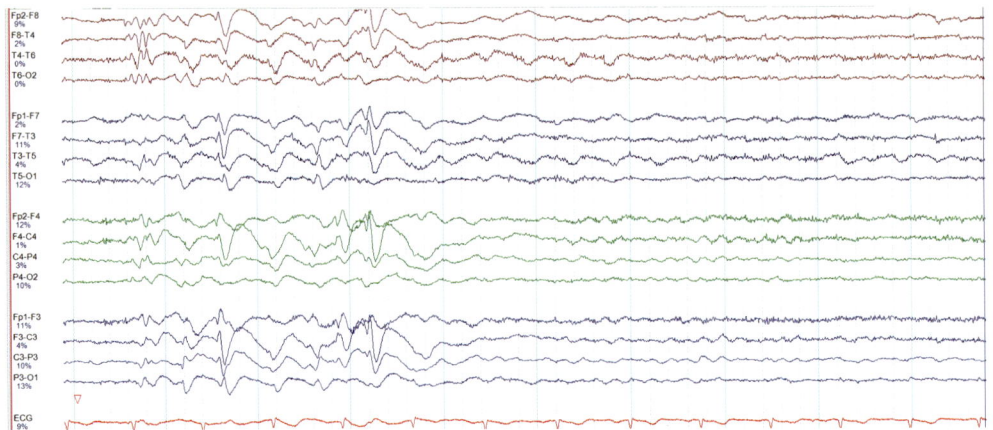

▲ 图 12-3　LGS 综合征中的广泛性慢棘慢波放电

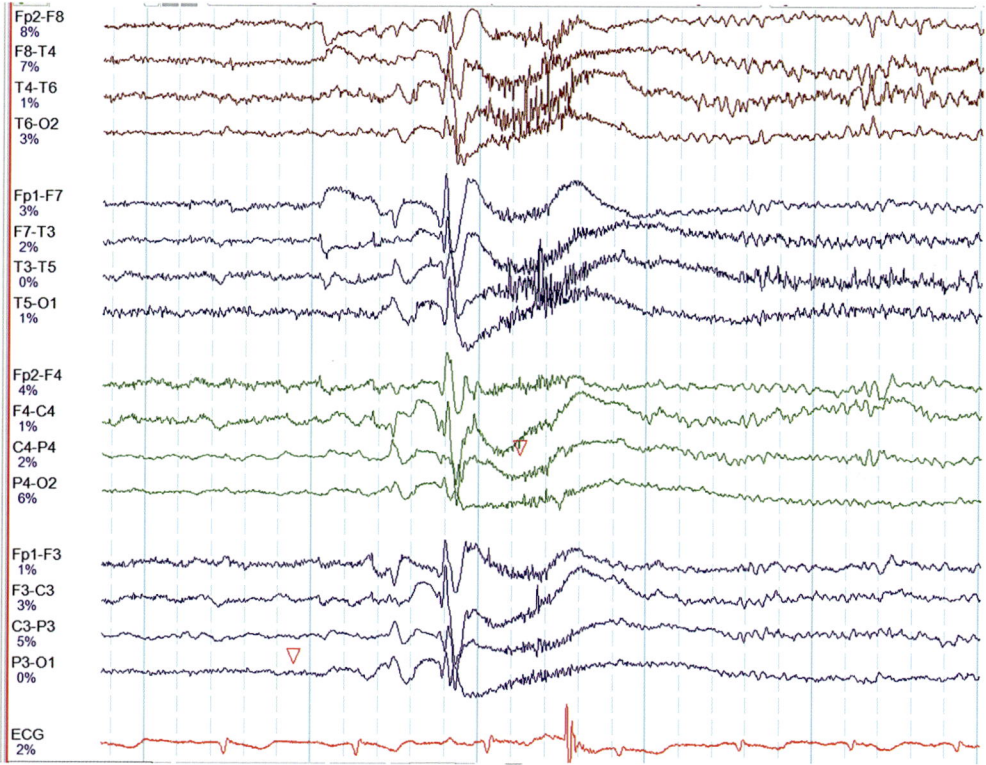

▲ 图 12-4　LGS 综合征强直性发作的广泛性电压衰减反应

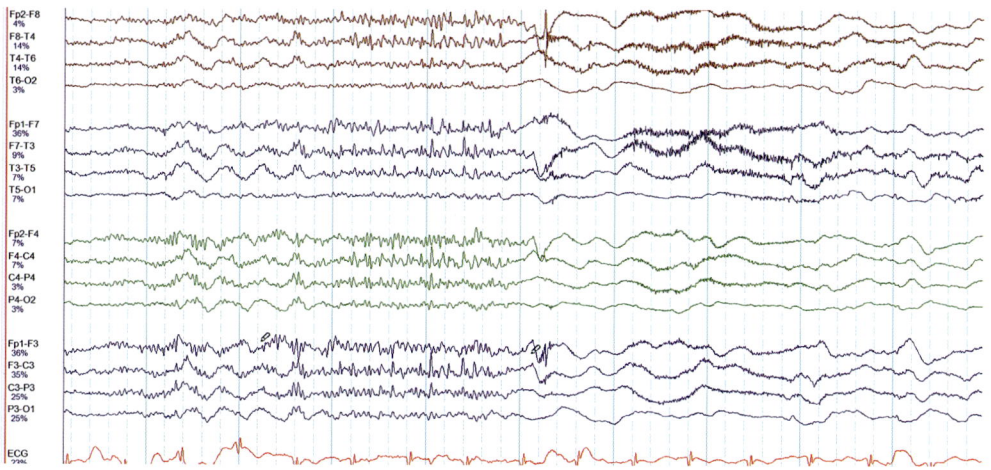

▲ 图 12-5　LGS 综合征中与强直性发作相关的广泛性阵发性快波活动

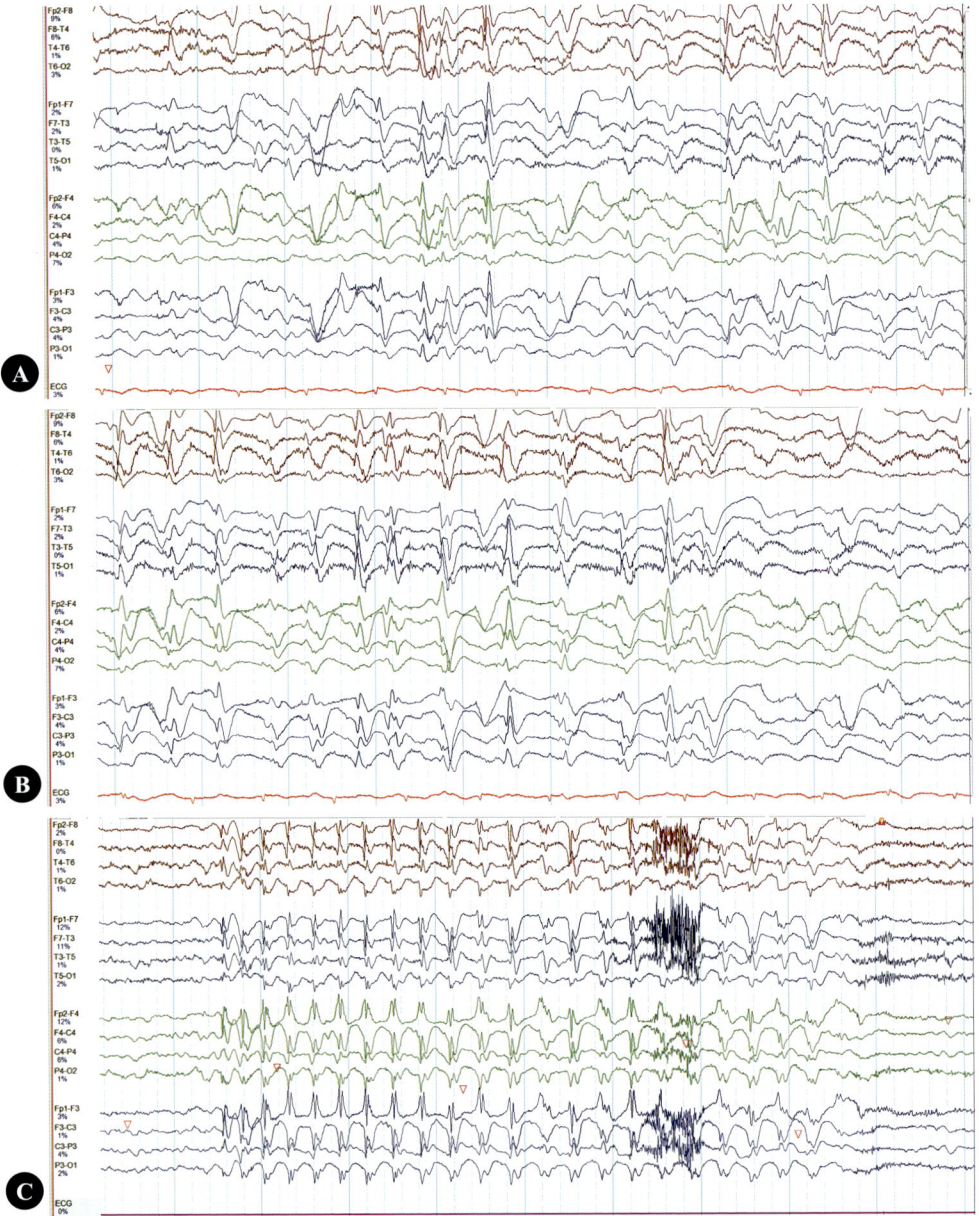

▲ 图 12-6　A. Lennox-Gastaut 综合征非典型失神发作的发生；B. 非典型失神发作的终止；C. 展示了特发性广泛性癫痫中的典型发作，以便与 A 和 B 进行比较

3. 失张力发作：LGS 中的癫痫性跌倒发作通常是由失张力、肌阵挛、肌阵挛 – 失张力或强直性发作引起的。单纯的失张力发作很少见。发作期节律表现为广泛性多棘慢波放电，随后出现广泛慢波。

4. 肌阵挛发作：发作期节律的特点是不规则的广泛性多棘慢波活动。

5. 癫痫持续状态：癫痫持续状态常包括非典型失神和强直性癫痫发作，表现为意识模糊。发作期节律特征是广泛且持续的不规则 SSW 模式，常类似于高幅失律。

四、Landau-Kleffner 综合征

（一）临床表现

Landau-Kleffner 综合征也称为获得性癫痫性失语症，是一种罕见的癫痫性脑病，其特征是获得性失语症和睡眠激活的癫痫样放电，伴有精神运动障碍。典型的发病年龄为 3—9 岁，在此之前发育正常。听觉言语失认症或 "言语失聪" 常是首发症状。语言障碍可能会发展为完全缄默症，而 Landau-Kleffner 综合征中的语言波动是众所周知的。70% 的患者会出现癫痫发作，常会在 15 岁前缓解。癫痫发作类型包括简单部分性发作（常是夜间）、全面强直阵挛性发作、非典型失神发作和肌阵挛 – 失张力性发作。强直性和复杂部分性发作很少见[6]。预后因个体而异，在一些病例中有完全语言恢复的报道。

（二）脑电图

发作间期脑电图表现为颞区和颞顶区的尖慢波或棘慢波放电。放电可能是单侧、多灶性、双侧独立或同步的（图 12–7）[7]。这种活动在非快速眼动睡眠中被显著激活，特别是在入睡时。在 NREM 睡眠中，一些儿童会出现电持续状态，其特征是双侧持续 $1.5\sim2.5$Hz SSW 活动占据睡眠 EEG 的 85% 以上[8]（图 12–8）。

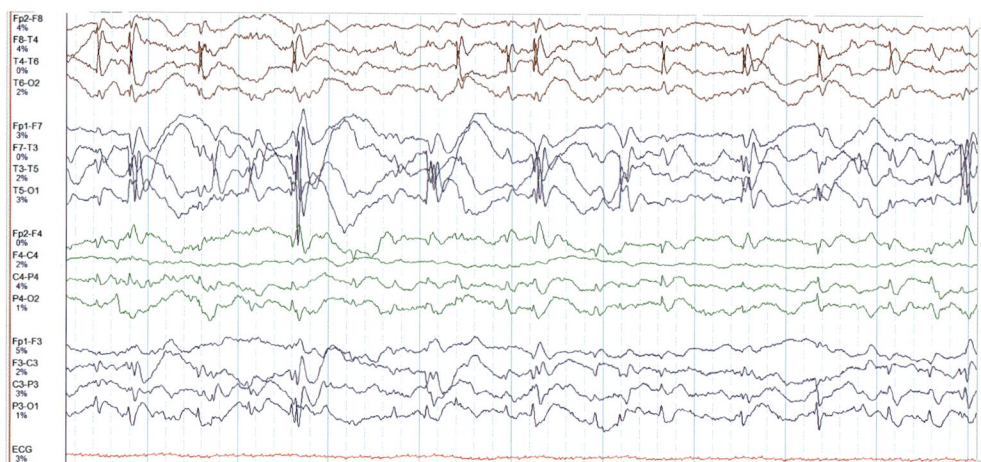

▲ 图 12-7　Landau-Kleffner 综合征的发作间期癫痫样放电

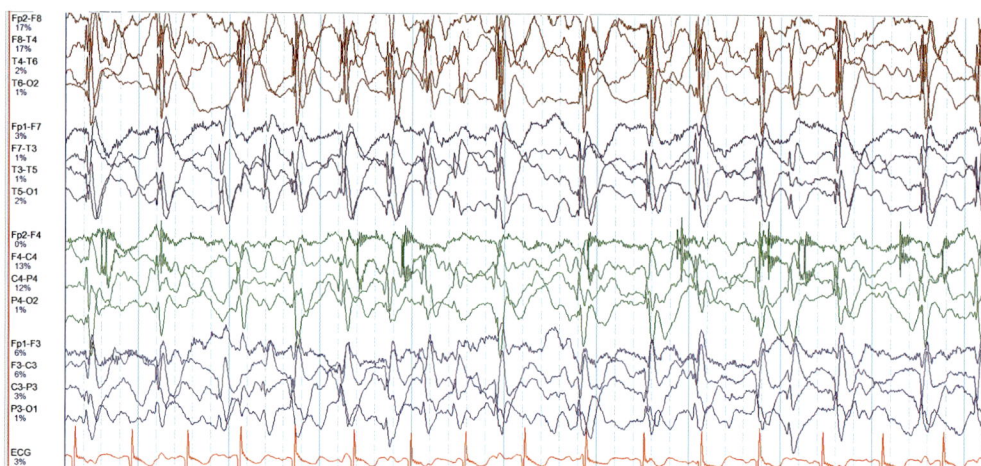

▲ 图 12-8　记录与图 12-7 同一患者非快速眼动睡眠期间的癫痫样放电持续状态

第 13 章 非癫痫样放电的脑电图异常
Non-epileptiform EEG abnormalities

在现实意义中，脑电图可以分为两组，即正常组和异常组。异常脑电图有两大类，即癫痫样放电和非癫痫样放电的脑电异常。上文中已经讨论了癫痫样放电，本章重点讨论了非癫痫样放电的脑电图异常。活动减慢、减弱、活动增加、昏迷/脑病是主要的非癫痫样异常（图 13-1）。昏迷状态将在下文中进行描述，此处重点讨论了其他非癫痫样的异常。

一、背景活动减慢

在描述慢波时，需注意以下 7 点。

• 分布：后头部节律、局灶性、多灶性、区域性、半球性、广泛性，这是描述慢波的关键因素。

• 波幅。

• 频率：θ节律和δ节律。

• 持续性：间歇与连续。

• 节律性：在跑步中出现相同持续时间（频率）的慢波被认为是有节奏的。

• 规律性：相同形态的慢波连续出现时，被视为规则（单形性）。当形态多变时，则为不规则（多形性）。

• 反应性：慢波活动随刺激或警觉状态变化而改变的特性称为反应性。

后头部节律减慢

后头部优势节律减慢表明脑病或弥漫性脑功能障碍，包括痴呆（图 13-2）。反应性的丧失、减慢的程度和减慢的持续性（连续而非间歇性的）往往与潜在病变的严重程度相关。单侧的后头部背景减慢常表明同侧结构异常或功能障碍。需要仔细排查背景节律减慢的生理原因，比如困倦。同样不能忘记的是，背景频率与年龄有关。一般来说，在成年人中<8Hz 应被视为异常。在有条件的情

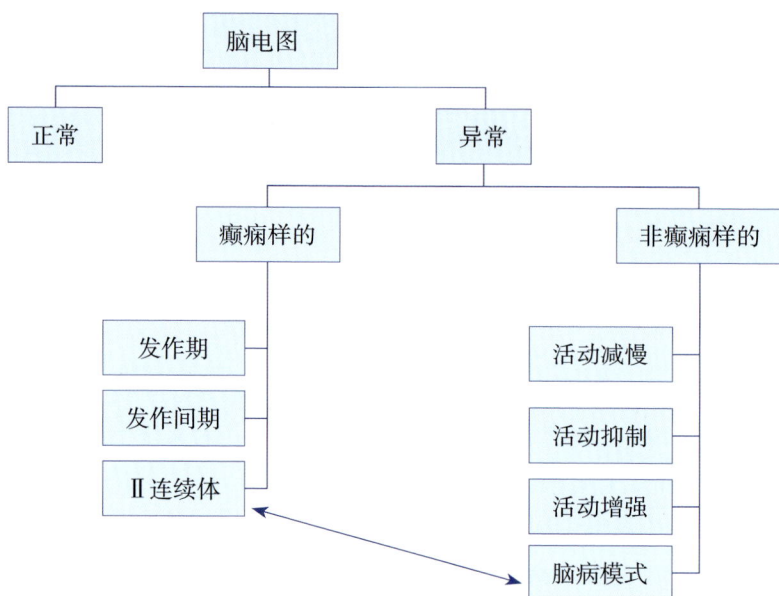

▲ 图 13-1　脑电图异常的分类

况下，研究连续脑电图记录也很有用。即使频率保持在 8Hz 以上，持续的背景变慢也表明脑部异常变化。α 节律被认为起源于皮层，并由丘脑 – 皮层通路调节。这些连接的破坏可能会导致背景变慢。需要强调的是，在某些情况下，后头部背景节律变慢可能是正常的，如慢 α 变异和青少外后头部慢波。

1. 局灶性 / 多灶性 / 区域性 / 半球性慢波

局灶性指的是大脑的某一小块区域，而 "区域性" 指的是某一特定的脑叶（如额叶、颞叶）。多灶性是指 3 个或 3 个以上空间上不相邻的多个区域（病灶），多区域是指累及 3 个或 3 个以上脑叶受累。任何曼延至整个半球的慢波活动都被称为单侧性或半球性的背景活动减慢。

动物研究表明，单纯的皮质病变会引起脑电图波幅衰减而不是减慢。然而，皮层下白质病变导致覆盖其上的皮层记录到不规则 δ 波减慢。丘脑病变也会引起局灶性或半球性 δ 波减慢，而双侧下丘脑和中脑上部病变则引起双侧变慢。这些数据表明，大脑皮层与皮层下结构的传导阻滞是大脑活动减慢的原因。

非广泛性慢波是由潜在的结构异常或功能障碍引起（图 13-3）。背景活动异常、持续性（慢波持续而不是局灶性）和反应性消失是局灶性慢波潜在病因严重程度的最佳指标，而脑电地形图、波幅和频率似乎并不重要[2]。不规则和无节律性（多态性）减慢常表明潜在的结构异常，而节律性减慢更倾向于电生理功

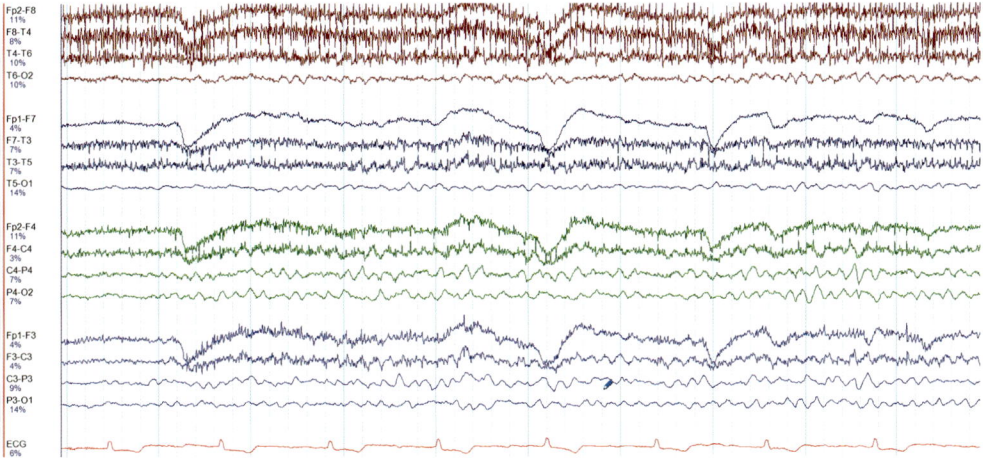

▲ 图 13-2　后头部优势节律减慢

这是一位阿尔茨海默氏痴呆症患者的脑电图记录。后头部优势节律由 6.5Hz θ 活动组成

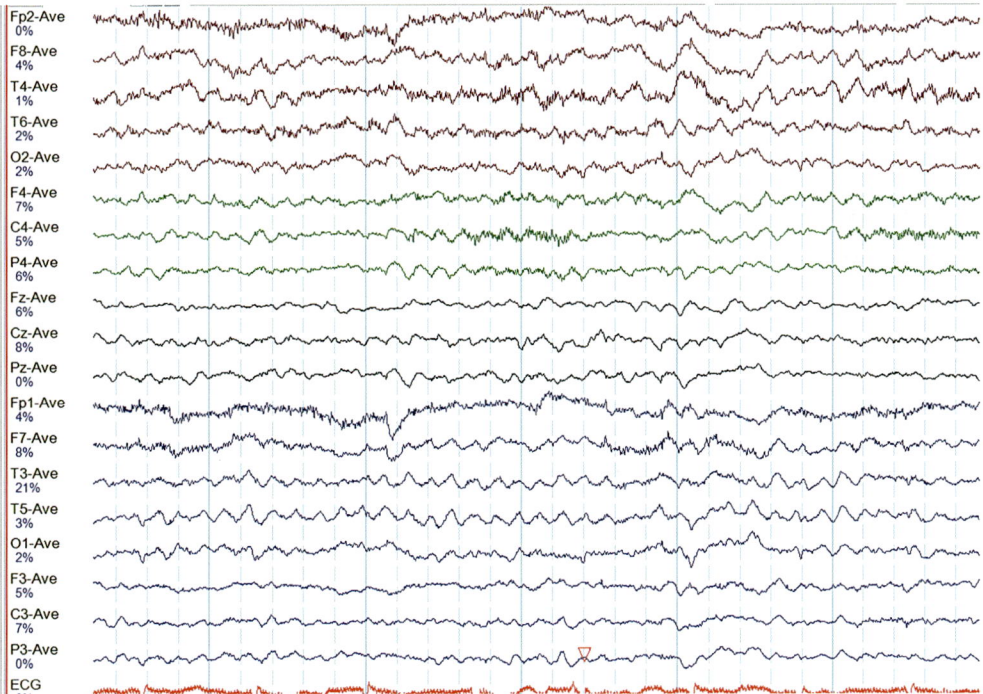

▲ 图 13-3　局灶性慢波

注意右颞叶癫痫患者在 F8-T4 电极上出现的 θ 波和 δ 波减慢

能障碍。多态性且连续的局灶δ波减慢高度提示潜在的结构异常。癫痫发作后局灶性减慢对癫痫病灶定位有重要价值。应该记住，局灶性减慢并不总是异常的。颞叶θ减慢是50岁以上人群的正常现象。局灶性减慢的正常变异（如思睡时的中颞区θ波节律）已在第8章讨论。

2. 广泛性慢波

广泛性减慢提示弥漫性脑功能障碍，包括各种病因的脑病（图13-4）。涉及网状结构的双侧中脑病变和双侧下丘脑病变也会导致广泛性减慢。广泛性减慢可能是不规则的，也可能是节律性的，如广泛性节律性δ活动（generalized rhythmic delta activity，GRDA）。额叶局灶性节律性δ活动（frontal intermittent rhythmic delta，FIRDA）是GRDA的一种特殊类型的减慢（图13-5）。FIRDA的特征是双额叶（或偶尔单侧）1.5～2.5Hz同步出现的，规则且有节律的正弦波或锯齿波[3]。对称的FIRDA常见于脑病，而不对称FIRDA是由潜在的结构异常引起的[4]。然而，不对称的FIRDA应归类为局灶性异常，而对称FIRDA则属于广泛减慢的一种形式。在过度通气期间，偶尔可以在健康个体中观察到FIRDA[4]。FIRDA主要发生在困倦和睡眠期间[4]。广泛性减慢是睡眠和过度通气期间的正常现象。

二、电压衰减

1. 局灶性电压衰减

如前所述，衰减是指波幅度降低。通常，衰减也伴随着频率变化。造成衰减的原因主要有以下三个。

(1) 技术：在比较同源电极时，电极间的距离是一个重要的考虑因素，技术人员放置电极时的测量误差可能会导致波幅明显不对称，从而产生抑制假象。正如第3章中已讨论的EEG波形幅度反映了两个电极的电压差。如果电极间距离小于同源电极对，则显示的幅度低于同源对，从而产生抑制的假象。

(2) 局灶性皮质病变或功能障碍：皮质病变引起衰减，而皮质下受累导致节律减慢。同样，β活性[5]或睡眠模式/波形[6]的局灶性（半球）衰减表明潜在的功能障碍或结构异常。有时，病变同侧的β活性可能会增强（幅度增加），特别是在慢性病变中[5]。因此，需要注意不对称的定侧值。急性或进行性局灶性病变可引起同侧衰减和优势节律减慢。其定位价值优于局部定位价值。偶尔，当存在慢性病变（如梗死）和生长缓慢的肿瘤时，同侧α波幅可能会增加。然而，在这些情况下，同侧的后优势节律往往更慢，且反应性较差[7]。

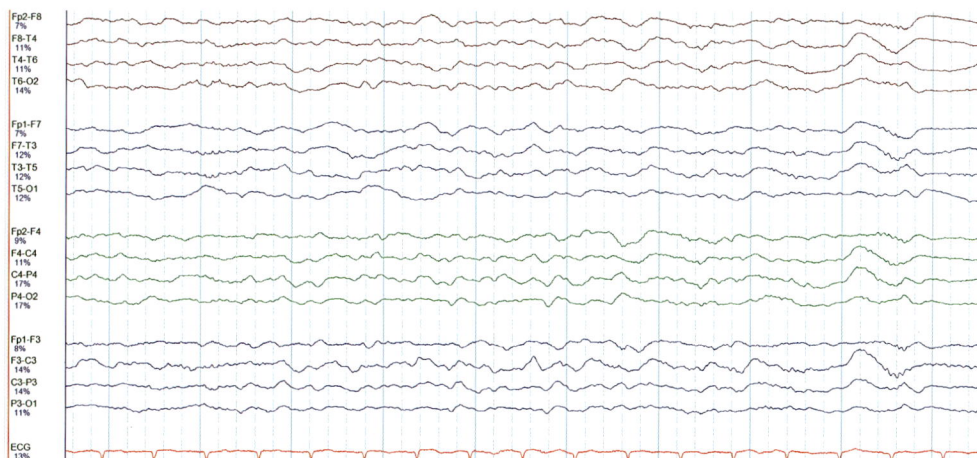

▲ 图 13-4　脑病的广泛性 θ 波和 δ 波减慢

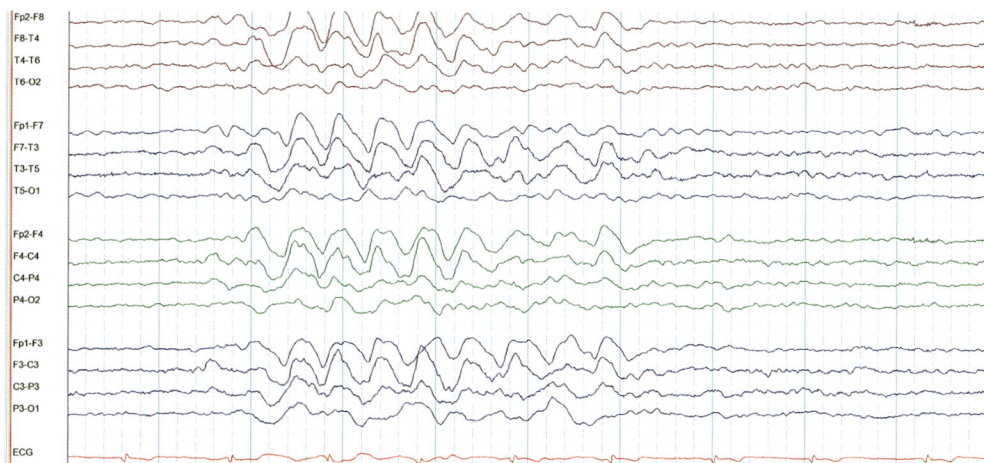

▲ 图 13-5　额叶局灶性节律性 δ 活动

(3) 大脑皮层到记录电极的距离增加：其可能是累及任何层的病变所致，头皮（水肿、血肿）、硬膜外血肿、硬膜下血肿和硬膜肿瘤（图 13-6）。

2. 广泛性电压衰减

广泛性衰减表明弥漫性皮质功能障碍，如缺氧缺血性脑病中所见。当振幅＜10μV 时，使用术语"抑制"。麻醉药物也会引起同样的变化。典型的例子是异丙酚和巴比妥类药物引起的抑制和暴发抑制。一些健康个体的脑电图波幅较低，普遍衰减并不一定表明有病理原因。

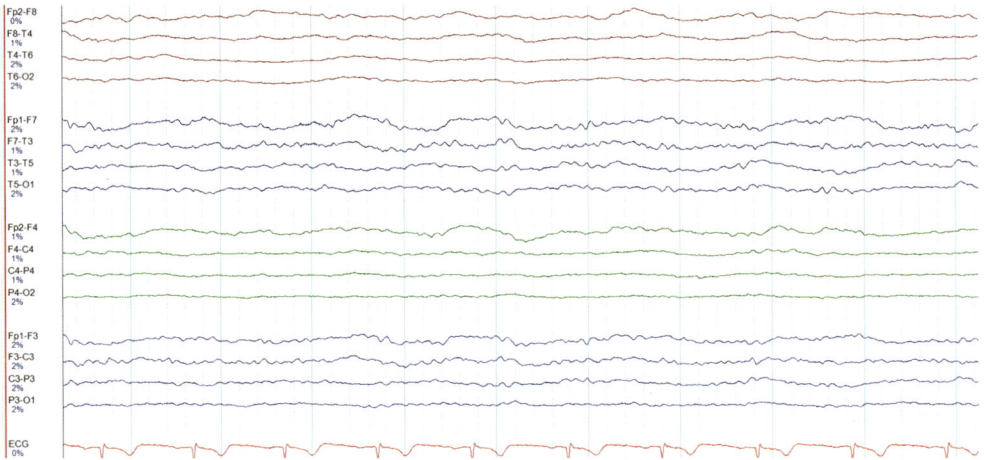

▲ 图 13-6　脑电活动衰减

患者脑 CT 显示右侧大面积蛛网膜下腔出血和脑肿胀。右侧也有头皮水肿的迹象。右半球脑电图波形衰减是多因素的：从皮层到电极的距离增加及半球功能障碍

三、活动增强

（一）局灶性增加

最常见的原因是颅骨缺损引起的缺口节律。在上文中已经详细讨论了缺口节律。如上文所述，局灶性病变偶尔会导致局灶性活动增强。

（二）广泛性快电压增加

过度的 β 活性通常由药物引起，如苯二氮䓬类药物、巴比妥类药物和抗精神病药。

四、脑病和昏迷的异常

该组包括暴发抑制、脑电静息、周期性放电、三相波和昏迷模式（α 波、β 波、θ 波 /δ 波、纺锤波）。这些非癫痫样的异常将在第 17 章讨论。

第 14 章　痴呆的脑电图
EEG in dementia

一些神经系统疾病被归为认知障碍疾病的一类。该谱系包括阿尔茨海默病（Alzheimer's disease，AD）、血管性痴呆（vascular dementia，VD）、路易体痴呆（dementia with Lewy bodies，DLB）、额颞叶痴呆（frontotemporal dementia，FTD）和克 – 雅病（Creutzfeldt-Jacob disease，CJD）。除了克 – 雅病中更显著的脑电图改变外，大多数痴呆症相关的脑电图异常表现缺乏病因特异性。同时，需注意与正常年龄相关的脑电图变化相鉴别。虽然随着年龄的增长，后头部优势节律（posterior dominant rhythm，PDR）会有所减慢，但若频率低于 8Hz 则属异常。颞区慢波在 60 岁以上健康人群中可能是正常表现[1]。这些慢波通常具有以下特征：睁眼时波幅减弱；思睡期或过度换气时波幅增强；多呈间歇性单发圆顶形态或成对出现；波幅低于 70μV；频率通常在 θ 波范围（4～7Hz），偶见 δ 波（1～3Hz）；慢波持续时间占记录总时间的 1% 以下[2]。

一、阿尔茨海默病

在阿尔茨海默病早期，定量脑电图可能显示慢波活动增加，但视觉分析通常正常。随着病情的发展，脑电图变化变得更加明显。PDR 减慢到 θ 和 δ 范围是一个早期的变化。随后出现以额颞叶为主的广泛性慢波。10%～20% 的患者会出现自发性癫痫发作。在癫痫发作的患者中，62% 可见典型局灶性癫痫样放电，而无癫痫发作史的患者中也有 6% 存在此类放电。合并癫痫发作或亚临床癫痫样放电的患者相比其他患者更早出现认知衰退[3]。在少数患者中可见以枕叶为主的广泛性三相波[4]。

二、路易体痴呆

在该领域的研究中，绝大多数是通过定量脑电图进行的。然而，脑电图视觉分析也会有所帮助。已有研究报道了广泛性和局灶性的慢波活动。在路易体痴呆患者中，PDR 的减慢和颞区局灶性慢波比阿尔茨海默病患者更为明显[5]。一些病例研究报道了三相波和额叶间断性节律性慢波活动（frontal intermittent rhythmic delta activity，FIRDA）[6]。在病理证实的 DLB 中，癫痫发作的发生率约为 4%[7]。

三、克 – 雅病

CJD 是一种由朊蛋白引起的不可逆快速进展性致死性疾病，以快速进展性痴呆及其他神经症状（肌阵挛和癫痫发作）为特征。脑电图在确定诊断中起着至关重要的作用，其表现随疾病阶段不同而变化。第 I 期以神经精神症状为特征，伴有轻微或无客观体征。第 II 期出现明显的神经系统综合征（如共济失调、视力障碍），此期可出现肌阵挛。III 期为终末期，以严重的肌阵挛、迅速进行性痴呆和无动性缄默为特征，最终导致死亡[8]。在早期（I 期），脑电图变化是非特异性的，包括 PDR 减慢、广泛性减慢、偶尔局灶性减慢[9]。在 II 期以广泛性减慢为主，偶见周期性和非周期性三相波。在第 III 期，三相波周期性放电是此期的 EEG 标志性表现（部分患者可能表现为非周期性三相波），同时可见额叶间断性节律性 δ 活动（FIRDA）[9]。

全面性周期性放电表现出某些特征。它们通常具有三相形态，持续时间为 200～500ms，波幅为 300μV，以 1Hz 的频率（0.5～2Hz）重复出现（图 14–1）。偶尔，周期性放电可能是单侧且不对称的，而某些复合波会表现出前 – 后延迟[9]（图 14–2）。

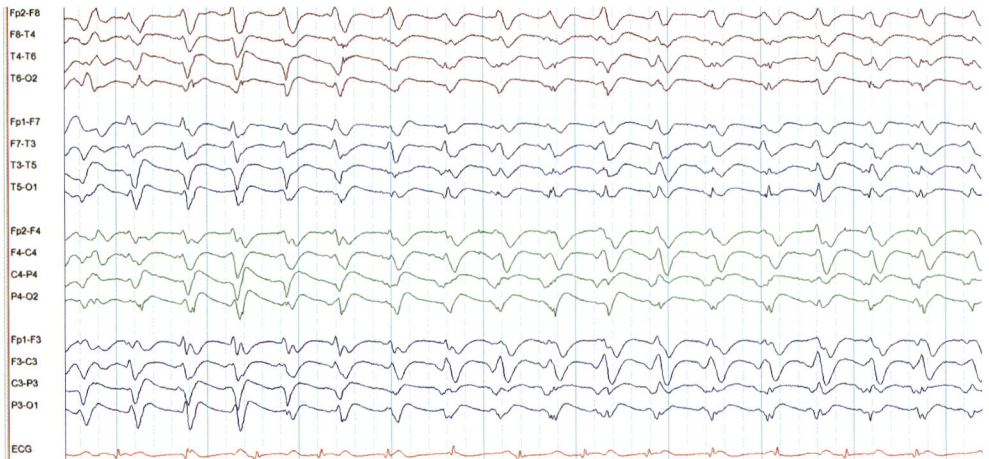

▲ 图 14–1　克 – 雅病三相形态广泛周期性放电的典型脑电图变化

通常，放电的最大波幅出现在额 – 中央前区中线部位，周期性复合波会表现出反应性，在睡眠和思睡期间出现衰减。

同样，周期性复合波可能会在外部刺激（包括间歇性光刺激）下出现。肌阵挛性抽搐可伴有周期性放电，但这种关系并不总是一致的[10]。在 Heidenhain 变异型 CJD 中，周期性复合波往往更倾向于后部突出（图 14–3 ）。

随着病程的进展，周期性放电的幅度和频率逐渐降低，在终末期完全消失。最后，脑电图显示出整体活动的衰减，伴有偶发性慢波暴发。由于脑电图变化的渐进性，当疑似 CJD 病例初次脑电图呈现非特异性改变时，建议重复检查以辅助诊断 (图 14–4A 和 B)。

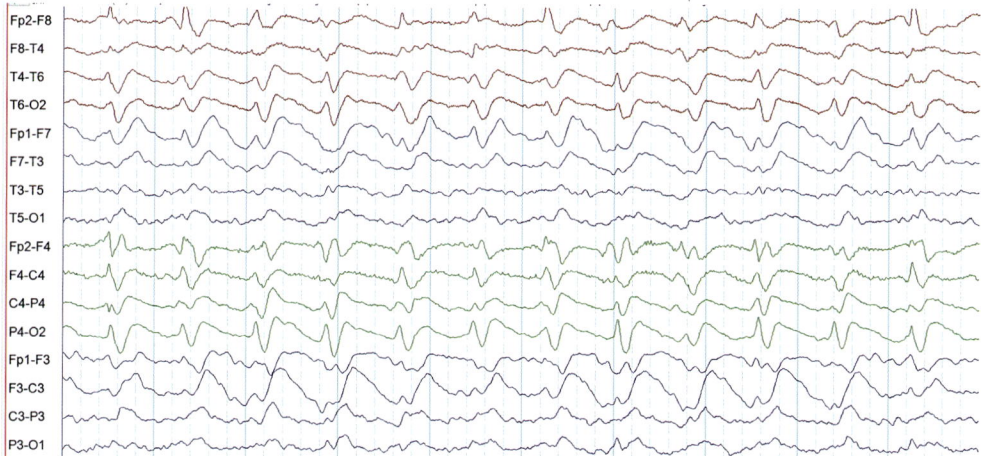

▲ 图 14–2　CJD 中三相形态的周期性偏侧放电

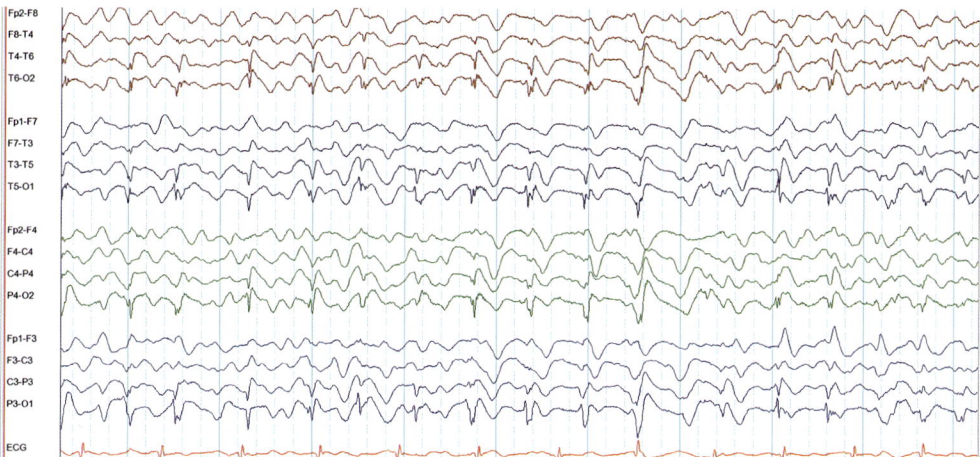

▲ 图 14–3　克 – 雅病 Heidenhain 变异型的脑电图显示后头部为主的周期性放电

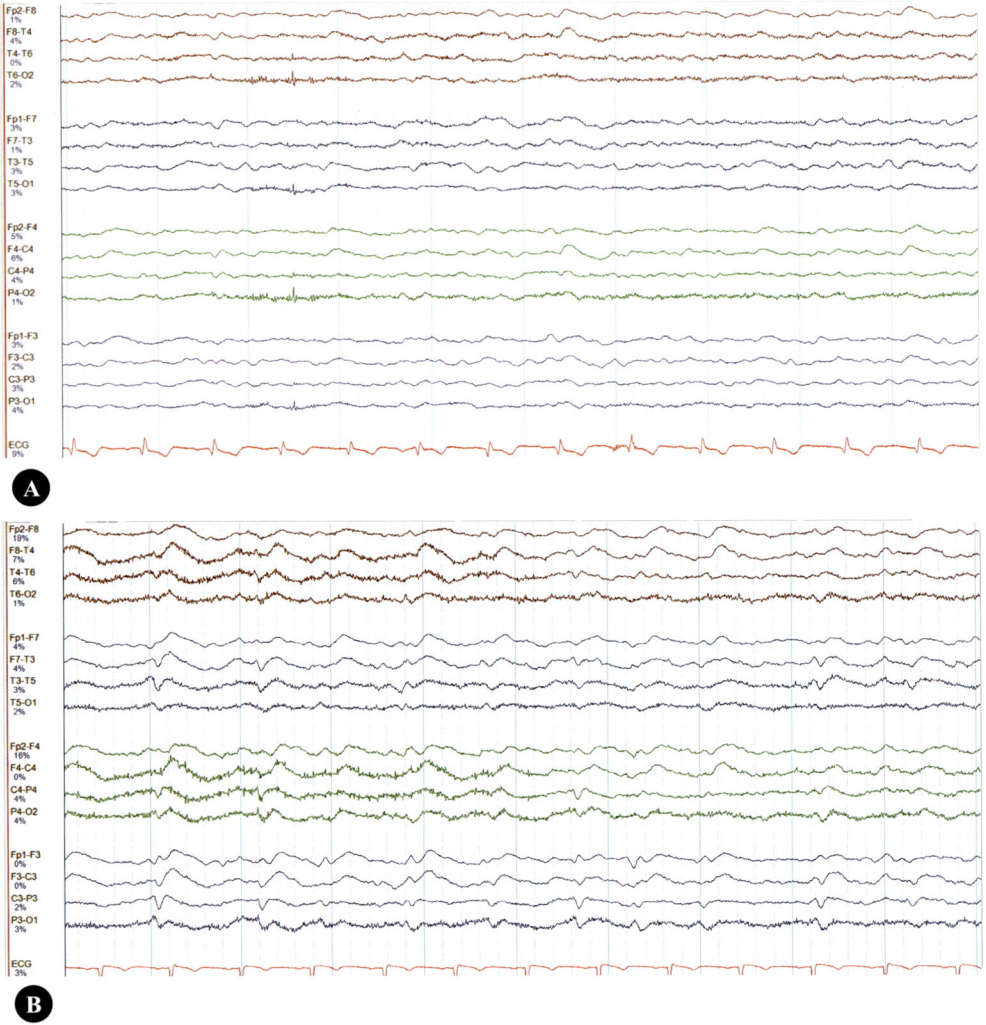

▲ 图 14-4　重复脑电图检查在克 - 雅病中的价值

A. 第一次脑电图显示，一名表现为快速进展性痴呆的患者出现了广泛性慢波。B. 1 周后的第二次脑电图显示出现了，高度提示克 - 雅病的广泛性周期性放电。最终，通过脑脊液检测和典型的 MRI 结果确诊性克 - 雅病

第四篇

重症监护脑电图
Critical care EEG

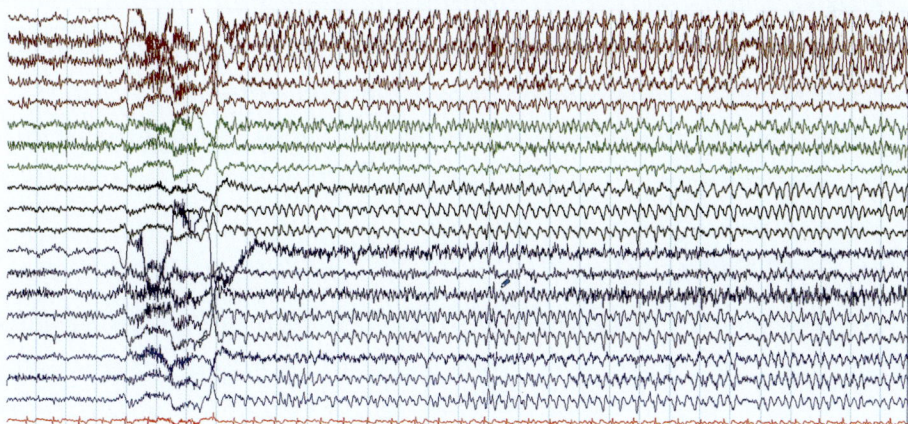

第 15 章 发作期 – 发作间期连续体
Ictal–interictal continuum

第 9 章介绍了发作期 – 发作间期连续体（ictal-interictal continuum，IIC）的概念，属于"可能的脑电发作"或"可能的脑电发作持续状态"。IIC 细节在第 18 章中进行了重症脑电图的专门讨论，包括非惊厥性癫痫持续状态、脑病和昏迷，因为这些模式常出现在具有重叠特征的危重患者中。

1996 年，IIC 一词首次被提出，将周期性一侧性癫痫样放电的产生概念化（现在称为"偏测周期性放电"）[1]。随后，在危重患者的环境中发现了几种节律性和周期性模式，IIC 一词的应用范围扩大到该模式的所有范围。美国临床神经生理学会（ACNS）发布了用于该状况的描述性术语[2]。该模式常见于重症监护室治疗的昏迷重症患者。虽然有些模式可能看起来是非常可疑的电发作，但其不符合电发作的标准[3]。因此，IIC 值得作为一个独立的模式进行讨论，应该与重症患者的非惊厥性癫痫持续状态和脑病模式区分开来。

ACNS 重症监护 EEG 术语构成了识别和描述 IIC 的基础。为了描述 IIC 的节律性和周期性模式，该术语结合了两个主要术语和一组修饰词，如表 15–1 所示[2]。需要强调的是，ACNS 术语并非 IIC 所独有，它涵盖了重症监护环境中遇到的整个 EEG 异常范围。

一、主要术语（一）

全面性是指双侧、对称和同步模式，即使局限于某一范围（如双额叶）。全面性可以额部、枕叶或中线为主。当活动局限于一个半球时，可能是局部性、局部性或半球性，则称为"偏侧性"。双侧、同步但不对称的波形也被认为是偏侧（偏侧性 – 双侧不对称）。双侧独立模式指的是两个单独的（非同步）偏侧模式，每个半球各有 1 个，2 个模式同时发生。至少有 3 个独立的偏侧模式，且每侧半球至少有 1 个偏侧模式，3 个或更多模式同时发生被称为"多灶性"[2]。

二、主要术语（二）

周期性放电的主要内容是放电和放电间隔时间。放电被定义为具有：①时程＞0.5s，相位≤3 个；②时程＜0.5s 的任何波形，与相位无关。如果相位≥4 个且时程≥0.5s，则应用术语"暴发"。从定义来看，应该注意到放电与 EEG 报告中使用的术语"癫痫样放电"不同义。根据重症监护 EEG 术语，即使是三相波也被归类为"放电"。要符合周期性，放电间隔时间在大多数（50%）周期中，从一个周期到下一个周期的变化＜50%。节律性 δ 波活动是指≤4Hz 的慢波重复出现，形态和持续时间均匀。根据 ACNS 标准，在大多数（＞50%）周期对中，周期持续时间变化必须＜50%。此外，要被定义为周期性的或节律性的，这种模式应该持续至少 6 个周期[2]。

三、修饰语

如表 15-1 所示，在重症监护脑电图的描述中使用了一些修饰语。然而，IIC 中最重要的修饰语是"+"特征和刺激诱导的变化。其是附加在现有模式上的附加功能，使平衡变得更"像图标"。有 4 个重要的附加特征：①与周期性放电和节律性 δ 活动共存的附加快波活动（+F）；②与周期性放电共存的附加节律性 δ 活动（+R）（图 15-1）；③与节律性慢波活动重叠的叠加尖波或棘波（+S）；④与周期性放电和节律性 δ 活动共存的 +FS 组合（+FR）。刺激诱发的模式由警报刺激（听觉、视觉、疼痛等）触发，并且是可重复刺激诱发的模式可以是节律性 δ 活动、周期性放电、BIRD 或癫痫发作。

四、发作期－发作间期连续体的模式

IIC 的模式位于一个频率范围上，其中一些模式与癫痫发作关联性很高，而其他模式则倾向于癫痫发作联系一般或无关。根据重症监护 EEG 术语的定义，节律性和周期性具有或不具有附加特征，是识别 IIC 的重点。其模式可能是潜在的发作，但不符合脑电发作或脑电发作持续状态的标准。

1. 偏侧 / 双侧独立 / 多灶性周期性放电

偏侧性周期性放电（lateralized periodic discharges，LDP）、双侧独立周期性放电（bilateral independent periodic discharges，BIPD）和多灶性周期性放电（multifocal periodic discharges，MFPD）的定义已经在 ACNS 术语的主要术语 #1 和主要术语 #2 下进行了解释（图 15-2 和图 15-3）。1Hz＜任何类型≤2.5Hz、持续 10s 或更长时间的周期性放电，以及 0.5Hz≤任何类型≤1Hz 且具有附加特

表 15-1　节律性和周期性模式的重症监护 EEG 术语		
主要术语 #1	**主要术语 #2**	**修饰语**
1 全面性 2 偏侧性 3 双侧独立 4 单侧独立 5 多灶性	1 周期性放电 2 节律性 δ 活动 3 棘慢波、尖慢波	**主要修饰词** 1 出现率 2 时程 3 频率 4 位相数 5 锐度 6 波形的波幅 7 刺激诱发或刺激终止 8 电压（波幅） 9 "附加" 特征 　● 附加快活动（+F） 　● 附加节律性 δ 活动（+R） 　● 附加棘波、尖波和尖样波（+S） 　● 周期性放电可用（+FR）表示 　● 节律性 δ 活动可用（+FS）表示 **次要修饰词** 1 突然起始或逐渐起始 2 三相形态 3 前 – 后、后 – 前时间差 4 极性 – 正相 / 负相 / 偶极子 / 不明确

征或波动持续 10s 或更长时间的周期性放电，通常都包括在 IIC 中。任何 >2.5Hz 且持续 ≥10s 的癫痫样放电都符合脑电发作的定义。

　　具有附加模式和更高频率（>2Hz）的模式更有可能与癫痫发作相关，其模式更接近 IIC 的 "发作"。LPD 的旧术语是周期性一侧性癫痫样放电（periodic lateralized epileptiform discharges，PLED），目前的命名法不鼓励使用该术语。该模式常见于急性脑损伤，包括感染（如脑炎）、血管炎、炎症、脑卒中和瘤变。此外，其模式常与癫痫发作和非惊厥性癫痫持续状态（non-convulsive status epilepticus，NCSE）密切相关，证实了该模式的 "临界" 性质（图 15-4A 和 B），其在第 16 章将进一步讨论。

2. 全面性周期性放电

　　全面性周期性放电（generalized periodic discharges，GPD）常见于中毒性

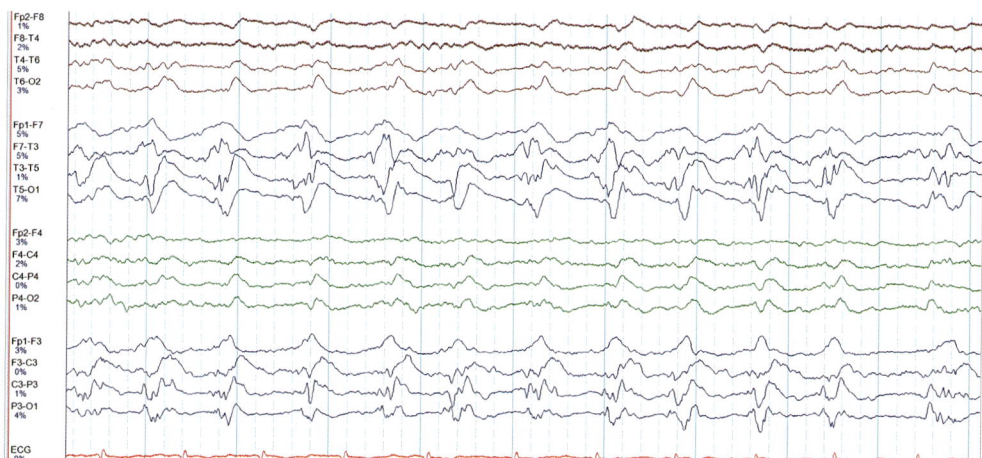

▲ 图 15–1　偏侧性（双侧不对称）周期性放电，附加节律性 δ 活动和快活动

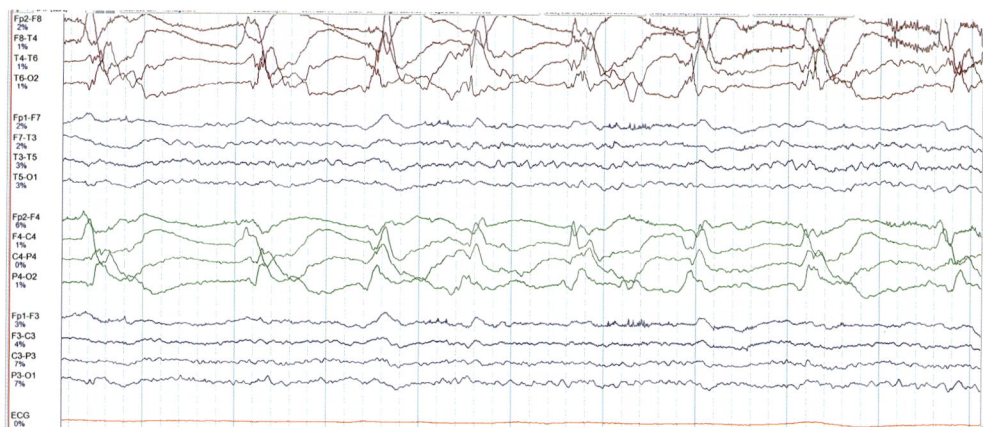

▲ 图 15–2　右脑半球偏侧性周期性放电

和代谢性脑病，往往位于 IIC 谱的中间（图 15–5A 和 B）。以频率依赖性的方式（＞2Hz）与癫痫发作有关。肾衰竭和肝衰竭时的周期性三相波是 GPD 的典型例子。以往周期性三相波只提示中毒性 / 代谢性脑病，目前认为三相形态的 GPD 已被描述与癫痫发作和 NCSE 相关[5]。

3. 偏侧性节律性 δ 活动

偏侧性节律性 δ 活动（lateralized rhythmic delta activity，LRDA）是一种 IIC 模式，与 LPD 类似，可预测癫痫发作（图 15–6）。LRDA＞1Hz 且有附加模式或波动持续 10s 或更长时间被认为是 IIC。

一项研究表明，63% 的 LRDA 患者在急性疾病期间继发经历癫痫发作，而

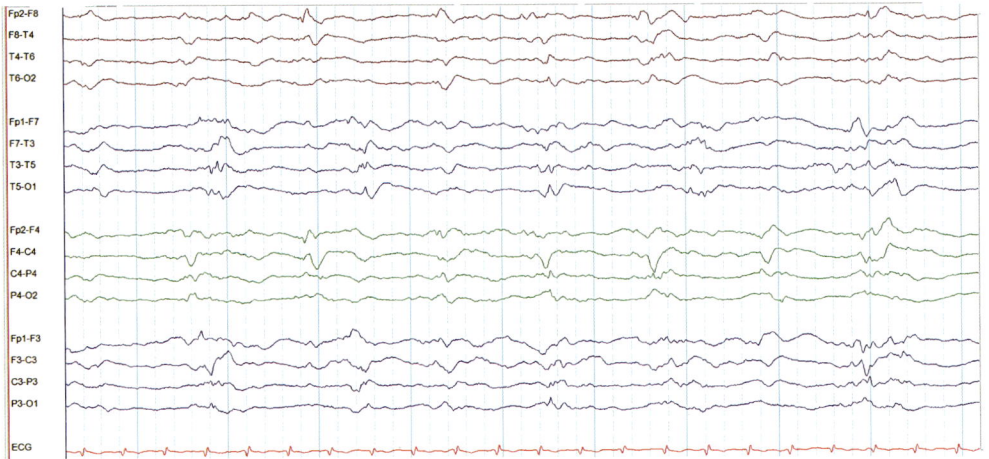

▲ 图 15-3　双侧独立性周期性放电

LPD 患者的这一比例为 57%[6]。此外，具有附加特征和更快的频率（＞2Hz）时增加了癫痫发作概率。

4. 全面性节律性 δ 活动

全面性节律性 δ 活动（generalized rhythmic delta activity，GRDA）主要是一种脑病模式，与癫痫发作无显著关联（图 15-7）[7]。

5. 刺激引起的有节奏的、周期性的或节律性放电

刺激诱发的节律性、周期性或发作性放电（stimulus-induced rhythmic，periodic，or ictal discharges，SIRPID）见于各种病因的重症监护脑电图，如中毒性/代谢性脑病、脑外伤、颅内出血和缺氧性脑损伤[8]。SIRPID 被定义为由警觉刺激诱发的周期性、节律性或发作性放电（图 15-8A 和 B）[9]。一项研究发现 SIRPID 与缺氧脑损伤和癫痫发作显著相关[8]。刺激诱发的癫痫包括在 SIRPID 的范围内，但不被认为是 IIC 的模式。

6. 短暂发作样节律性放电

短暂发作样节律性放电或 B（I）RD 被定义为＞4Hz 的局灶性或全面性节律性活动，时程0.5～10s，没有明显的临床相关性，不是暴发抑制/衰减一部分（图 15-9）[10]。绝大多数 B（I）RD 患者存在潜在的脑结构异常，但也可在缺氧脑损伤中看到[11]。B（I）RD 与危重患者中 75% 的癫痫发作发生率相关[11]。

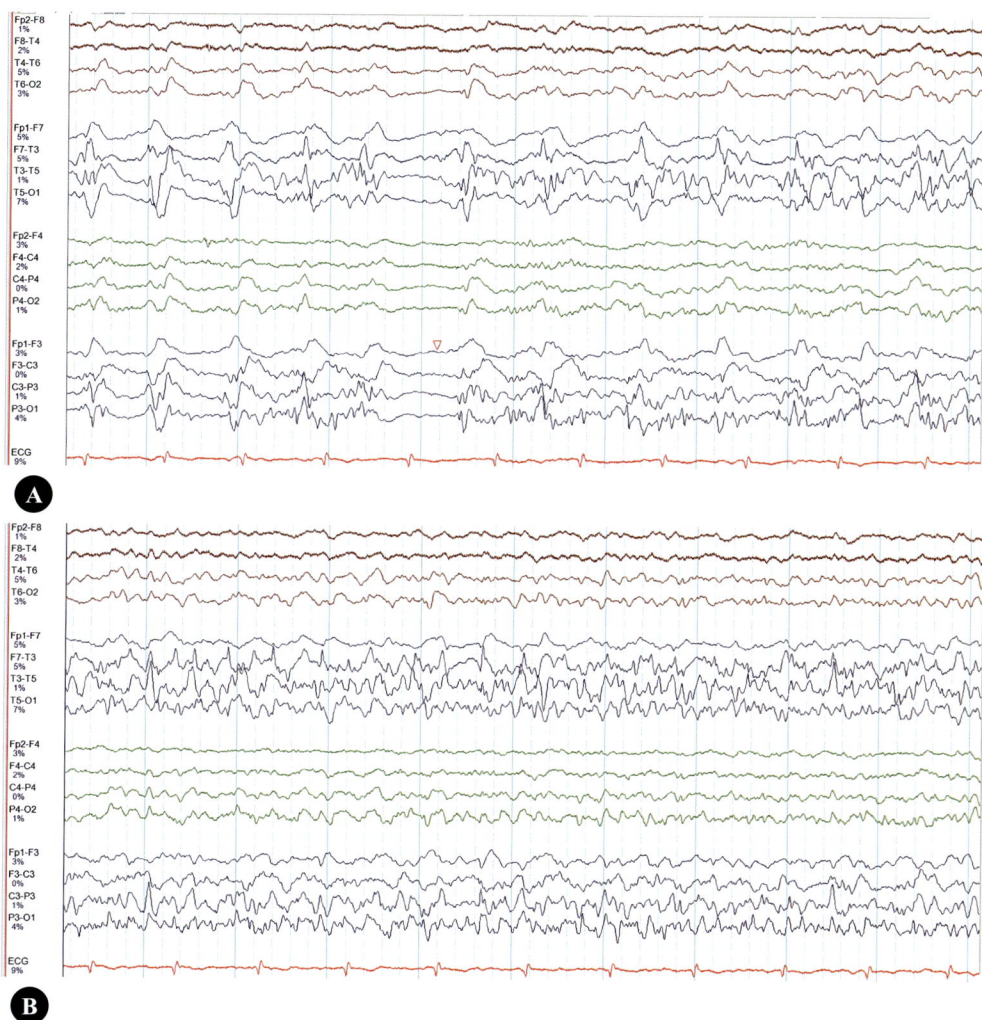

▲ 图 15–4 非惊厥性癫痫持续状态的偏侧性周期性放电演变为 IIC

A. 记录前 4s 表现为 LPD+，记录后半段演变为 IIC。B. 关键节律的进一步演变

五、癫痫发作风险预测

临床医生在遇到 IIC 时面临的主要困境是癫痫发作风险的估计。2HELPS2B 分数的提出填补了这一空白[12]。该工具考虑了不同 IIC 模式的发作潜力。更高的频率（＞2Hz）和附加模式得到额外的分数。表 15–2 突出显示了该工具的不同组件癫痫发作的可能性[12]。

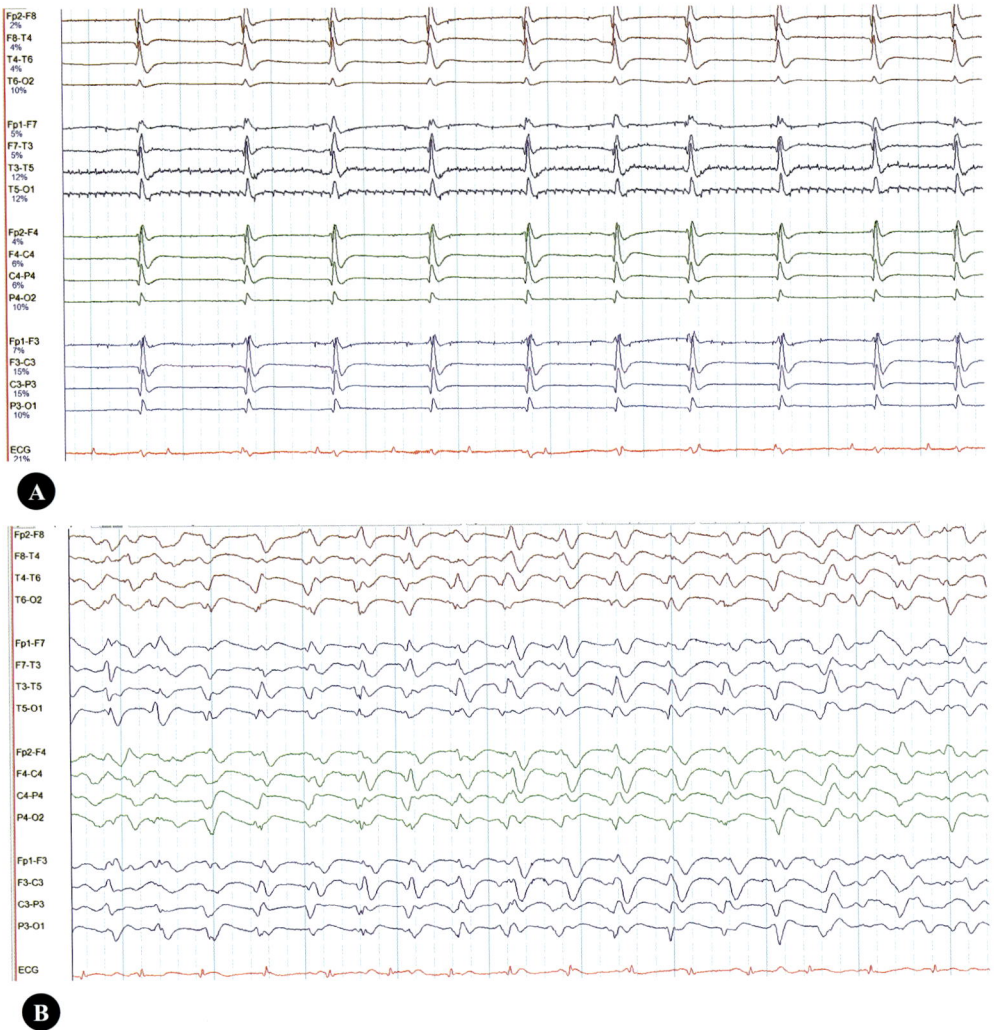

▲ 图 15-5　具有尖波形态（A）和三相形态（B）的全面性周期性放电

　　癫痫发作的可能性随着分数的增加而增加，如分数 0 为 5%、1 为 12%、2 为 27%、3 为 50%、4 为 73%、5 为 88%、＞6.12 为＞95%[12]。

六、如何治疗发作期 – 发作间期连续体

　　IIC 的管理具有挑战性。没有普遍接受的指导方针。专家们已经发表了治疗算法[4, 13]。本质上，更高频率（＞2Hz）和更多附加特征存在有利于抗癫痫药物试验。在该决策过程中，2HELPS2B 分数可以作为辅助。

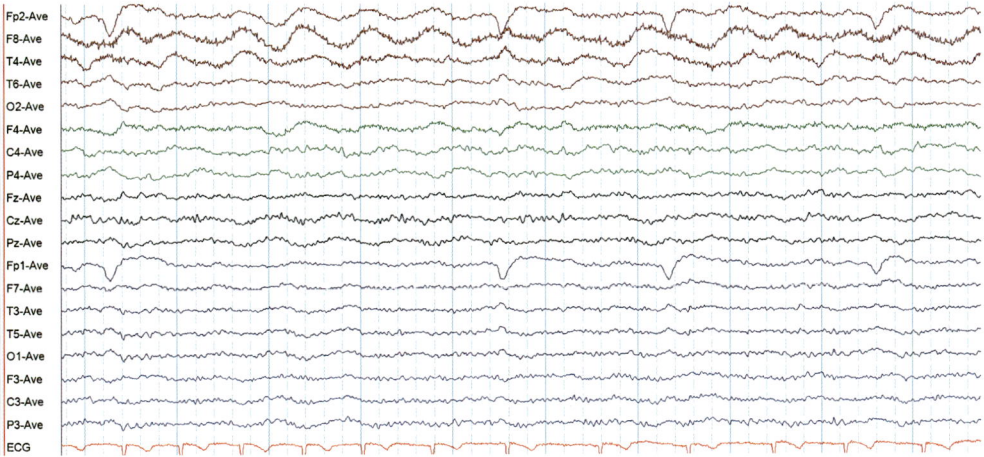

▲ 图 15-6 偏侧性节律性 δ 活动

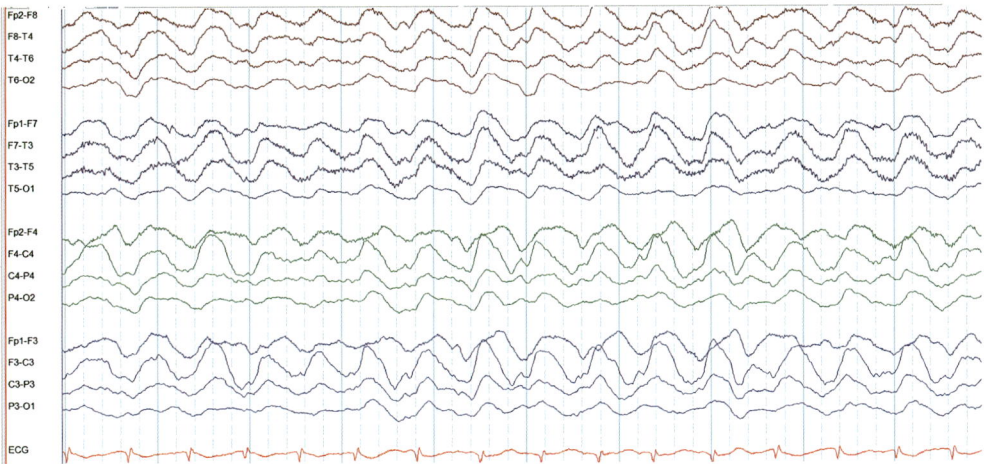

▲ 图 15-7 全面性节律性 δ 活动

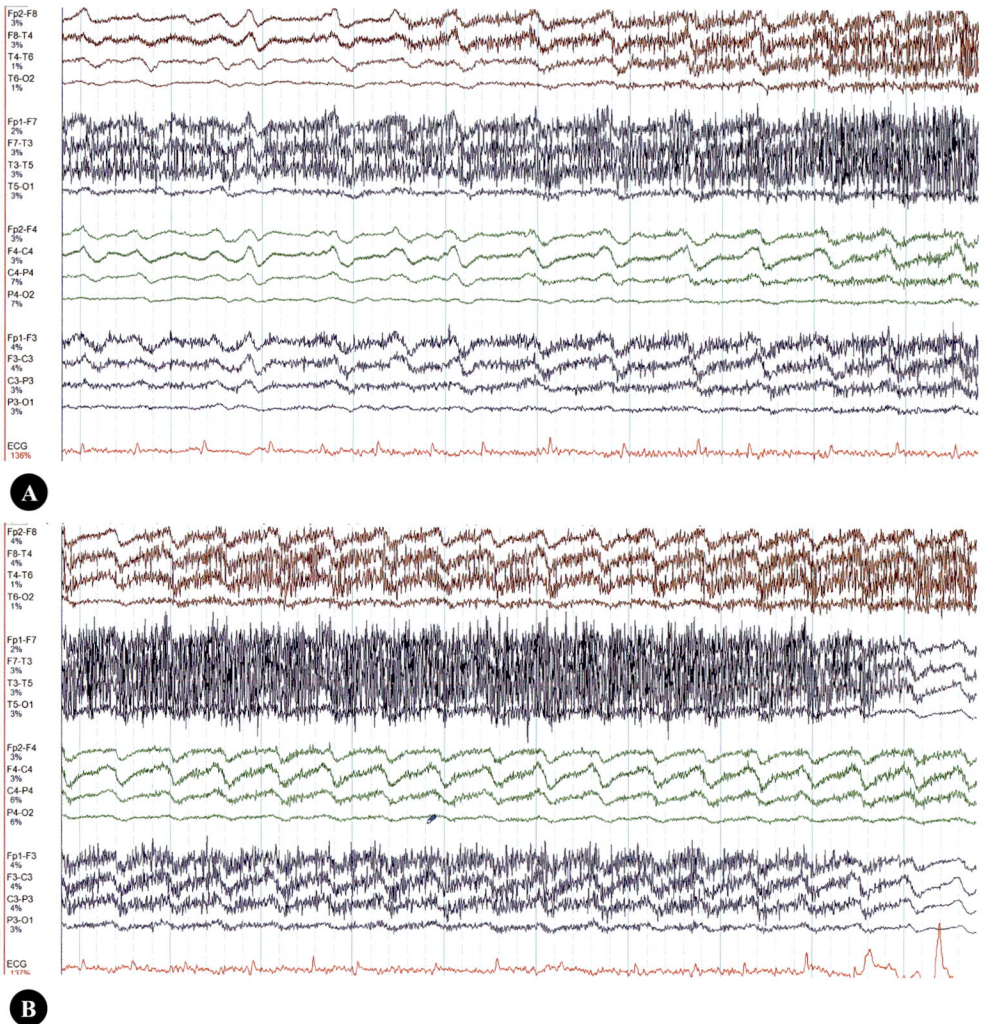

▲ 图 15-8　刺激引起的节律性、周期性或发作放电

重症监护病房中昏迷患者的脑电图记录。A. 护士在该脑电图期的第 3 秒抽吸分泌物，触发一系列全面节律性活动。B. 继续有节律的活动，没有变化

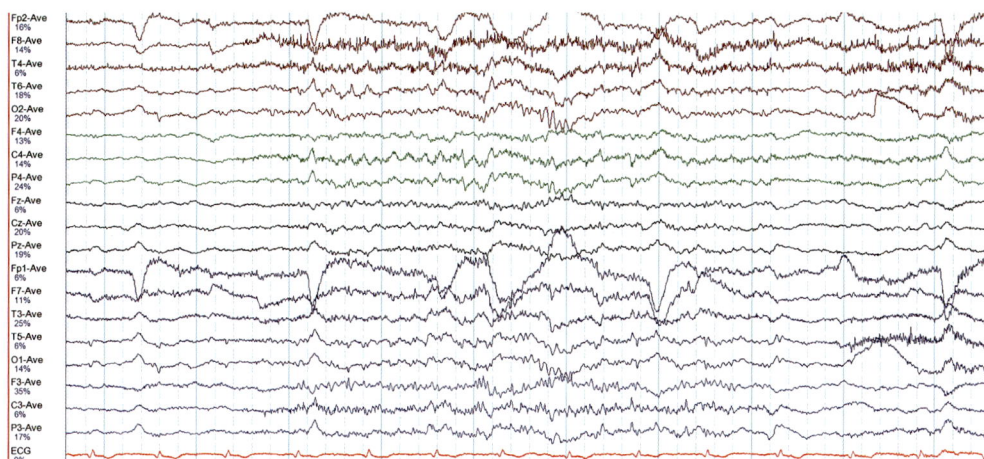

▲ 图 15-9　短暂的发作性节律性放电

表 15-2　2HELPS2B 工具组件说明		
	脑电图异常	分　数
2H	>2Hz 频率适用于任何周期或节律模式（GRDA/LRDA/BIPD/GPD/LPD）	1
E	癫痫样散发性放电	1
L	偏侧性周期性节律（LPD/LRDA/BIPD）	1
P	附加功能（GRDA/LRDA/BIPD/LPD/GPD 叠加节律，快速或尖锐活动）	1
S	癫痫发作史 – 任何（急性或远程）	1
2B	B（I）RD	2

第16章 非惊厥性癫痫持续状态
Non-convulsive status epilepticus

一、何为癫痫持续状态

为探讨非惊厥性癫痫持续状态（non-convulsive status epilepticus，NCSE）奠定基础，我们首先要了解癫痫持续状态（status epilepticus，SE）的定义。当癫痫发作持续时间足够长引起持久的后遗症改变时，即可诊断为 SE[1]。在目前的术语中，有两个关于 SE 的关键时间点：① t1 表明异常延长的癫痫发作，没有自发终止的可能性；② t2 超过这一点，造成长期后果，如神经元损伤和死亡可能发生[1]。这些时间点因发作类型而异。例如，强直阵挛性 SE，t1 为 5min，t2 为 30min，而对于意识受损的局灶性 SE，这两个时间点分别为 10min 和＞60min[1]。

二、癫痫持续状态的分类

在国际抗癫痫联盟（International League Against Epilepsy，ILAE）的分类中，有两大类 SE，即有和没有明显的运动症状。惊厥性、肌阵挛性、局灶运动性、强直性和过度运动性癫痫都包括在具有运动性特征的 SE 的范围内[1]。

无明显运动症状的癫痫持续状态基本上包括一系列被归类为非惊厥性癫痫持续状态的癫痫发作类型。

（一）癫痫持续状态伴明显运动症状

1. 惊厥性（强直 – 阵挛）SE。

(1) 全面惊厥性 SE。

(2) 局灶起始演变双侧惊厥性 SE。

(3) 无法确定部分性或全面性 SE。

2. 肌阵挛性 SE。

3. 局灶运动状态。

4. 强直状态。

5. 过度运动性 SE。

（二）无明显运动症状的癫痫持续状态

1. 有昏迷的 NCSE。

2. 无昏迷的 NCSE。

(1) 全面性发作：典型失神 SE、非典型失神 SE、肌阵挛性失神 SE。

(2) 局灶性发作：意识受损、无意识受损、失语性 SE。

(3) 不确定部分性或全面性发作：自主神经性 SE。

三、NCSE 的病因

引起 NCSE 的疾病有很多种，包括急性和慢性疾病均可导致其发生。主要的慢性疾病是不同类型的慢性复发性癫痫，急性病因包括重症监护病房危重症、外伤性脑损伤、急性卒中、急性颅内出血、脑炎、缺血缺氧性脑损伤和药物（巴氯芬、锂、阿片类药物）。NCSE 的发病率和由此导致的死亡率随着年龄的增长而增加。在老年人中，脑血管疾病、代谢紊乱、脑肿瘤、颅脑损伤、败血症和既存的癫痫是最常报告的病因[2]。

四、NCSE 的症状

（一）意识损害

在超过 80% 的病例中，意识程度的降低是 NCSE 的一个关键特征，尽管有些类型的患者的感觉中枢没有任何改变[3]。意识损伤的范围可能从细微变化到深度昏迷不等，意识程度的降低可能是由于 NCSE、脑病或脑结构损伤。在有广泛脑损伤和 EEG 提示的局灶性癫痫发作的患者中，意识程度的降低可能是由于结构性脑损伤而不是癫痫发作，因此，临床表现应结合病史、脑电图和神经影像学结果进行仔细解释。

（二）言语障碍

在诊断为 NCSE 的病例中，约有 15% 的患者会出现语言障碍[3]。语言障碍的范围很广，从言语停止、语言障碍、失读症、构音障碍到发声。

（三）认知和行为的变化

尽管人们希望发现认知缺陷和行为变化取决于涉及的大脑区域，但相关研究还很少，执行功能障碍、工作记忆减退、失认症、失用症和重复行为等已经被报道[4, 5]。

（四）神经精神症状

神经精神症状在 NCSE 中已经有很好的描述，表现的范围包括幻觉（视觉、听觉、躯体）、妄想、冲动行为、焦虑、激动、谵妄、紧张症和情感症状。

（五）运动表现

根据定义，NCSE 不伴有"明显的"运动症状，然而，微妙的运动表现，如肌阵挛，向一侧凝视、眼球震颤是 NCSE 中观察到的有用体征。

（六）视觉表现

来自初级视觉皮层的 NCSE 通常表现为初级视幻觉，而当癫痫发作活动涉及更多的前枕颞叶和枕顶叶区时，患者会经历更复杂的幻视和形成的图像，发作性失明是一种罕见的现象。

（七）自主神经表现

NCSE 期间的自主神经表现是很容易辨认出来的[3]。这些症状包括瞳孔异常、潮红、出汗、高血压和心律失常。伴自主神经发作的自限性癫痫是一种儿童癫痫综合征，可表现为 NCSE，其特征为显著的自主神经表现，如干呕、呕吐、面色苍白、发绀、瞳孔缩小、瞳孔散大、多涎和呼吸不规则。其他发作表现包括眼球偏斜、视幻觉和语言中止[6]。

五、诊断标准

根据提出的"修正萨尔茨堡共识标准"，NCSE 诊断基于临床和脑电图标准的结合[7]。

（一）临床标准

1. 在数分钟到数小时时间内从基准转变为可疑的 NCSE。

2. 症状和体征持续≥10min，无自发恢复；症状的消长与诊断相符。

3. 基于神经成像对脑电图模式没有其他解释。

4. 基于毒性 / 代谢筛查的脑电图模式没有其他解释。

（二）脑电图标准

在背景为癫痫性脑病的患者中，区分 NCSE 模式与基线异常可能具有挑战性。因此，对癫痫性脑病患者的 NCSE 诊断有额外要求。

1. 无已知脑病的患者

以下脑电图变化应持续≥10s，NCSE 的确定应满足准则 1 或准则 2。

(1) 频率为＞2.5Hz 的癫痫样放电（图 16-1A 和 B）

(2) 如果 ED 频率≤2.5Hz 或节律性 δ/θ 活动＞0.5Hz，则应满足以下标准之一。

① 时空演变（图 16-2A 至 C）。

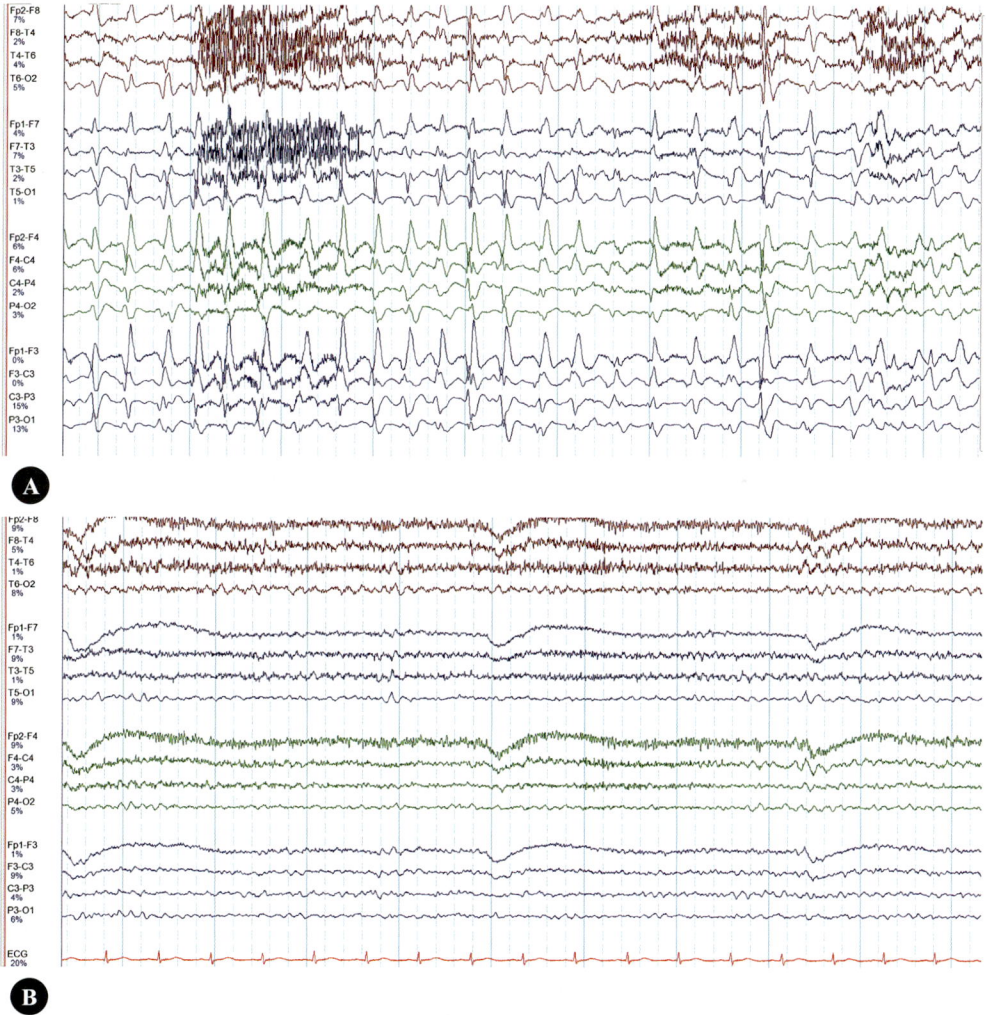

▲ 图 16-1　A. 一名诊断为特发性全面性癫痫的患者因并发胸部感染而错过抗癫痫药物治疗 2 天，并在意识改变的状态下入院。EEG 显示 3Hz 的全面周期性放电，符合 NCSE 的 EEG 标准。B. 静脉滴注丙戊酸钠治疗后 24h，EEG 恢复正常

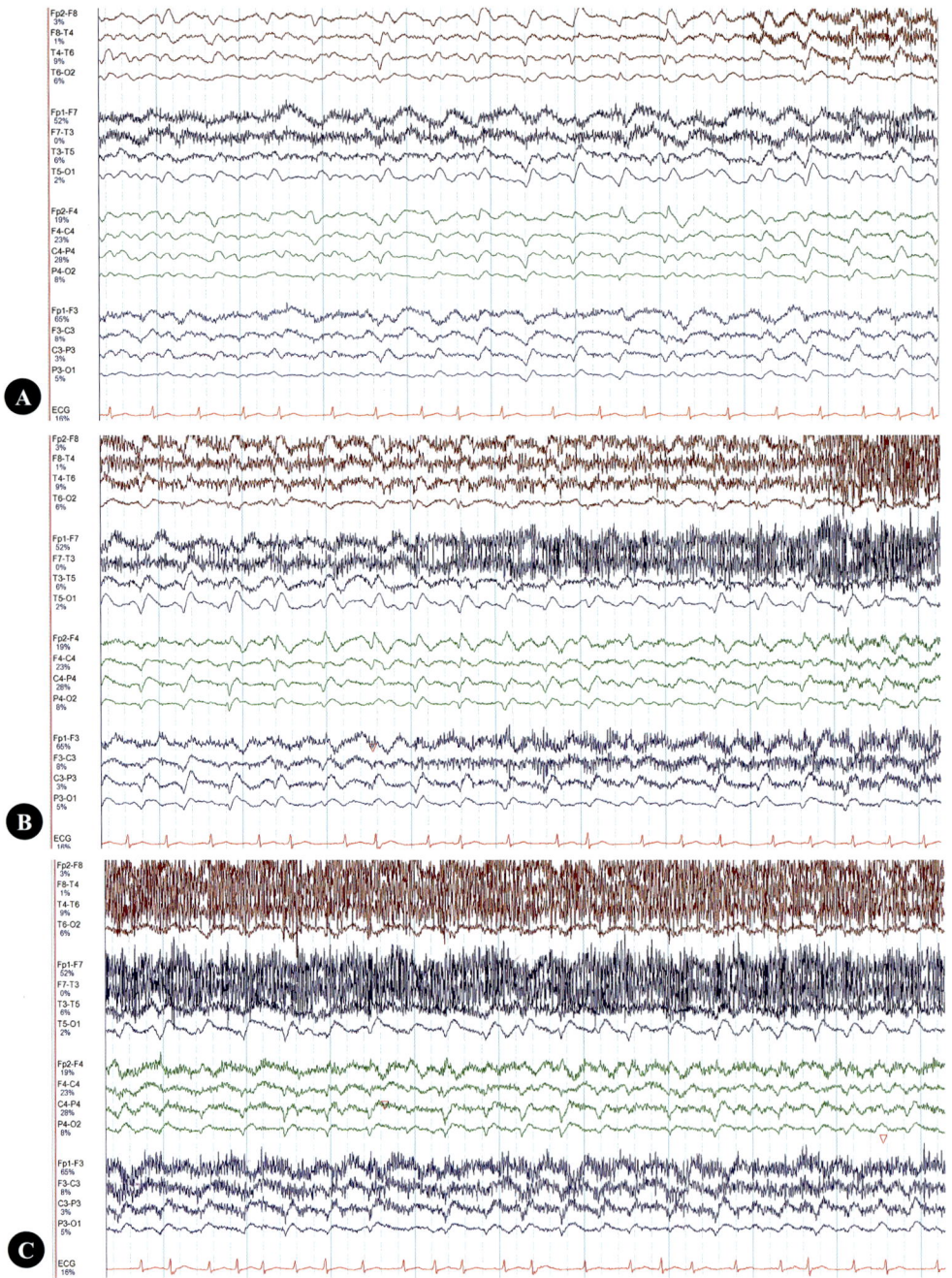

▲ 图 16-2　根据时空演变诊断的非惊厥性癫痫持续状态

A. 1.5Hz 的全面性周期性放电。B 和 C. 说明了频率和形态的演变

② 轻微的临床现象（口周区域 / 眶周区域 / 四肢的轻微抽搐），与 EEG 模式存在时间关系。

③ 静脉滴注抗癫痫药物后 10min 内临床和脑电图改善，患者需在用药前和用药后进行。

在 ED 频率≤2.5Hz 或节律性 δ/θ 活动＞0.5Hz 的情况下，可以诊断为"可能的 NCSE"的情况有 2 点。

① 没有时空演变，但可以看到波动。

② 静脉滴注抗癫痫药物后，脑电图有改善，但无临床改善。

2. 已知脑病患者

有癫痫性脑病背景史的患者，除了前面提到的 NCSE 常规标准外，还需满足以下标准之一。

(1) 与基线相比活动增加（幅度或频率）。

(2) IV 抗癫痫药物治疗的临床和 EEG 改善。

六、癫痫性电持续状态

最后，理解美国临床神经生理学会定义的电临床癫痫持续状态和脑电发作持续状态的区别很重要[8]。基于 EEG 脑电发作持续状态与任何临床症状学无关，定义为一次性脑电发作持续≥10min 或一次脑电发作虽未超过 10min，但是在 60min 记录期间发作时间总和≥20% 以上。可能的脑电发作持续状态与周期性放电、棘波 / 尖波放电和节律性 δ 活动（全面节律性 δ 活动除外）的发作 - 发作间期连续模式重叠。电 - 临床癫痫发作的特征是发作期 EEG 模式与临床发作具有锁时相关性。当电 - 临床癫痫发作持续≥10min 或 60min 内的电临床癫痫性发作活动占记录的≥20% 时，诊断为电临床癫痫持续状态。该定义的一个例外是伴双侧强直 - 阵挛性发作的癫痫发作，仅需持续≥5min 就能满足电临床癫痫持续状态标准。当 IIC 的节律性或周期性模式持续≥10min 或占 60min EEG 记录的≥20% 时，如果给予胃肠外抗癫痫药物后 EEG 改善而无相关临床改善，则可诊断为可能的脑电发作持续状态。如果使用肠外抗癫痫药物后 EEG 和临床均得到改善，则诊断为明确的脑电发作持续状态[8]。

第17章 昏迷和脑病相关脑电图
EEG in encephalopathy and coma

一、发病机制

通常，脑病是指精神状态改变，表现为不同程度的意识和认知障碍，表明脑功能的弥漫性障碍[1]。就严重程度而言，脑病代表了从认知细微变化到深度昏迷的范围。它可以是急性、亚急性或慢性的。临床上，在某些情况下可以（并不罕见）看到一个起伏的过程。

各种原因导致脑病的脑电图变化反映了病理过程中解剖结构的位置、范围和严重程度。如第4章所述，皮质功能障碍导致后头部背景节律减慢和EEG波幅降低。非节律性δ活动和三相波代表皮质下白质功能障碍。脑干受累导致背景节律减慢及异常的唤醒模式和纺锤波活动[2]。

脑病病因是多样的，很难根据脑电图来区分，在不同情况下可遇到以下常见病因。

1. 毒性：酒精、非法药物、其他药物（特别是多种药物）、化学品、药物和酒精戒断。

2. 代谢：器官衰竭（肝、肾、肺）、电解质紊乱、内分泌异常。

3. 缺氧。

4. 感染：中枢神经系统或全面感染，包括脓毒症。

5. 脑血管疾病：缺血性或出血性疾病。

6. 炎症和自身免疫：脑炎、血管炎。

7. 结构：脑瘤、脑积水。

8. 创伤后：急性或慢性。

9. 发作后的状态。

10. 神经退行性疾病：痴呆、克-雅病。

二、脑病的脑电图模式

（一）后头部慢波增多

后优势节律（posterior dominant rhythm，PDR）的慢波是轻度脑病的早期迹象，可能会有 θ 波插入 α 节律，具有反应性。随脑病的进展，α 节律完全被慢波所取代。

（二）广泛 θ 慢波

随脑病的进展，脑电图可见广泛的 θ 波。在清醒状态下，只有不到 20% 的脑电图包含 α 和 δ 活动[3]。反应性后头部节律随脑病的加深而消失。

（三）广泛 θ–δ 慢波

在此阶段，背景主要由广泛的 θ 波和 δ 波活动混合组成，<20% 的脑电图显示 α 波散发（图 17–1）[3]。尽管该模式不是特定病因的特异性，但一项研究发现 θ–δ 波模式与颅内血肿和不良结局显著相关[3]。

（四）广泛 δ 慢波

随着脑病的加深，>80% 的记录由广泛 δ 活动组成[3]。δ 活动减慢可以是无节律性或有节律性的。

额区间断性 δ 活动（frontal intermittent delta activity，FIRDA）现在被美国临床神经生理学会（ACNS）术语中的全面性节律性 δ 活动（generalized

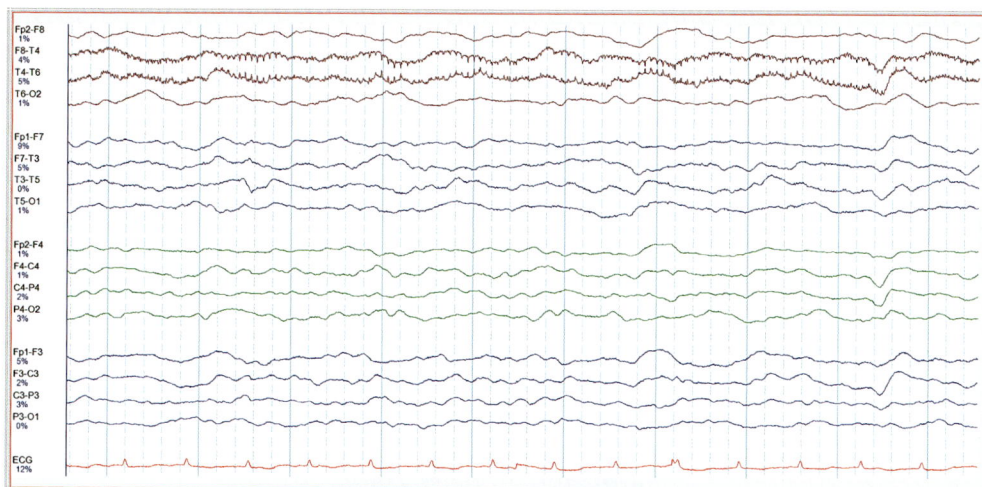

▲ 图 17–1　广泛 θ 和 δ 慢波

rhythmic delta activity，GRDA）称为"额叶优势 GRDA"[4]。FIRDA 的特征是双额优势节律性 δ 波≤4Hz，形态和持续时间一致[4]。此外，为了满足"节律性"标准，δ 活动应持续至少 6 个周期（如 3Hzδ 活动应持续 2s）[4]。然而，FIRDA 是在一些情况下发现的非特异性模式，包括中毒性和代谢性脑病、缺氧性脑病、癫痫性脑病、神经退行性疾病、全面性和中枢神经系统感染、结构性脑病变（肿瘤、脑卒中、出血、白质脑病）及健康个体过度通气期间[5, 6]。

（五）三相波

三相波首先见于肝性脑病患者，后来在其他情况下都可见到。在 ACNS 术语中，三相波被定义为：①2 个或 3 个相位的复合波；②每个相位持续时间长于前一个相位；③最大波幅由正相位记录[4]。当有 3 个相位时，顺序应该是负 –正 – 负，而在只有 2 个相位的情况下，顺序是正 – 负的[4]。经常观察到前 – 后或后 – 前时间差。时间差被定义为纵向双极和参考导联中最前和最后 EEG 起源的时间差＞100ms[4]（图 17–2）。三相波的分布可以从局灶性、偏侧性、双侧独立性、多灶性到全面性不等。三相波的出现可以是周期性的，也可以是非周期性的。在 ACNS 术语中，三相波属于"周期放电"的范畴[4]。

三相波最有名的关联是脑病，包括急性和慢性，三相波的分布常是广泛性的。克 – 雅病是一种慢性疾病，众所周知与周期性三相波有关。一项关于急性脑病中三相波的研究发现，60% 的患者有白质病变，59% 的患者有脑萎缩[7]。

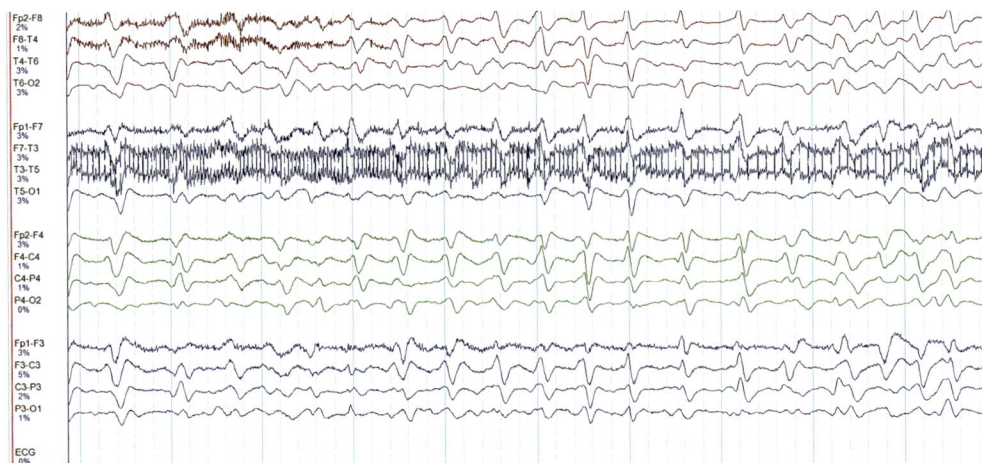

▲ 图 17–2　广义周期三相波

该脑电图记录于一位伴有肾衰竭的脑病患者，注意具有前后时间差的三相波

在本研究中，感染和肾衰竭、肝衰竭及呼吸衰竭是最常见的病因[7]。96% 的患者出现为广泛三相波，73% 的患者出现额中央最明显。大多数患者表现出前后和后前的时间差，在绝大多数患者中，三相波的频率随外界刺激而增加或减少，只有 16% 的患者无变化。脑电图背景反应缺乏被发现是死亡的一个重要预测因素[7]。

重要的是，要强调三相波不是脑病特有的，已有报道其与非惊厥性癫痫持续（non-convulsive status epilepticus，NCSE）有关[8]。当三相波以全面性周期性放电（generalized periodic discharges，GPD）的形式出现时，区分脑病和 NCSE 尤其具有挑战性。一些研究试图识别 GPD 的三相波形态特征，以区分癫痫发作与脑病相关的波形，波形持续时间短、形态尖锐、Ⅱ 期波幅较低、Ⅰ 期占主导地位、额极区明显（而不是额中央区最明显）、频率较高（＞1Hz）、无前后时间差、缺乏随刺激变化的频率，其被认为是与癫痫发作风险相关的三相波特征[9]。然而，其特征都不能做出明确的区分，要确认或否定 NCSE 的诊断，应采用诊断标准（见第 16 章），如果 GPD 符合发作 – 发作间期连续体的概念，则可以应用 2HELPS2B 工具（见第 15 章）来评估相关发作风险。

此外，三相波已被描述为与非脑病的脑结构异常有关[10]。局灶性三相波可能是癫痫发作间期的一种罕见异常[11]。

（六）循环交替模式脑病

循环交替模式脑病（cyclic alternating pattern of encephalopathy，CAPE）和昏迷中的循环交替模式不应与睡眠中的循环交替模式（cyclic alternating pattern，CAP）相混淆，CAPE 的特点是两种背景模式以有规律的方式自发交替，持续六个或更多的周期。每个背景模式持续时间应≥10s，一个周期定义为两个连续的背景模式的总持续时间，其模式不同于暴发抑制。任何病因的脑病都可发现 CAPE，CAPE 的预后意义还没有得到很好的研究，一个小的病例系列报道了良好的预后，11 例昏迷患者中有 10 例存活，5 例功能恢复良好[12]。

三、昏迷的脑电模式

昏迷是指长时间无意识的状态，其特征在于由于涉及网状激活系统、丘脑连接和大脑皮层的唤醒系统功能障碍而导致唤醒和意识的缺乏。通常情况下，眼睛保持关闭，睡眠 – 觉醒周期异常，并且人在昏迷中不可唤醒。昏迷的结构性原因包括双侧大脑半球和上行网状激活系统（中脑、脑桥、双侧丘脑 / 下丘脑）

的损害。颅内压升高通过影响上行网状激活系统引起昏迷。中毒性、代谢性和缺氧性脑病会导致昏迷，这是由于大脑皮层（双侧）和网状激活系统的抑制和功能障碍[13]。格拉斯哥昏迷量表是监测昏迷进展的有用工具。

脑电图在昏迷的诊断、严重程度评估和预后方面是非常宝贵的。在昏迷患者中已经描述了几种脑电图模式，较慢的频率和较低的波形波幅与预后不良有关[14]。然而，一些研究发现，最好的预后标志是脑电图对外部刺激的反应，脑电图对外界噪音和胸骨摩擦的反应，似乎是心搏骤停所致的缺氧脑损伤，良好预后的最佳指标[15]。

（一）α 昏迷模式

α 昏迷模式的特征是单形性的广泛性 α 频带活动（8～13Hz），具有双额叶或后头部最明显（图 17–3）。无自发变异性，反应性极低或无反应性。其模式见于缺氧性、中毒性和代谢性脑病及脑干（脑桥 / 髓质）病变。预后常取决于缺氧性脑病的病因，缺氧性脑病的预后比药物过量导致的 α 昏迷更差。

（二）β 昏迷模式

β 昏迷模式的特征是广泛 12～16Hz 的活动，经常伴有双额叶波幅最高。虽然 β 是主要的节奏，但也可以看到局灶性地混杂在背景中的其他频率脑波。对外界刺激的反应性根据昏迷的严重程度而不同，深度昏迷时完全没有反应性，β 昏迷最常见的原因是药物中毒。

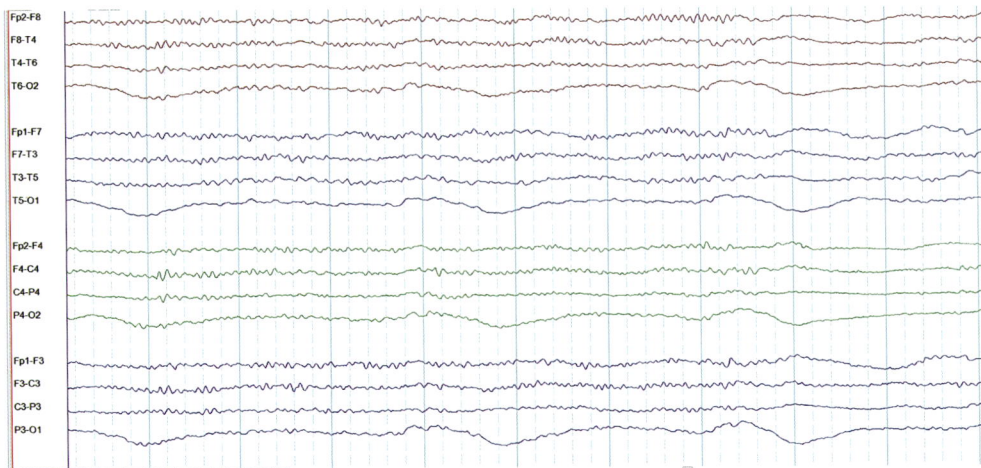

▲ 图 17–3　α 昏迷模式

（三）θ昏迷模式

在θ昏迷中，主要的节律是广泛性节律性θ活动，常伴有额叶最明显[16]。与α昏迷和β昏迷一样，对刺激的反应性取决于昏迷的严重程度，其模式在缺氧脑病中可见。

（四）δ昏迷模式

δ昏迷特征是广泛的δ活动，它可以是多形的，也可以是有节律的，伴有额叶明显（图17-4）[17]。根据波幅描述了2种模式，即低电压（<50μV）和中高电压（≥50μV）昏迷。反应性随昏迷加深而消失。病因包括代谢性脑病、颅内压升高、感染、创伤和缺氧缺血性脑病。

（五）纺锤昏迷

在纺锤昏迷中，双侧对称和同步暴发的11～14Hz纺锤活动在缓慢的背景下阵发性出现[18]。其模式在各种病因的脑病和脑干结构异常中均有描述。纺锤昏迷预后常取决于潜在的病因。

（六）暴发抑制

暴发抑制型是一种严重的脑病，常见于缺氧性脑病，但无定病因特异性（图17-5）。使用麻醉药治疗难治性癫痫持续状态时，达到暴发抑制会不容易暴发。该模式特征在于EEG波形的"暴发"和"抑制"相交替。根据ACNS术语，为

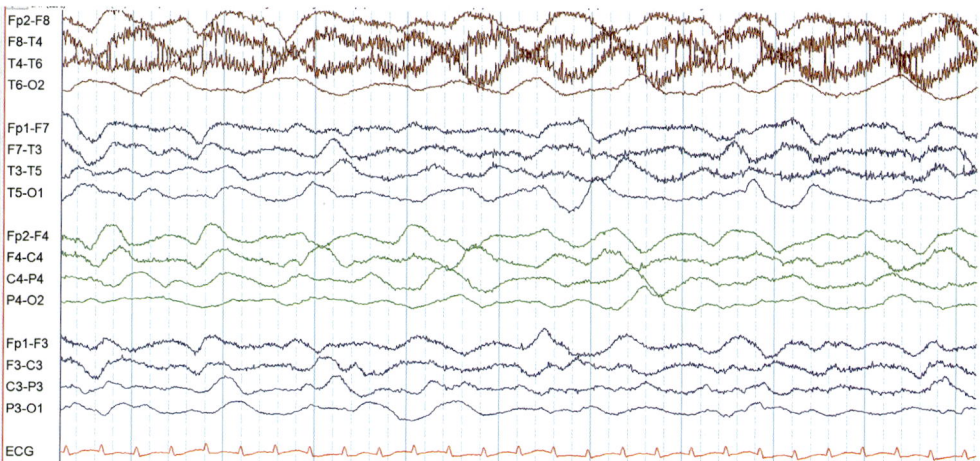

▲ 图 17-4　δ昏迷模式

此 EEG 记录自一名因药物过量而昏迷的患者

了符合暴发抑制的条件，50%～99% 的 EEG 记录应包含抑制。平均而言，暴发应持续≥0.5s 且≤30s，具有 4 个或更多相位[4]。如果不满足这些标准，则波形被视为"放电"而不是"暴发"，并且模式将被标记为"周期性放电"。暴发可以包括任意的脑电图波形，包括癫痫样放电，电压≥10μV。高度癫痫样发作定义为如果>50% 的暴发中看到 2 个或 2 个以上癫痫样放电且在一次暴发的癫痫样放电的平均频率≥1Hz[4]。抑制定义为 EEG 电压<10μV[4]。在描述暴发抑制模式时，应详细说明暴发持续时间、暴发位置、暴发间隔和抑制百分比。

（七）全面性抑制

当脑电图记录包含波幅<10μV 的活动时，诊断为全面性抑制（图 17-6）。衰减定义为脑电图活动≥10μV，但<背景电压的 50%[4]。如果>99% 的脑电图记录显示抑制 / 衰减，它是作为连续的抑制 / 衰减的标记，而 10%～49% 的记录由衰减或抑制组成被认为是不连续的[4]。持续性全面性抑制代表昏迷的一个非常严重的阶段。

（八）脑电静息

脑电静息（electrocerebral inactivity，ECI）或等电位 EEG 是昏迷的不可逆终

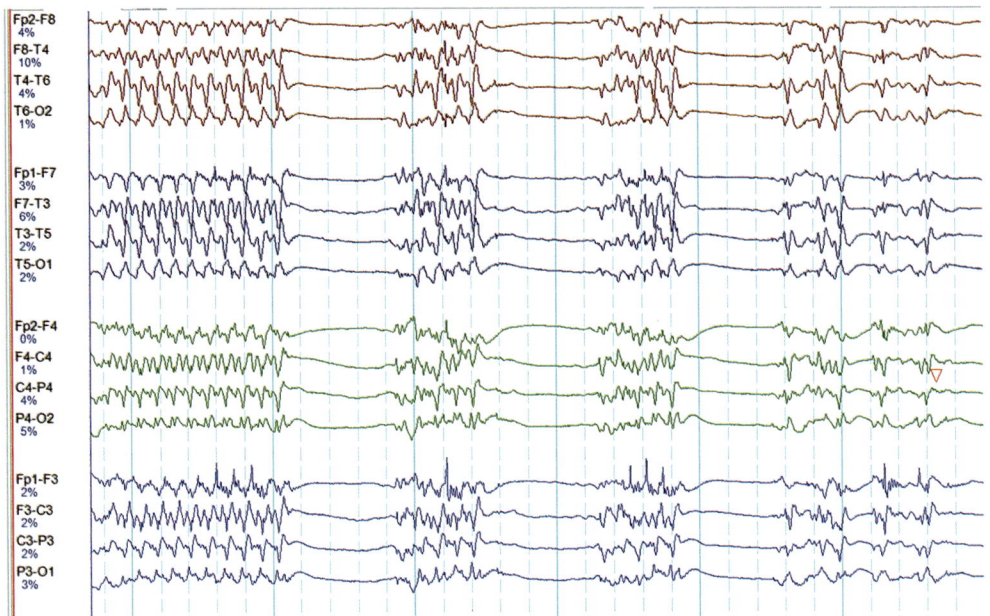

▲ 图 17-5　心搏骤停引起的缺氧缺血性脑病的暴发抑制模式

末期，EEG 显示峰 – 峰电压＜2μV 的 "平线"。然而，要诊断 ECI 和脑死亡，应按照严格的指南记录 EEG[19]。总之，EEG 记录需确保足够的头皮电极覆盖，电极之间一般间隔 10cm，电极间阻抗 100～10000Ω，记录灵敏度高达 2μV/mm，以及适当的滤波器设置（高频滤波器≥30Hz，低频滤波器≤1Hz）[19]。

四、脑病和昏迷的脑电图模式分级

对于脑病和昏迷，目前还没有普遍接受的分级标准，Synek 在 1988 年提出了 5 个等级[16]。

1. α 活动为主，伴局灶性和反应性的 θ 波。
2. θ 波活动为主，偶尔也有 α 波和 δ 波。
3. δ 活动为主，广泛性或节律性（包括 FIRDA），和低电压。
4. 暴发抑制，α 昏迷和 θ 昏迷。
5. 抑制。
6. 低电压的 3 级、4 级和 5 级模式被认为是 "恶性" 模式，表明预后不良[16]。

五、缺氧缺血性脑病

缺氧缺血性脑病（hypoxic-ischemic encephalopathy，HIE）是心搏骤停后进入重症监护室的患者死亡的主要原因。停止维持生命的治疗常是由神经系统监测指导的。指南建议基于临床评估、电生理学（EEG、体感诱发电位）、神经影像学和生物标志物（神经元特异性烯醇化酶）的多模式诊断[20, 21]。EEG 在诊断

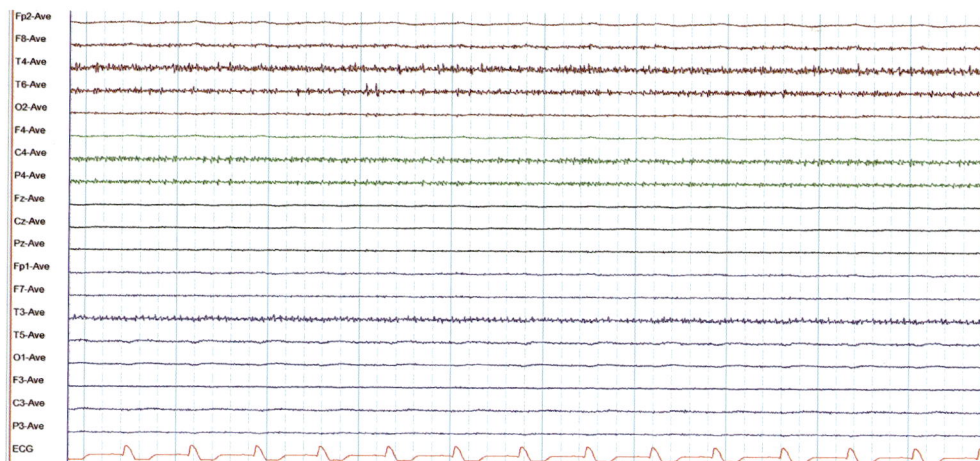

▲ 图 17-6　由心搏骤停引起的缺氧缺血性脑病的全面性抑制模式

中发挥重要作用，与其他脑病一样，HIE 的 EEG 变化范围从背景减慢到脑电活动不活跃。然而，特殊的脑电图模式，在 HIE 的神经定位价值值得在此讨论。

有些学者定义了"高度恶性"和"恶性"脑电图模式的 HIE。高度恶性的模式是背景抑制，有或没有周期性放电和暴发抑制。恶性 EEG 模式包括：①大量周期性或节律性放电；②脑电图癫痫性发作或癫痫持续状态；③低电压（<20μV）背景；④不连续的背景，其中>10%的记录由背景抑制组成；⑤前后梯度或 α 昏迷模式的逆转；⑥背景反应性的消失。高度恶性的 EEG 模式预测不良的神经学结局，特异性为 98%，灵敏度为 31%。恶性节律性、周期性或癫痫发作模式对不良结局的特异性（96%）高于恶性背景改变（80%）[22]。

在汇总数据的 Meta 分析中，暴发抑制（特异度 98%，灵敏度 31%）、脑电活动不活跃（特异度 98.5%，灵敏度 13.5%）、癫痫持续状态（特异度 98%，灵敏度 22%）和全面性周期性放电在入院或心搏骤停后 24h 内进行的 EEG（特异度 92%，灵敏度 38%）可预测 HIE 患者的死亡和残疾[23]。

在这种情况下只有少数研究评估了 EEG 衍生的定量指标。一项研究将背景连续性指数（background continuity index，BCI）定义为无背景抑制的 EEG 记录的比例。然而，突发抑制幅度比（burst suppression amplitude ratio，BSAR）定义为抑制周期内外信号幅度的标准差之比。较高 BCI 和较低 BSAR 有利于良好的结局。结合 BCI 和 BSAR 的模型预测 24h 的良好结果，特异性为 90%，灵敏度为 57%[24]。另一项研究提出了一种评分，标记为 NEC 2 RAS 评分，基于 6 个 EEG 参数，即 12~36h 的 EEG 有：①无癫痫样异常；②背景连续性≥ 50%；③反应性，36~72h 的 EEG；④反应性；⑤正常背景波幅；⑥刺激诱导的节律性、周期性或发作性放电（SIRPID）。每个 EEG 特征被分配一个点。2 分或更高的评分预测植物状态以外的意识恢复，灵敏度为 100%、特异性为 70%[25]。

早期肌阵挛被认为是预后不良的标志，一项研究报道预测死亡的特异度为 97%[26]。然而，肌阵挛患者的良好结局已被报道，当肌阵挛伴有 EEG 上的癫痫样异常时，良好结局的发生率明显较低[27]。肌阵挛可以起源于皮质或皮质下。急性缺氧后肌阵挛与预后较好的慢性缺氧后肌阵挛（Lance-Adams 综合征）鉴别是重要的。在 HIE 患者中报告了全面强直阵挛性、肌阵挛性、非惊厥性和脑电发作。此外，发作 - 发作间期连续体的 EEG 模式在该人群中得到了很好的识别。在一项随机前瞻性研究中，用抗癫痫药物抑制节律性和周期性放电在 3 个月时没有显著改变结局[28]。然而，这项研究包括癫痫持续状态和非癫痫性节律和周期性模式。虽然癫痫持续状态被认为是一个预后不良的因素，但应该强调的是，已被报道的癫痫持续状态，特别是非惊厥性癫痫持续状态的治疗有良好的结局。

　　欧洲复苏理事会和欧洲重症监护医学会已经发布了关于心搏骤停和复苏后心搏骤停的指南[29]。已经定义了 6 个预后标志物：①≥72h 时无角膜和瞳孔反射；②≥24h 时双侧体感诱发电位中无 N20；③ 48～72h 时神经元特异性烯醇化酶＞60μg/L；④＞24h 时 EEG 暴发抑制或背景抑制；⑤≤72h 时肌阵挛状态；⑥神经影像学表现为弥漫性缺氧损伤。2 个或 2 个以上这些标志物的存在预示着一个不良的结果[29]。

第18章 重症监护脑电图的系统方法
A systematic approach to the critical care EEG

概述和关键步骤

在阅读重症监护脑电图中存在多种挑战。首先，ICU 环境中的环境和患者群体的性质使得 EEG 容易受到大量伪差的影响。其次，患者可能正在服用多种药物，包括镇静剂，这使得解释 EEG 变化非常困难。再次，脑电图模式复杂，与常规门诊脑电图明显不同。最后，关键的管理决策可能取决于脑电图，脑电图师有责任提供准确，精确和及时的报告。阅读重症监护脑电图需要额外的培训和常规脑电图报告以外的技能。

同样重要的是要强调，并非 ICU 中记录的所有 EEG 都是异常的。例如，患有心因性非癫痫性癫痫发作的患者可能因疑似癫痫持续状态而进入 ICU，并且这些 EEG 可能是正常的，除了运动和肌肉伪差。

考虑到 EEG 的复杂性，采用系统的方法来涵盖重症监护 EEG 的所有方面是有用的。以下方案强调了一个合理的一步一步的方法，希望提供一个可靠的和实用的框架，初学者阅读重症监护脑电图。考虑到 EEG 的复杂性，采用系统的方法来涵盖重症监护 EEG 的所有方面是有用的。以下方案强调了一个合理的一步一步的方法，希望能为初学者提供一个可靠实用的阅读重症监护脑电图的框架。

1. 了解医学信息背景

在 ICU 中，病史对解释 EEG 至关重要。在看脑电图之前，有几个重要的问题要问：①什么是可疑的诊断？②脑电图的适应证是什么：诊断或解释？③患者的意识水平如何？④患者在服用什么药物？⑤患者是否使用任何镇静剂或麻醉剂，在 EEG 记录前是否停止？如果停止，EEG 记录开始前多久？EEG 阅读器在查看 EEG 记录之前应仔细研究这些信息。异丙酚引起的暴发抑制与缺氧性脑病引起的暴发抑制不同。如果问题是关于缺氧性脑损伤后的脑电图，重要的是要知道事件发生的时间，并且应该在镇静状态下记录脑电图。此外，如果问题是关于癫痫持续状态中治疗性暴发抑制的充分性，则应在常规麻醉剂输注运行时记录 EEG，并且读片者应注意 EEG 时的药剂和剂量。

2. 明确后头部优势节律

阅读重症监护 EEG 的第一步是寻找后向优势背景节律。如果存在，则表明受试者保持警觉，并且 EEG 可能不复杂。

3. 明确发作间期的癫痫样放电

当你经历每一个时期时，仔细寻找脑电图异常。发作间期的癫痫样放电很容易发现。这些可以是全面性、局灶性、多灶性或偏侧的。发作间期癫痫样放电的详细情况见第 9 章。

4. 明确发作模式

重症监护 EEG 的关键诊断考虑因素之一是脑电图发作节律。如第 9 章和第 16 章所述，寻找发作模式的演变。回顾视频的符号学，研究技术人员的注释，并与发作节律相关联。

5. 明确发作 – 发作间期的连续模式

IIC 的模式代表了一系列电图变化，而不是第 15 章描述的统一诊断，IIC 的频谱包括周期性放电（偏侧、双侧独立、全面性）、节律性 δ 活动（偏侧、全面性）、短暂潜在发作性节律性放电［B（I）RD］和刺激诱导的节律性、周期性或发作性放电（SIRPID），其模式应该在多个领域中仔细寻找和详细描述。

(1) 地形图。

(2) 流行病学。

(3) 频率分布。

(4) 形态学（三相 – 寻找 A–P 或 P–A 滞后）。

(5) 波幅（<20μV＝非常低，20～49μV＝低，50～149μV＝中等，≥150μV＝高）。

(6) 极性。

(7) 刺激诱导 / 终止与否。

(8) 波动与演变。

(9) 附加功能。

需了解更多信息，见第 15 章。

6. 明确慢波

继续寻找每个时期的非癫痫样脑电图异常，慢波就是这样一种反常现象，描述慢波的特征。

(1) 分布：后部背景、局灶性、多灶性、区域性、半球性、全面性。

(2) 波幅。

(3) 频率 θ、δ。

(4) 慢波的持续性：局灶性与连续性。

(5) 节奏性（有节奏与无节奏）：在运行中出现的持续时间（频率）相同的慢波被认为是有节奏的。

(6) 规则性（规则与不规则）：在运行中出现的相同形态的慢波被认为是规则的（单态）。当形态是可变的，它被称为不规则（多态）。

(7) 反应性：随着刺激或警觉状态而变慢的变化被称为反应性。

7. 明确活动的衰减

衰减是另一个重要的非癫痫样异常。衰减可以是全面性的或局灶性的（见第 13 章）。

8. 明确快活动

如第 13 章所述，活动增加可以是局灶性的或全面性的。在 ICU 环境中，由于心律失常导致的局部活动增加尤其相关，因为在 ICU 环境中，既往接受过神经外科手术的患者由于意识状态降低而入院。

9. 明确脑病和昏迷的特殊模式

其包括不同程度的慢波、三相波、周期性交替模式、α 昏迷、β 昏迷、θ 昏迷、δ 昏迷、梭形昏迷、暴发抑制和全面抑制。

10. 明确反应性标志

反应性是重症监护 EEG 的一个重要预后指标，定义为刺激时 EEG 波幅或频率的可重现变化。在 ICU 中，常规刺激（如护理、分泌物抽吸和插管）可观察到反应性。脑电图师应仔细观察这种刺激的脑电图变化。更重要的是，技术人员应该用标准方案仔细测试反应性。一个方案描述了 4 个领域的反应性测试，即听觉（鼓掌和叫名字）、触觉（用棉签刺激鼻中隔）、视觉（被动睁眼）和疼痛（胸骨压力）。每个刺激应施加 5s，并以 30s 的间隔连续重复 3 次。当 1 个或多个（五个中的）刺激产生 EEG 波幅或频率的至少 2 次（三个刺激序列中的）明显变化时，确认 EEG 反应性的存在[1, 2]。其他研究也包括局灶性光刺激作为一种测试方法，但对光刺激的反应似乎不是有利结局的预测因素[3]。

11. 多导联组合分析脑电图

使用单个导联读取任何 EEG 都是错误的，这与重症监护 EEG 特别相关。纵向双极导联是筛选 EEG 的一个很好的选择，特别是当存在高波幅的节律模式时。然而，应使用参考导联来研究形态、波幅和电压场。这在可视化演变的发作模式方面特别有帮助。横向双极导联在研究中央区和中线异常的细节方面很有价值。

12. 不要害怕更改 EEG 设置，但要知道其局限性

改变数字 EEG 设置，如滤波器、灵敏度和时基，可以大大提高产量。例如，压缩时基可以增加周期性模式的可见性。然而，这些操纵充满了潜在的危险，读者应该理性地对待它们[4]。

13. 小心盲点

在任何一个脑电图时期，都有 4 个潜在的盲点，在这些盲点中，异常很容易被忽视：①时期的开始；②时期的结束；③页面的顶部边缘；④页面的底部（图 18-1）。

时期的顶部边缘可能特别棘手 – 随着眼球运动和波动，EEG 通道局灶性地变得不可见。如果不使用多个导联，则很容易错过链末端异常。这同样适用于时期的底部，需特别注意 ECG 节律带。

14. 仔细研究录像把行为事件和脑电图联系起来

ICU 中的患者可能会表现出癫痫发作以外的一些行为，该频谱包括心因性非癫痫性发作、自身免疫性脑炎中的刻板运动、脑病的游动眼球运动、运动障碍和肌阵挛性抽搐。

一项研究发现，78% 的行为变化和运动，包括震颤样运动、缓慢的半目的性运动、多灶性肌阵挛、异常眼球运动和重复行为，如头部撞击、阵挛和面部

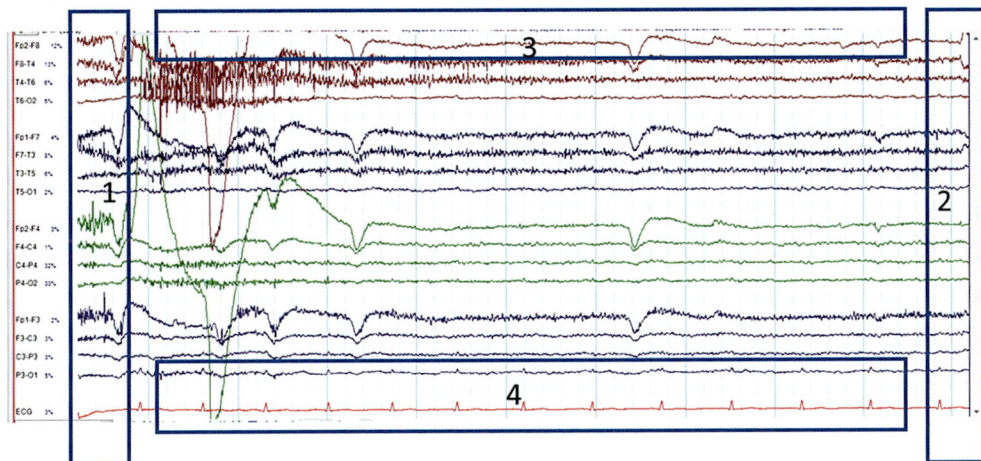

▲ 图 18-1 一个脑电周期中的 4 个"盲点"

抽搐，都不是与癫痫相关的运动[5]。在丙泊酚治疗中，模仿癫痫发作的运动已有很好的报道。因此，脑电图学家需非常仔细地研究这些现象并将其联系起来[6]。

15. 注意对伪差的误解

ICU 环境对于 EEG 记录不是很友好，伪差并不少见。读者需非常小心，不要误解伪差。它总是有助于看视频和技术人员所做的注释。有关此主题的更多详细信息见第 7 章。

16. 花时间再复习一遍

重症监护的脑电图很复杂，不能匆忙阅读，读片员应分配足够的时间来检查脑电图，只要有疑问，就需不止一次地审查这些区域，当遇到复杂的脑电图时，与同事讨论也很有帮助。

17. 对异常进行分类

在仔细检查 EEG 之后，脑电图师需对脑电图进行分类，以准备生成报告，脑电图可以正常或异常，客观地对异常程度进行分级也是有用的。

18. 总结调查结果

以合乎逻辑的方式总结异常是非常有用的。

(1) 癫痫样异常。

① 发作间期。

② 发作期。

③ 发作 – 发作间期连续。

(2) 非癫痫样异常。

① 慢波。

② 减弱。

③ 增强。

④ 脑病和昏迷的模式。

19. 解释结果并提供临床相关性

这是脑电图报告的重要组成部分，请记住，可能有临床医生只阅读本章以快速了解患者的问题，因此，解释需简明扼要，易于理解，主要的解释可能包括以下几点。

(1) 脑病 \ 昏迷。

(2) 结构异常或功能障碍。

(3) 发作间期：局灶性或全面性致痫性。

(4) 发作期。

① 孤立性发作。

② 癫痫簇发作。

③ 癫痫持续状态。

(5) 发作 – 发作间期连续：使用 2HELPS2B 评分提供风险预测[7]。

脑电图结果的临床解释是脑电图报告的组成部分，它应该以转诊临床医生理解的语言明确表达结果的临床相关性。因此，应避免模棱两可的术语，脑电图是一项测试，而不是咨询；应避免对患者管理提出建议，但根据发现，建议进一步检查可能是合适的，如视频脑电图监测、脑电图监测和重复脑电图。

20. 生成报告

生成报告是该过程的最后一步，在报告定稿之前，如果有任何疑问，请毫不犹豫地一遍又一遍地审查脑电图。美国临床神经生理学会已经发布了关于脑电图报告的指南[8]。第 4 章描述了 EEG 报告的基本组成部分。

读书笔记

读书笔记

出版社
官方微信二维码